甘肃省肿瘤医院中西医结合肿瘤防治特色丛书

# 肿瘤 护理

## 中西医结合

夏小军　主编

甘肃科学技术出版社

昔黄帝内经十八卷灵枢九卷素问

为世所奉行唯素问耳越人得其一二而

甫谧次而为甲乙诸家之说悉自此始厥后

失亡可为后世法则谓如南阳活人也

也谨按灵枢经曰新校正云按今素问

曰咳暴而亚之则理可断矣又如难经

是越人标指灵枢本输之大略或以为

灵枢经曰所言节者神气之所游行出入也

筋骨也又曰神气者正气也神气之所游

流注也井荥输经合者本输也亚而亚之则

络脉也凡此十五络者实则必见虚则必

见求之上下人经不同络脉异所别也

音释

## 经脉第十

### 新刊黄帝内经灵枢卷第一

啟 音顷之旁切

焯焯上涉切 肮音由

骭音干 骱骨骭骨也

九针十二原第一　法天

黄帝问于岐伯曰余子万民养百姓而收

黄帝内经灵枢卷第五

**图书在版编目（ＣＩＰ）数据**

肿瘤中西医结合护理 / 夏小军主编. -- 兰州 ： 甘
肃科学技术出版社，2021.2
ISBN 978-7-5424-2810-3

Ⅰ. ①肿… Ⅱ. ①夏… Ⅲ. ①肿瘤－中西医结合－护
理 Ⅳ. ①R473.73

中国版本图书馆 CIP 数据核字(2021)第 031631 号

**肿瘤中西医结合护理**
夏小军　主编

责任编辑　刘　钊
封面设计　雷们起

出　版　甘肃科学技术出版社
社　址　兰州市读者大道 568 号　730030
网　址　www.gskejipress.com
电　话　0931-8125103 （编辑部）　0931-8773237 （发行部）
京东官方旗舰店　https://mall. jd. com/index-655807.html

发　行　甘肃科学技术出版社　印　刷　兰州万易印务有限责任公司
开　本　787mm×1092mm　1/16　印　张　22.25　插　页　2　字　数　450 千
版　次　2021 年 3 月第 1 版
印　次　2021 年 3 月第 1 次印刷
印　数　1~1 500
书　号　ISBN 978-7-5424-2810-3　　定　价　89.00 元

# 甘肃省肿瘤医院中西医结合肿瘤
# 防治特色丛书编委会

**主　编**　夏小军

**编　委**　（以姓氏笔画为序）

| | | | | |
|---|---|---|---|---|
| 万　强 | 王玉洁 | 包晓玲 | 冯永笑 | 甘晓霞 |
| 安跟会 | 汤　君 | 迟　婷 | 张　熙 | 张丑丑 |
| 张小钰 | 张太峰 | 张桂琼 | 李雪松 | 单金姝 |
| 周江红 | 段　赟 | 姜晓燕 | 赵　辉 | 夏小军 |
| 郭炳涛 | 鲁维德 | 敬战萍 | 雷旭东 | 潘东升 |
| 穆轶乾 | 薛文翰 | 魏世鸿 | | |

# 总　前　言 | *General Preface*

中医药是中国独特的卫生资源和民族瑰宝,数千年来为中华民族的繁衍昌盛做出了卓绝的贡献。当前,中共中央、国务院印发《"健康中国 2030"规划纲要》和《中医药发展战略规划纲要(2016—2030 年)》,提出了一系列振兴中医药发展、服务健康中国建设的任务和举措,把中医药发展上升为国家战略。中国首部《中国的中医药》白皮书发布,凸显出党和政府对发展中医药事业的重视。第十二届全国人大常委会第二十五次会议审议通过了《中华人民共和国中医药法》,明确提出"中医药事业是我国医药卫生事业的重要组成部分"。 中医药发展站在新的历史起点上,迎来了天时、地利、人和的大好时机。

甘肃是欠发达地区,自然条件差、经济总量少、人均收入低,在这种情况下,甘肃省卫生和计划生育委员会充分利用其良好的中医药人文底蕴和产业基础,创新性提出"用最简单的方法解决最基础的问题,用尽可能少的费用维护居民健康,走中医特色的医改之路"。 同时,推进健康促进模式改革,充分发挥"治未病"在疾病防治中的主导作用,关口前移,减少病人。制订出台《甘肃省中医药健康服务发展规划(2016—2020 年)》,为今后一段时间全省中医药事业的发展指明了航向。

甘肃省肿瘤医院、甘肃省医学科学研究院建院 40 多年来,以科学化、信息化、精细化、规范化的现代医院管理手段,坚持"预防与治疗并重、临床与科研并重、中医与西医并重"的办院理念,紧紧抓住国家及甘肃省支持发展中医药的战略机遇,积极探索中西医相互补充、相互支持的肿瘤综合防治体系:以提高临床疗效为目标,将中西医融合,优势互补,协作攻关,形成独具特色的肿瘤中西医结合诊疗方案;以提高患者生存质量为切入点,探索中医诊疗技术与肿瘤康复医学相融合,开发具有中医特色的肿瘤康复技术与产品;以促进未来健康为着眼点,开展中医治未病健康工程,制定并推广养生保健实施方案,防"癌"于未然。通过多年探索与实践,充分发挥中医药在提高肿瘤患者临床疗效、减轻毒副反应、改善生活质量、降低医疗费用、控制恶性肿瘤复发与转移等方面取得了较大成效,积累了诸多行之有效的经验,取得了多项成果,得到了社会各界的关注和人民群众的认可,有效地促进了中西医结合防治肿瘤事业的发展,也为健康甘肃建设做出了新的更大的贡献。

为进一步巩固中西医结合肿瘤防治体系所取得的成果,为普及推广应用打下坚实的基础,在编者的倡导下,经相关专家学者反复研究论证,成立了甘肃省肿瘤医院中西医结合肿瘤防治特色丛书编辑委员会,以"科学性、专业性、实用性、可读性"为指导思想,确定编写大纲、编写体例、编写细则,历时三载,几易其稿,终于面世。

本丛书是一部规模较大的中西医结合系列专著,分为《中西医结合肿瘤特色医疗》《中西医结合常见肿瘤诊疗方案》和《肿瘤中西医结合护理》三册。《中西医结合肿瘤特色医疗》内容涵盖肿瘤放、化疗不良反应的中西医结合治疗,肿瘤的综合康复、心理康复、四季养生、单方验方、抗肿瘤中成药、中药食疗药膳、足浴、外治、膏方等针对肿瘤的中医、中西医结合特色医疗。《中西医结合常见肿瘤诊疗方案》汲取甘肃省肿瘤医院历代中西医结合专家临床经验,对临床常见27种肿瘤的中西医病因、病机及诊断治疗等进行了详细论述,形成了较为完整的常见恶性肿瘤的中西医结合诊疗方案。《肿瘤中西医结合护理》对肿瘤放、化疗的中医护理及不同肿瘤的中医护理操作技术的基本知识、基本技能和注意事项等内容进行了详细的介绍。编委们结合多年临床经验,寻找中西医结合在肿瘤防治中的优势及新途径,总结梳理出诸多具体方法、方药,以期为中西医结合肿瘤防治事业添砖加瓦,也为推动中西医结合工作做出积极的贡献。附录部分对两院的基本情况、发展现状和核心价值观也做了详细介绍,对宣传医院文化特色,弘扬人文精神,传承医院文化也起到了积极的作用。

在丛书的编写和出版过程中,得到了甘肃省卫生健康委员会、甘肃省中医药管理局、甘肃省肿瘤医院、甘肃省医学科学研究院各级领导、中医及中西医结合专家学者们的重视、支持和配合,各位编委本着对中医药及中西医结合事业的热爱和执着之心,利用业余时间,不辞劳苦,认真编撰,付出了极大的努力,流下了辛勤的汗水。在此,谨向他们致以真挚的谢意!由于编者学术和临床水平有限,丛书中难免存在瑕疵疏漏,诚望医界同道批评指正、不吝赐教,以助其更臻完善。

夏小军

2018 年 4 月

# 前 言 *preface*

护理工作是医疗卫生工作的重要组成部分,在肿瘤治疗、预防和康复等方面尤为重要,随着现代科学技术的巨大进步,肿瘤治疗的手段越来越先进,全癌种的五年生存率也在不断提高,但如何改善患者的生活质量和提高肿瘤患者治疗的依从性,让患者在整个治疗期间有一个好的就医感受和治疗效果,不仅对医院管理和医疗技术提出了更高要求,更给护理工作提出了新的挑战。

近年来,甘肃省肿瘤医院始终坚持"预防和治疗并重、中医和西医并重、临床和科研并重"的办院理念,把体现医院的公益性和持续提升患者就医的获得感,减轻患者住院期间治疗副反应作为临床工作重心。医院护理专家团队结合工作和临床实践,历时两年编写了《肿瘤中西医结合护理》一书。该书以祖国医学整体护理为理论指导,动态地掌握疾病的发生、发展规律,运用科学的"四诊、八纲"方法,寻求病因、确定病位、辨别病性、分析病机及邪正盛衰的变化,在辨证的指导下,确立护理原则,"三因"制宜制定护理计划,应用中医护理技术及现代护理措施实施计划,达到"维护健康,预防疾病,参与诊治,护理病人,指导康复"之目的。

全书共分"肿瘤化疗的中医护理""肿瘤放疗的中医护理""中西医结合肿瘤适宜护理技术"三大部分。第一部分主要包括肿瘤化疗的概念、化疗药物的分类、化疗的防护、化疗的不良反应及中医护理措施、膳食指导、情志调护、化疗后的康复指导等内容。第二部分介绍了放疗基础知识、中医护理的基本理论及辨证施护的方法,涵盖了放疗患者的中医护理常规,详细论述了 12 种常见放疗副反应的药物调护、推拿调护、艾灸调护、穴位贴敷调护、预防与生活调护、情志调护等,同时收纳了 100 余种药膳食疗方,指导患者"因病因人辨证施膳"。第三部分包括甘肃省肿瘤医院部分学科简介及护理特色,常用及专科中医适宜技术针对的症状和体征、中医原理、方法、注意事项等内容,充分发挥中医药适宜技术在常见病多发病中的优势和作用。

本书是在甘肃省肿瘤医院院长、甘肃省中医药大学博士生导师、国家临床重点专科学术技术带头人夏小军教授的精心指导下编写而成,全书贯穿了中西医护理的精髓和人文关怀,实用性强,易于学习和领会,为指导临床规范操作和肿瘤患者居家护理,提供借鉴和参考。

由于编者学术和临床水平有限,书中难免存在瑕疵,诚请医界同仁批评指正,以助其日臻完善。

编　者

2018 年 5 月 15 日

# 目　　录 | *Contents*

## 第一篇　肿瘤化疗的中医护理

第一章　概　述 ……………………………………………………… 003

第一节　肿瘤的化学治疗 …………………………………… 004

第二节　中医护理 …………………………………………… 012

第二章　肿瘤化疗毒副反应的中医护理 ………………………… 021

第一节　骨髓抑制的中医护理 ……………………………… 021

第二节　胃肠道反应的中医护理 …………………………… 027

第三节　器官毒性的中医护理 ……………………………… 035

第四节　皮肤毒性的中医护理 ……………………………… 042

第五节　神经毒性的中医护理 ……………………………… 047

第六节　过敏性反应的中医护理 …………………………… 050

第七节　分子靶向药物毒副反应的中医护理 ……………… 054

## 第二篇　肿瘤放疗的中医护理

第一章　概　述 ……………………………………………………… 065

第一节　肿瘤的放射治疗 …………………………………… 065

第二节　中医护理 …………………………………………… 068

第二章　放疗毒副反应的中医护理 ……………………………………………………… 073

第一节　放射性皮肤损伤的中医护理 ……………………………………………… 073

第二节　放射性口腔黏膜炎的中医护理 …………………………………………… 076

第三节　放射性口腔干燥症的中医护理 …………………………………………… 080

第四节　放射性张口困难的中医护理 ……………………………………………… 083

第五节　放射性食管炎的中医护理 ………………………………………………… 085

第六节　放射性肺损伤的中医护理 ………………………………………………… 088

第七节　放射性肝损伤的中医护理 ………………………………………………… 093

第八节　放射性结肠、直肠炎的中医护理 ………………………………………… 098

第九节　放射性膀胱炎的中医护理 ………………………………………………… 104

第十节　放射性脑损伤的中医护理 ………………………………………………… 108

第十一节　放射性脊髓损伤的中医护理 …………………………………………… 114

第十二节　放射性骨髓抑制的中医护理 …………………………………………… 119

## 第三篇　中西医结合肿瘤适宜护理技术

第一章　科室学科简介及护理特色 ……………………………………………………… 129

第一节　血液科 ……………………………………………………………………… 129

第二节　呼吸肿瘤内科 ……………………………………………………………… 132

第三节　中西医结合科 ……………………………………………………………… 135

第四节　消化肿瘤内科 ……………………………………………………………… 136

第五节　放疗科一病区 ……………………………………………………………… 141

第六节　放疗科二病区 ……………………………………………………………… 143

第七节　放疗科三病区 ……………………………………………………………… 145

第八节　头颈科 ……………………………………………………………………… 148

第九节　乳腺科 ……………………………………………………………………… 150

第十节　腹部肿瘤外科 ……………………………………………………………… 155

第十一节　骨与软组织肿瘤科 ……………………………………………………… 159

第十二节　妇瘤科 …………………………………………………………………… 161

第十三节　胸外科 ………………………………………… 162

第十四节　重症医学科 …………………………………… 165

第十五节　门急诊部 ……………………………………… 166

第二章　常用中医适宜技术 ……………………………… 168

　　第一节　耳压疗法 ……………………………………… 168

　　第二节　艾　灸 ………………………………………… 170

　　第三节　中药矿盐包 …………………………………… 172

　　第四节　超短波治疗 …………………………………… 173

　　第五节　磁疗贴穴位贴敷疗法 ………………………… 175

　　第六节　药棒穴位按摩治疗 …………………………… 176

　　第七节　足疗法 ………………………………………… 177

　　第八节　中药超声波雾化吸入疗法 …………………… 179

　　第九节　中药外敷 ……………………………………… 180

　　第十节　拔罐疗法 ……………………………………… 182

　　第十一节　头部按摩 …………………………………… 183

　　第十二节　刮痧疗法 …………………………………… 184

　　第十三节　手指点穴开天门 …………………………… 186

　　第十四节　穴位按摩 …………………………………… 188

　　第十五节　中药汤剂内服 ……………………………… 189

　　第十六节　针刺治疗 …………………………………… 192

　　第十七节　手指按摩 …………………………………… 193

第三章　专科中医适宜技术 ……………………………… 195

　　第一节　气压治疗 ……………………………………… 195

　　第二节　中药口腔护理 ………………………………… 197

　　第三节　中药直肠滴入 ………………………………… 198

　　第四节　穴位注射 ……………………………………… 199

　　第五节　面部穴位按摩 ………………………………… 200

　　第六节　中药涂擦治疗 ………………………………… 201

第七节　TDP 治疗 ……………………………………………………… 202

第八节　坐药法 ………………………………………………………… 204

第九节　敷脐法 ………………………………………………………… 204

第十节　氦氖激光治疗 ………………………………………………… 205

第十一节　脉冲气压治疗 ……………………………………………… 206

第十二节　小夹板固定 ………………………………………………… 207

第十三节　呼吸训练 …………………………………………………… 208

第十四节　腮腺癌术后第一阶段康复训练 …………………………… 209

第十五节　腮腺癌术后第二阶段康复训练 …………………………… 211

第十六节　甲状腺肿瘤围手术期呼吸训练 …………………………… 212

第十七节　甲状腺肿瘤围手术期颈部综合运动训练 ………………… 213

第十八节　乳腺癌术后第一阶段康复训练 …………………………… 213

第十九节　乳腺癌术后第二阶段康复训练 …………………………… 215

第二十节　乳腺癌术后第三阶段康复训练 …………………………… 217

第二十一节　腹部大手术术前康复训练 ……………………………… 218

第二十二节　全腹腔镜腹部术后初期康复训练 ……………………… 220

第二十三节　全腹腔镜腹部术后症状康复训练 ……………………… 221

第二十四节　康复器协助上、下肢功能锻炼 ………………………… 222

第二十五节　上、下肢综合功能锻炼（徒手）………………………… 223

第二十六节　渐进性肌肉放松训练 …………………………………… 226

第二十七节　肿瘤疾病药膳食疗 ……………………………………… 227

甘肃省肿瘤医院、甘肃省医学科学研究院简介 ……………………… 245

甘肃省肿瘤分子病理诊断临床医学中心 ……………………………… 247

甘肃省肿瘤放射治疗临床医学中心 …………………………………… 249

放射治疗研究中心 ……………………………………………………… 251

头颈肿瘤外科临床医学中心 …………………………………………… 252

头颈肿瘤外一科 ………………………………………………………… 254

头颈肿瘤外二科 ……………………………………………………… 257

乳腺一科 ……………………………………………………………… 259

乳腺二科 ……………………………………………………………… 261

血液科　中西医结合血液科 ………………………………………… 262

消化肿瘤内一科　中西医结合消化一科 …………………………… 263

消化肿瘤内二科　中西医结合消化二科 …………………………… 264

呼吸肿瘤内科　中西医结合呼吸科(含疼痛规范化病房) ………… 265

中西医结合科 ………………………………………………………… 266

特需病房　中西医结合特需病房(含保健病房) ………………… 266

胸外一科 ……………………………………………………………… 267

胸外二科 ……………………………………………………………… 268

腹外一科(胃肠外科) ……………………………………………… 269

腹外二科(肝胆外科) ……………………………………………… 270

腹外三科 ……………………………………………………………… 271

骨与软组织肿瘤一科 ………………………………………………… 272

骨与软组织肿瘤二科 ………………………………………………… 273

介入治疗科 …………………………………………………………… 274

妇瘤一科 ……………………………………………………………… 275

妇瘤二科 ……………………………………………………………… 276

泌尿外科 ……………………………………………………………… 276

麻醉手术科 …………………………………………………………… 277

重症医学科(ICU) …………………………………………………… 278

门(急)诊部 ………………………………………………………… 279

眼科 …………………………………………………………………… 279

检验输血科 …………………………………………………………… 280

放射科 ………………………………………………………………… 281

功能科分为:超声医学科、心电图室、内镜中心 ………………… 282

病理诊断中心 ………………………………………………………… 283

核医学科 ……………………………………………………… 284

药学部 ………………………………………………………… 285

药物临床试验机构 …………………………………………… 286

消毒供应中心 ………………………………………………… 286

转化医学研究中心 …………………………………………… 287

医学生物技术研究中心 ……………………………………… 288

医学分子生物学研究中心 …………………………………… 289

药物研究所 …………………………………………………… 290

甘肃省医学情报研究所 ……………………………………… 290

肿瘤流行病研究中心 ………………………………………… 291

《甘肃医药》编辑部 ………………………………………… 293

治未病中心 …………………………………………………… 294

健康体检中心（含保健门诊） ……………………………… 294

健康促进科（含综合康复中心） …………………………… 295

营养膳食科 …………………………………………………… 297

**甘肃省肿瘤医院核心价值观** ……………………………… 298

**参考文献** …………………………………………………… 337

**后　记** …………………………………………………… 339

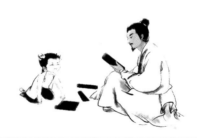

# 第一篇

## 肿瘤化疗的中医护理

# 第一章
# 概　述

　　化疗是化学药物治疗的简称,是利用化学药物阻止癌细胞的增殖、浸润、转移,直至最终杀灭癌细胞的一种治疗方式,是一种全身性治疗手段,和手术、放疗一起,并称为癌症的三大治疗手段。但由于化疗的药物缺乏特异性选择作用,在抑制和杀伤肿瘤细胞的同时也将正常细胞和免疫细胞一同杀灭,从而产生如骨髓抑制、免疫抑制、消化障碍、全身反应、脱发等一系列毒副作用,而这些毒副作用严重影响化疗患者的生活质量和长期治疗计划的实施。因此,在接受化疗药物的时候,一方面希望能够达到最佳的抗肿瘤作用,另一方面也要注意预防和识别化疗药物的不良反应。

　　随着医学及各相关学科的发展,中药治疗肿瘤的机理在逐渐深入,直接杀伤肿瘤细胞、抑制肿瘤细胞的增殖、反突变、诱导癌细胞凋亡以及免疫调节作用都成为研究的热点。接受化疗的病人多出现进食少、睡眠差、少气乏力、口舌干燥、便秘或腹泻等症状,与中医理论的气血不足、脾肾亏虚相似,而大多数补气养血,健脾益肾的中药都具有增强或调节免疫功能的作用。故对于中药参与肿瘤综合疗法,减轻放化疗毒性,增强疗效的研究则多集中在增强免疫功能、减轻骨髓抑制和改善消化道症状方面。中医认为,肿瘤的发生是全身机能状况失衡的局部反应,治疗上强调辨证论治,中医药是历史悠久的宝贵财富,注重"整体治疗"和"辨证施治",其独特的辨证与辨病理论成效显著。配合现代先进科学的应用,使得中医在治疗肿瘤方面获得了较大进步。中医药对癌症患者的治疗,可以提高生存质量和延长生存期,在杀死癌细胞的同时,提高机体免疫力,减轻毒副作用,并能使患者保持相对稳定的生存状态。

　　中医护理历来在祖国医学整体观、辨证观的指导下,强调"三分治,七分养",坚持"防重于治"的原则,"圣人不治已病治未病"。在临床护理实践中,强调人是一个以脏腑、经络、气血为内在联系的有机整体,强调人体与自然界与社会的关系,进行辨证施护。通过望、闻、问、切四诊手段获取病情、具体状况、心理、社会环境等信息,应用中医八纲辨证的方法加以分析、归纳,确立病人的症型及存在或潜在的健康问题,提出因时、因地、因人而异的护理措施以及健康指导。

在恶性肿瘤患者化疗的护理上,中医十分重视良好的生活环境、稳定而舒畅的情志、合理的饮食调养和必要的功能锻炼;要求做到"因人、因时、因地"的制宜,针对病人不同年龄、不同体质和发病的不同季节以及所处的不同环境,采取不同的护理措施。

# 第一节 肿瘤的化学治疗

化学治疗是指利用化学合成药物治疗疾病的总称(简称化疗)。恶性肿瘤化疗是指利用化学药物杀死肿瘤细胞、抑制肿瘤细胞的生长繁殖、促进肿瘤细胞分化的一种治疗方式,是一种全身性治疗手段。其基本原理是利用肿瘤细胞较正常细胞更易受化疗药物损害的特点,通过控制药物的浓度和作用时间,在正常细胞尚可耐受的条件下,最大限度地杀伤肿瘤细胞。

**一、化疗的原则**

(一)根据药物作用机制

针对肿瘤的发病机制,联合应用作用于不同生化环节的药物,可使疗效提高。用两种药物同时作用于一个线性代谢过程,前后两种不同靶点受到序贯抑制。如甲氨蝶呤和6-巯基嘌呤。

(二)根据细胞增殖动力学

1.招募作用:对增长缓慢的实体瘤,宜细胞周期非特异性药物→细胞周期特异性药物;对增长快的肿瘤(急性白血病),宜细胞周期特异性药物→细胞周期非特异性药物。

2.同化作用:细胞周期特异性药物→细胞周期非特异性药物,先将肿瘤细胞阻滞于某一时相,待药物作用消失后,肿瘤细胞即将同步进入下一周期,再用作用于后一时相的药物。

(三)根据药物的抗瘤谱

1.胃肠道癌:氟尿嘧啶、环磷酰胺、丝裂霉素、羟基脲。

2.骨肉瘤：多柔比星、大剂量甲氨蝶呤。

3.脑的原发或转移瘤：亚硝脲类、羟基脲。

4.肉瘤：环磷酰胺、顺铂、多柔比星。

5.鳞癌：博来霉素、甲氨蝶呤。

（四）从降低药物毒性考虑

1.减少毒性的重叠：大多数抗肿瘤药物有抑制骨髓作用,而泼尼松和博来霉素等无明显抑制骨髓作用,将它们与其他药物合用,可以提高疗效并减少骨髓毒性发生。

2.降低药物的毒性：巯乙磺酸钠（美司钠）可预防环磷酰胺引起的出血性膀胱炎；甲酰四氢叶酸钙（亚叶酸钙）可减轻甲氨蝶呤的骨髓毒性。

（五）根据减少用药剂量

抗肿瘤药物对肿瘤细胞的杀灭作用遵循一级动力学原则,其抗肿瘤作用在一定剂量范围内具有很好的剂量依赖性,超过这个范围,可达平台效应,即剂量增加,疗效不增加,毒副反应大大增加。联合用药可使化疗药物使用较小剂量实现较好疗效和提高安全性。

**二、化疗的适应证及禁忌证**

（一）化疗的适应证

1.造血系统恶性肿瘤,对化疗敏感,通过化疗可完全控制甚至根治,如白血病、多发性骨髓瘤、恶性淋巴瘤、恶性组织细胞病等。

2.化疗效果较好的实体瘤,如绒毛膜上皮癌、恶性葡萄胎、生殖细胞肿瘤、卵巢癌等。

3.实体瘤的手术切除和局部放疗后的辅助化疗或手术前的辅助化疗。

4.实体瘤已有广泛或远处转移,不适合手术切除和放疗者；实体瘤手术切除或放疗后复发、播散者,可考虑姑息化疗。

5.癌性体腔积液,包括胸腔、心包腔及腹腔采用腔内注射化疗药物,常可使积液控制或消失。

6.实体瘤手术后或放疗后复发或播散者。

7.肿瘤所导致上腔静脉压迫、呼吸道压迫、脊髓压迫或者脑转移所导致颅内压增高,一般常先选用化疗以缩小体积、减轻症状,然后进行放疗。

（二）化疗的禁忌证

1.绝对禁忌：①预计病人生存时间很短；②孕期（前 3 个月）除非中断妊娠；③败血症；④昏迷。

2.相对禁忌证:①一般情况差、年老体弱、KPS 评分小于 40 分;无法耐受化疗者;②骨髓功能差、严重贫血、白细胞和血小板低于正常范围;③肝肾功能异常者;④严重心血管、肺功能障碍者;⑤以往做过多程化疗、大面积放疗、高龄、骨髓转移、严重感染、肾上腺功能不全、有严重并发症等慎用或不用化疗;⑥6 个月内的婴儿;⑦病人不能按时来门诊治疗;⑧不能充分合作的病人;⑨缺乏适当的支持设施。

(三)什么情况下必须停止化疗

1.呕吐频繁,影响进食或者电解质紊乱。

2.腹泻超过每日 5 次或者出现血性腹泻。

3.白细胞在 $3×10^9/L$ 以下或者血小板在 $60×10^9/L$ 以下。

4.心肌损害。

5.中毒性肝炎。

6.中毒性肾炎。

7.化学性肺炎或肺纤维变。

### 三、化疗药物的分类

(一)传统分类

根据抗肿瘤药物的作用机制不同可以将其分为六大类

1.烷化剂:主要有环磷酰胺(CTX)、异环磷酰胺(IFO)、氮芥(NH2)、马利兰(BUS)、环己亚硝脲(CCNU)、卡氮芥(BCNU)等。

2.抗代谢药:主要有甲氨蝶呤(MTX)、6-巯基嘌呤(6-MP)、氟尿嘧啶(5-FU)及其衍生物如卡培他滨、吉西他滨(GEM)、阿糖胞苷(Ara-C)等。

3.植物碱类:主要有长春碱类,如长春新碱(VCR)、长春花碱(VBL)、长春华碱酰胺(VDS)、长春瑞滨(NVB)、喜树碱(CPT)、三尖杉(HRT)、鬼臼乙叉苷(VP-16)、紫杉醇(TAXOL)、多西他赛等。

4.抗肿瘤抗生素:主要有放线菌素 D(ACTD)、丝裂霉素(MMC)、博来霉素(BLM)、阿霉素(ADM)、表阿霉素、吡喃阿霉素(THP)等。

5.杂类:主要有甲基苄肼(PCZ)、六甲蜜胺(HMM)、顺铂(DDP)、卡铂(CBP)、奥沙利铂(OXA)、奈达铂、洛铂等。

6.激素类:黄体酮、甲地孕酮、丙酸睾酮、肾上腺皮质激素类、三苯氧胺、芳香化酶抑制剂(AIs)、左甲状腺素等。

(二)根据化疗药物作用机制分类

1.细胞毒类药物

（1）主要作用于 DNA 化学结构的药物：包括烷化剂（氮芥类、亚硝脲类、甲基磺酸酯类）、蒽环类、铂类化合物（顺铂、卡铂、奥沙利铂）、抗肿瘤抗生素类（多柔比星、表柔比星、吡柔比星）。

（2）主要作用于核酸合成的药物：二氢叶酸还原酶抑制剂，甲氨蝶呤，培美曲塞，胸腺核苷合成酶抑制剂，氟尿嘧啶，卡培他滨，嘌呤核苷酸合成酶抑制剂，6-巯基嘌呤，硫鸟嘌呤，核苷酸还原酶抑制剂，羟基脲；DNA 多聚酶抑制剂：阿糖胞苷、吉西他滨。

（3）主要作用于核酸转录的药物：选择性作用于 DNA 模板，抑制 DNA 依赖性 RNA 聚合酶，从而抑制 RNA 合成的药物，如放线菌素 D、阿克拉霉素、普卡霉素等。

（4）拓扑异构酶抑制剂：如伊立替康、拓扑替康、羟基喜树碱、依托泊苷、替尼泊苷等。

（5）主要作用于有丝分裂 M 期：紫杉类、长春碱类、高三尖杉酯碱。

（6）其他细胞毒类药物：如 L-门冬酰胺酶、维 A 酸类化合物。

2.激素类

（1）抗雌激素：他莫昔芬、托瑞米芬。

（2）芳香化酶抑制剂：氨鲁米特、福美司坦、来曲唑、阿那曲唑、依西美坦。

（3）孕激素：甲孕酮、甲地孕酮。

（4）性激素：雄激素有甲睾酮、丙酸睾酮；雌激素有己烯雌酚。

（5）抗雄激素：氟他胺。

（6）黄体酮合成素释放激素激动剂/拮抗剂：戈舍瑞林、醋酸亮丙瑞林。

3.生物反应调节剂：干扰素、白细胞介素-2、胸腺肽类。

4.单克隆抗体：利妥昔单抗、西妥昔单抗、曲妥珠单抗、贝伐珠单抗。

5.其他

（1）细胞分化诱导剂：维 A 酸类和亚砷酸。

（2）细胞凋亡诱导剂。

（3）新生血管生成抑制剂：重组人血管内皮抑制素（恩度）。

（4）表皮生长因子受体抑制剂：吉非替尼、厄诺替尼。

（5）基因治疗。

（6）瘤苗。

6.辅助药

（1）升血药：粒细胞集落刺激因子、粒细胞-巨噬细胞集落刺激因子、白细胞介素-11、重组人红细胞生成素等。

（2）止呕药：恩丹西酮、盐酸格拉司琼等。

（3）镇痛药：阿司匹林、对乙酰氨基酚、可待因、曲马多、吗啡、芬太尼透皮剂。

（4）抑制破骨细胞药物：双磷酸盐、帕米膦酸。

（三）根据化疗药物作用于不同肿瘤细胞周期分类

按化疗药物对肿瘤细胞周期作用特点及敏感性不同将其分为细胞周期特异性药物（CCSA）和细胞周期非特异性药物（CCNSA）。

1.常用细胞周期非特异性药物（CCNSA）

（1）抗肿瘤抗生素：放线菌素D、多柔比星、表柔比星、柔红霉素、吡柔比星、丝裂霉素、亚硝脲类、司莫司汀、卡莫司汀、洛莫司汀。

（2）烷化剂：白消安、苯丁酸氮芥、环磷酰胺、异环磷酰胺、美法仑、氮芥、达卡巴嗪、顺铂、卡铂、奥沙利铂。

2.常用细胞周期特异性药物（CCSA）

（1）M期：长春花生物碱、长春新碱、长春碱、长春花碱酰胺、长春瑞滨、喜树碱类、多西紫杉醇、紫杉醇。

（2）G1期：门冬酰胺酶、肾上腺皮质激素。

（3）G2期：博来霉素、平阳霉素。

（4）S期：阿糖胞苷、吉西他滨、氟尿嘧啶、呋喃氟尿嘧啶、巯嘌呤、甲氨蝶呤、羟基脲。

**四、化疗药物的给药途径**

（一）化疗药物的给药途径

1.口服：服用方便，但对胃肠道易造成刺激，引起恶心、呕吐、腹泻等症状。常用的口服化疗药物有环己亚硝脲、卡培他滨等。

2.肌内注射：吸收较口服好，可采用深部肌内注射，以利于药物的吸收。常用药物有甲氨蝶呤、平阳霉素、博来霉素等。

3.静脉给药：是目前大多数抗癌药物的给药途径，吸收快、完全，但有局部的刺激作用，要尽量避免静脉炎及药物漏于皮下组织引起局部组织溃疡、坏死等。常采用的方法有静脉推注、中心静脉置管给药（外周置管的中心静脉导管PICC、中心静脉导管CVC、完全植入型输液港PORT）、静脉冲入法、静脉滴注法、电子化疗泵持续静脉给药法，一般选用CVC、PICC或PORT等。

4.腔内化疗：包括胸腔内化疗、腹腔内化疗、心包腔内化疗。腔内化疗局部浓度高，全身毒性少。常用药物有丝裂霉素、顺铂等。

5.椎管内注入:用于治疗和预防白血病和淋巴瘤的脑脊膜侵犯。常用药物有甲氨蝶呤、阿糖胞苷等。

6.动脉内化疗给药:包括直接动脉注射(如肝动脉直接注入抗肿瘤药物)和通过导管动脉注射(如肝癌介入疗法)。

7.肿瘤内注射:如宫颈癌的局部注射、膀胱癌的膀胱内灌注等。

8.鞘内化疗给药:鞘内化疗的药物可通过腰椎穿刺给药。

9.局部外敷:如氟尿嘧啶。

(二)根据不同途径的给药方法

1.口服给药方法:需装入胶囊或者制成肠溶制剂,以减轻药物对胃肠黏膜的刺激,防止药物被胃酸破坏,常用的口服化疗药物如氟尿嘧啶、卡培他滨、复方替加氟、分子靶向药等。

2.肌肉注射给药方法:肌肉注射适用于对组织无刺激性的药,如博来霉素、平阳霉素、塞替派等,需用长针头作肌肉的深部注射,以利于药物的充分吸收。丙酸睾丸酮为油类制剂,吸收差,应制定肌肉注射计划,轮换注射部位并做好记录和交班。

3.静脉给药方法

(1)静脉推注:用于刺激性较小的药物。如氨甲喋呤、环磷酰胺、阿糖胞苷等,药液稀释后,经周围静脉缓慢推注。注药时要确保针头在血管内,定时抽回血检查,注射完毕后注入少量生理盐水,拔针后压迫针眼 1~2min。

(2)中心静脉置管给药:对于刺激性较大的药物如多柔比星、长春瑞滨、多西紫杉醇、表阿霉素、氮芥等常采用中心静脉置管给药。在通过中心静脉置管给药前,应确保置管准确置于血管内,注药时应询问患者是否有痛感、灼热感、刺痛或者其他不适的感觉,观察同侧胸部有无静脉怒张,颈部锁骨上区及上肢的水肿等。

(3)静脉冲入法:即由静脉冲入药液,用于强刺激性药,输入时首先建立静脉通道,等待滴注通畅后再稀释药物。推注药液前先夹住输液管上端,并快速冲入。推注完毕后需快速冲入液体,待冲干净后再恢复至原输液速度。

(4)静脉输注:将化疗药物稀释后加入输液瓶中静脉滴入,如抗代谢药氨甲喋呤、氟尿嘧啶等。输注时须按医嘱准确掌握点滴速度,所用滴管每毫升滴数须经检测,目前使用的细长滴管经测试其平均值为 22 滴/ml,一般需要 4~8h。

4.腔内化疗:腔内化疗是指胸、腹膜腔内化疗。一般选用局部刺激小、抗瘤活性好的药物。每次注药前抽净积液,注药后需协助患者翻身更换体位,使药物充分与肠壁接触,最大限度发挥药物的作用。

5.动脉内化疗:为了提高抗癌药物在肿瘤局部的有效浓度,可用动脉内给药化疗。对于浓度依赖性的抗肿瘤药物,局部药物浓度是决定疗效最关键的因素之一。目前,局部动脉给药的条件是:①肿瘤局部侵犯为主,很少远处转移,如动脉内化疗较适合结肠癌肝转移治疗;②给药动脉主要供应肿瘤而较少供应正常组织;③所用抗肿瘤药物,局部组织摄取快,全身灭活或排泄快,特别是药物第 1 次通过肿瘤时可被绝大部分吸收。

6.直接动脉注射:恶性肿瘤脑转移,直接经颈动脉穿刺注入抗癌药物;下肢恶性软组织瘤可经股动脉穿刺给药;另外对手术中不能切除的恶性肿瘤如肝癌,可经所暴露的肝动脉直接注入抗癌药物。

**五、化疗药物的配制及防护**

(一)化疗药物配制

1.化疗药物配制要求

(1)在配药过程中注意打开安瓿时应垫以纱布,以防划破手套;打开粉剂安瓿时应用无菌纱布围绕安瓿颈部;溶解药物时,溶媒应沿瓶壁缓慢注入瓶底,待药粉浸透后再行搅动,以防粉末溢出;安瓿装药物稀释及抽取药液后在瓶内进行排气和排液后再拔针,勿使药液排于空气中;抽取药液以不超过注射器容量 3/4 为宜,从药瓶中吸药:先用无菌纱布或棉球裹住瓶塞,再撤针头,防止拔出针头瞬间药液外溢。抽取药液后放于垫有聚氯乙烯薄膜的无菌盘内备用(静注的药物)。

(2)在完成全部药物配备后,需用 75%酒精擦拭操作柜内部和操作台表面。配药后所用一切污染物用聚氯乙烯手套(PE 手套)反套后再用乳胶手套反套放于化疗污物专用袋。

(3)操作完毕后用肥皂及流动水彻底洗手或淋浴(下班后)。

2.静脉给药防护

(1)静脉给药时护士应做好个人防护并戴手套。

(2)静脉滴注药物时,最好采用密闭式静脉输液法,注射溶液以塑料袋包装为宜,以便防止操作时药液溢出,危害工作人员和污染空气,并且按液体输入后污染物品处理。

(3)静脉给药时,若需从茂菲氏滴管加入药物,必须先用无菌棉球围在滴管开口处再行加药。其速度不宜过快,以防药液从管口溢出。污染后注射器及针头应完整处理放入专用袋中,以免拔下针头药液撒漏造成污染。操作完毕,脱掉手套后用肥皂流动水彻底洗手。

（4）医疗废弃物的处理：①污染安瓿与药瓶应放置专用袋中封闭，以防蒸发污染室内空气；②注射器、输液器、针头等均为 1 次性使用，用后放专用袋中密闭处理；③所有污物包括用过的防护服、帽等需经 1000℃ 高温焚烧处理；④医院内化疗病人的尿液、粪便、呕吐物、分泌物及其他体液均应按污物处理。清理时需戴手套，完毕后用肥皂彻底洗手。化疗病人使用的水池、抽水马桶用后反复用水冲洗。

（二）化疗药物配制防护

1.抗肿瘤药物的配制工作只能由接受过专门训练的护理人员进行。

2.医院最好设置静脉配液中心（PIVAS），采用集中式管理，即由经过培训的专业人员在防护设备齐全的化疗备药操作室负责所有抗肿瘤药物的配制及供应。

3.根据自己的经济条件在化疗科配药室安装小型生物安全柜。配药室应设在人流较少处，室内要安装排风设备，保证空气流通。

4.除以上内容外还应配备 1 次性口罩、帽子、防渗透防护服和护目镜、聚氯乙烯手套、乳胶手套、防护垫、污物专用袋及封闭式污物桶等。

5.配药前洗手，穿防渗透防护服，佩戴口罩、帽子、戴聚氯乙烯手套，其外套一副乳胶手套。在操作中一旦手套破损应立即更换。

6.操作台面应覆以 1 次性防护垫，减少药液污染。一旦污染或操作完毕，应及时更换。

7.化疗防护抗肿瘤药物外溢的应急预案。

（1）备好防溢包：内装口罩 2 个、化疗防护目镜 1 副、手套两双、吸湿纱布垫 5 块、清洁碎片的小扫帚 1 把、能密封的医疗垃圾袋 2 个、防护衣 1 件、化疗毒物标签 2 张。

（2）药物外溢立即标明污染范围，避免其他人员接触。

（3）评估外溢的范围及情况，做好个人防护，小量外溢（<5ml）：戴双层手套（内层 PE 手套，外层橡胶手套）、口罩。大量外溢（≥5ml）：打开防溢包，做好个人防护。

（4）药物外溢的处理：①药液溅到桌面或地上处理：若为粉剂用湿纱布轻轻擦抹，以防药物粉尘飞扬，污染空气；若为水剂或配制的药液，用纱布吸附药液，再用肥皂水擦洗 3 遍，用清水冲洗干净，范围由小到大。玻璃碎片用小扫帚清扫干净，再清洗桌面或地上；②药液溅到皮肤：用肥皂清洗皮肤，再用清水彻底冲洗；③药液溅到眼睛：用生理盐水反复冲洗眼睛；④药液溅到有破口的皮肤：应挤出破口处的血液，边挤边用清水冲洗；⑤药液溅到工作服上：立即更换、冲洗。

8.配制后的处理：将碎玻璃放入位于生物安全柜内的锐器盒中；安全柜的内表

面,包括凹槽之内都必须用清洁剂彻底的清洗;如溢出的药物污染了高效过滤器,则整个安全柜都要封闭,直至高效过滤器更换。将处理废弃物用塑料袋密闭封口,放入化疗废物桶内。记录外漏的药名、量、处理方法、溢出环境人员。

# 第二节　中医护理

中医护理是在中医基本理论指导下的护理工作。中医认为人体是一个以脏腑经络为核心的有机整体,人和自然界一切事物都是对立统一的两个方面。疾病的发生、发展是阴阳失调、邪正斗争的过程,其中内因是起主要作用的。在护理工作中不仅要注意局部病变,同时要关注相关脏腑的变化。体表的变化可影响有关脏腑的功能,而相关脏腑的疾病也可在体表反映出来。可从机体局部的变化来推断整体的反应状态,测知内脏病变。根据疾病发生的原因、脏腑经络的病理变化、病人的体质情况及外界环境对病人的影响等,进行全面观察了解,正确认识疾病,施以妥善护理。在疾病的护理上,中医十分重视良好的生活环境、稳定而舒畅的情志、合理的饮食调养和必要的功能锻炼。"辨证"是中医护理的主要依据,中医辨证是用望、闻、问、切的方法,采集病人的自觉症状和临床表现来分析、辨别、认识疾病的症候。中医护理的原则是以中医辨证治则指导护理工作的,针对不同病情,应用"扶正祛邪""标本缓急""同病异护""异病同护""正护反护""因人、因时、因地制宜"及"预防为主"等护理原则来制定相应的护理措施。

## 一、中医护理的基本原则

（一）未病先防、既病防变

未病先防就是在疾病未发生之前,做好各种预防工作,防止疾病的发生。《素问·四气调神大论》中记载:"圣人不治已病治未病,不治已乱治未乱。……夫病已成而后药之,乱已成而后治之,譬犹渴而穿井,斗而铸锥,不亦晚乎。"指出了"治未病"的重要意义。

中医学历来十分重视预防,早在《内经》中就提出了"治未病"的预防思想,强调"防患于未然"。

1.未病先防

（1）精神调摄:中医认为精神神志活动,与人体的生理、病理变化有密切的关系。强烈或反复、持续的精神刺激,可使人体气血阴阳失调、气机逆乱而发病。如喜伤心、暴怒伤肝、思伤脾、恐伤肾等。心情舒畅、精神愉快,则使气机通畅,气血和平,有利于疾病康复。正如《素问·上古天真论》中说的:"恬淡虚无,真气从之,精神内守,病安从来。"可见做好情志护理,保持精神上安定清静愉快,对提高正气,预防疾病的发生或发展有着十分重要的意义。

(2)强身健体:东汉末年医学家华佗根据"流水不腐,户枢不蠹"的道理,创造了"五禽戏"。说明经常进行身体锻炼,能增强体质,减少疾病的发生。对慢性疾病,通过太极拳、八段锦等健身锻炼,也有助于关节流利、气机通畅,达到早日康复。

(3)生活起居调护:《素问·上古天真论》说:"其知道者,法于阴阳,和于术数,饮食有节,起居有常,不亡作劳,故能形与神俱,而尽终其天年,度百岁乃去。"因此要保持身体健康,精力充沛,益寿延年,就应懂得自然变化规律,适应自然环境的变化,对饮食起居、劳逸等有适当的节制和安排。

(4)药物预防:《素问遗篇·刺法论》中有"小金丹……服十粒,无疫干也"预防疾病的记载。早在明清时代,人痘接种法已得到推广。还有用苍术、雄黄等烟熏以消毒防病等。近年来中草药预防疾病有了很大发展,如用贯众、板蓝根或大青叶预防流感,用茵陈、栀子等预防肝炎,马齿苋预防痢疾等。

(5)防止病邪的侵害:要做好未病先防,除了采用以上四方面措施外,还应防止病邪的侵害,因病邪是导致疾病发生的重要条件。对"虚邪贼风,避之有时",对"五疫之至,皆相染易"应"避其毒气";如讲究卫生,防止水源、食物和环境的污染;对生活起居方面,应起居有常、饮食有节、不妄作劳等,都是防止病邪侵害的有效方法。

2.既病防变

做好未病先防是预防疾病积极而理想的措施。但如果疾病已经发生,则应密切观察病情变化,及时发现、处理各种并发症的发生,及时、果断采取一切护理措施,防止疾病的发展和传变。

(1)在疾病尚未明确诊断时,护理人员要加强观察,通过症状、体征及其他情况的综合分析,为早期诊断、及时治疗提供可靠的依据,防止疾病的发展。

(2)观察并发症的发生,防止疾病传变。在疾病发展过程中,常可出现病情突变或并发症发生。如高热病人出现热极动风或邪热内陷导致抽风或昏迷等。若护理人员能及早发现,并采取适当措施,可挽回逆势,使病员转危为安。

(3)掌握疾病的传变规则和途径,及早处理。《金匮要略》中首先提出:"夫治未病者,见肝之病,知肝传脾,当先实脾。"说明对传经的病变,要掌握其规律和途径,在治疗和护理上采取适当措施,防止未受邪之地被病邪侵害。如肝病未及脾时,护理上要注意调理脾胃,给一些健脾之品,以振中土,这样,不但可杜邪传脾,防患于未然,而且可通过实脾以制肝木之横逆。

（二）扶正祛邪

疾病的过程，在某种意义上说，是正气与邪气相争的过程，邪胜于正病进，正胜于邪病退。扶正祛邪原则在护理上具体运用时，要注意扶正不留邪和祛邪不伤正。如表证病人在用汗法祛邪时，应以周身汗出表体为度，切忌大汗淋漓而伤正；急性病期病员，应有忌食补养之食品或药品，以防留邪；阳明腑实证病人采用通里攻下法时，应以腑通、热退、汗止为宜，不可腹泻频数而伤正等。总之，在临床运用扶正祛邪的护理原则时，应根据疾病的实际情况，灵活掌握运用。通过扶正使正气加强，通过祛邪能排除病邪的侵害和干扰，达到邪去正安之目的。

1.扶正：扶助正气，增强体质，提高机体抗病能力，多用补虚的方法。

（1）食补与药补：根据气虚、阳虚、阴虚、血虚的病人，分别采用补气、补阳、滋阴、补血的护理方法。如阳虚可给牛肉、羊肉、狗肉、鸡等温补之品；阴虚可给枸杞、甲鱼、银耳等滋阴清补之物；气虚可给人参、黄芪、山药、大枣等补气之品；血虚可给阿胶、猪肝、桂圆、大枣等补血之品。

（2）精神调摄：精神情志的波动，常可使病情加重或恶化，护理上应加强精神护理，做好开导劝慰和鼓励工作，使病员情志舒畅愉快、气机调畅、气血和平，有利扶植正气、促进疾病早日康复。

（3）动静相宜：动和静应视病情轻重而定。如急性病期，应静卧休息，培育正气和减少气血的耗损。随着病情的好转或慢性病期，可根据体力逐渐增加活动量，以调节气机、通利关节，增强体质和抗病的能力。

2.祛邪：祛除病邪，使邪去正安。祛邪多用泻实的方法。如外感表证者，宜用发汗解表；宿食停滞或食物中毒等，宜用消食导滞或吐法等。

3.正护与反护

（1）正护：是逆其证候性质而护的一种常用护理原则，又称逆护法。如寒者热之，热者寒之，虚则补之，实则泻之，均为正护法。如寒证病人在护理上应采用保暖，室温宜高，最好住向阳病室，使病人感到温暖舒适有生机。中药应温热服，饮食可给性温的牛、羊之品，切忌生冷性凉食品等寒者热之的护法。而热证病人，则应采取与上述护法相反的原则。对虚证病人应根据阴虚、阳虚之别，分别给以清补或温补的护法。

（2）反护：是顺从疾病假象而护的一种护理方法，大多在特殊情况下使用。如"阴盛格阳"的真寒假热证、"阳盛格阴"的真热假寒证、脾虚不运所致的脘腹胀满或食积所致的腹泻等，分别采用"热因热用"、"寒因寒用"、"塞因塞用"和"通因通用"的护理方法。例如阴寒内盛,格阳于外的真寒假热证,应以温热的护法护其真寒。如给温热性食物、汤药温服,室温偏高而湿度宜低,注意保暖等护理措施。对里热盛极、阳盛格阴的执厥症,出现四肢厥冷、脉沉的假寒证时,除做好四肢保暖外,护理时应以清热降温为主,才能使热退,假寒象方消。对脘腹胀满、纳呆、舌淡、脉虚无力的真虚假实证,就得用健脾益气,以补开塞的护法。如给山药粥、茯苓粥、大枣粥等补中气,并配合针灸、推拿等疗法,以加强药效和振奋脾气,脾气健运则脘腹胀满自消,这叫作"塞因塞用"。对食积所致的腹泻,护理时应消导下泻的护理措施,如控制食量、给消导通便的山楂、核桃仁、香蕉、蜂蜜等食品,以达"通因通用"之功效。

4.标本缓急

标和本是一个相对概念,主要说明病症各种矛盾的主次关系。从正邪关系来说,正气是本,邪气是标;从病因与症状说,病因是本,症状是标;从疾病先后来说,旧病、原发病是本,新病、继发病为标。在复杂多变的病症中,常有标本主次的不同。护理上应了解疾病的全过程,综合进行分析,才能透过现象看到本质,然后配合治疗,采取急则护其标,缓则护其本的护理原则。

(1)急则护其标:当标病甚急,可危及病人生命或影响本病治疗时,护理上应采取应急措施,解决其标的问题。如高血压病人,当出现胃火上炎的牙痛,病人表现坐卧不安、失眠、烦躁时,护理上应采取针刺合谷穴,以降火止痛的措施。若不解决标的问题,不但病人疼痛难受,而且影响本的治疗,造成血压更高。又如溃疡病患者,当出现呕血、便血时,护理上应积极配合治疗,做好止血或血脱的抢救准备。哮喘患者一旦哮喘发作,护理上应给端坐位、给氧和其他止喘的护理。

(2)缓则护基本:对慢性病或恢复期病人,在症状不甚明显时,护理工作重点应护基本。如做好精神情志的调摄、加强锻炼以增强体质、适当的食补等。

5.三因制宜

三因制宜是指因时、因地、因人制宜。要求护理疾病时要根据季节、地区及人的体质、性别、年龄等不同,而制定相宜的护理原则和措施。

(1)因时制宜:根据四时气候变化特点,制定护理原则。如同属外感风寒证,在春夏和秋冬季节发病,其护理原则不尽相同。春夏季节,阳气升发,人体腠理开泄,服解表药后不宜覆盖衣服或啜热饮料,以免开泄太过,耗伤津液。且夏天暑多挟湿,应考虑给些解暑化湿之品。秋冬季节,人体腠理致密,阳气内敛,感受风寒证时,解表药应温热服,还可给热以助药力。可见,不同季节情况下应采用相宜之护理。

(2)因地制宜:根据不同地区的环境特点,制定其护理原则。由于地区不同,气候和生活习惯各异,在护理上也有所别。如西北高原地区,气候寒冷,干燥少雨应多食肉食、酥油茶及牛、羊乳品及生津止渴透表的水果和饮料,并注意保暖,防止冻伤。东南地区,温热潮湿多雨,病多痈疡疖肿,护理上做好防暑降温和祛湿等工作,并讲究个人卫生,多食扁豆、绿豆、苦瓜、冬瓜、西瓜等祛暑利湿之品。

(3)因人制宜:是指根据病人年龄、性别、体质和生活习惯等不同特点,考虑其护理原则。如性别,由于有男女之别,妇女又有经、带、胎、产等情况,护理上应有所异。在年龄方面,老人生机减退、气血亏虚,行动不便和咀嚼不利,病多虚证等特点,护理上重在补虚扶正,搞好生活护理为原则。小儿脏腑娇嫩,形气未充,稚阴稚阳,机体功能均较脆弱,且易饥易饱、易虚易实、易寒易热,对疾病抵抗能力较差,加上寒暖不能自调,乳食不能自节,故护理上重在调护其饮食起居,应以薄衣淡食为宜,并加强病情观察。体质方面,有强弱和寒热之偏,阳虚、阴虚之体。要求护理上在安排病室,调节温、湿度,饮食、起居等方面均应有别。

**二、辨证施护**

辨证施护是中医护理的又一基本特点,是中医学对疾病的一种特殊的研究和护理方法。

(一)辨证

就是将四诊(望、闻、问、切)所收集的资料、症状和本征,通过分析、综合,辨清疾病的原因、性质、部位及邪正关系,概括、判断为某种性质的证。

(二)施护

根据辨证的结果,确定相应的护理方法。辨证是决定护理的前提和依据,施护是护理疾病的手段和方法。通过施护的效果可以检验辨证的正确与否。

(三)辨证和施护

在护理过程中是相互联系不可分割的两个方面,又是理论联系实践的具体体现。

中医学认为,证和症有不同的概念。"症",即症状,如咳嗽、头痛、失眠等。"证"则是机体在疾病发展过程中的某一阶段的病理概括。如感冒所表现的风寒证、风热证等。由于它包括了病变的部位、原因、性质及邪正关系,因而比症状更全面、更深刻,从而也更正确地揭示了疾病的本质。但"证"与"病"的概念也不同,如《伤寒论》对伤寒病以六经分证,可分太阳病证、阳明病证、少阳病证、太阴病证、少阴病证和厥阴病证。《温热论》对温热病以卫分证、气分证、营分证和血分证。但中医认识和护理病人是既辨病又辨证的。辨证着眼于证的分辨,如见一初起发热、恶寒、头身痛、脉浮的病人,初步印象为感冒病。但由于致病因素和机体反应性不同,又常表现有风寒感冒和风热感冒不同的症,只有把感冒病所表现的"证"是风寒证还是风热证辨别清楚,才能确定施护的方法。如属风寒感冒,根据"寒者热之"的护理原则,应采用避风寒保暖,室温宜偏高。饮食上可给豆豉汤、生姜红糖水等辛温解表之护法;苦属风热感冒,根据"热者寒之"的护则,应采用室温宜低而温度偏高,使病人感到凉爽舒适,减轻心烦、口干之不适感。饮食宜给绿豆汤、西瓜、藕汁、苦瓜等清热生津辛凉之品。

（四）同病异护和异病同护

所谓"证同护亦同,证异护亦异"实质是由于"证"的概念中包含着病机在内的缘故。这种针对疾病发展过程中不同质的矛盾用不同的方法解决护法,就是辨证施护的精神实质。

1.同病异护:是指同一种病,由于发病的时间、地区以及病员机体反应性不同,或处在不同的发展阶段,所表现的证不同,施护的方法亦各异。以感冒为例,由于发病季节不同,施护方法也不同,暑季感冒,由于感受暑湿之邪(暑多挟湿),护理应采用一些祛暑化湿的方法。如果是冬令时节感冒,宜采用中药温热服,给生姜红糖葱白汤等热饮料以助药力,服药后覆盖衣被,使其周身微微汗出,而达汗出表解之功效。

2.异病同护:是指不同的病,在其发展过程中,由于出现了相同的病机,因而也可采用同一方法护理。如用黄芪、党参炖母鸡,苡仁粥、茯苓粥等益气健脾之品;注意休息,避免疲劳,以培育中气;采用针刺百会、关元、长强穴,以补中益气;保持会阴部清洁,用五倍子、白矾煎水熏洗以促使回纳等。

**三、肿瘤化疗的中医护理常规**

（一）化疗期间做好基础护理

化疗可破坏正常组织和器官,给患者带来一系列的营养障碍和代谢紊乱,导致生活自理能力的缺乏,如卧床不起,口腔炎,肝肾功能损坏等,这就需要护理人员本着严肃、负责、认真、耐心的态度协助病人做好各项基础护理工作。

1.皮肤护理:保持床单元的清洁干燥、平整,避免拖、拉、推等机械性损伤,每日更换患者内衣裤,协助沐浴,注意水温保持在40℃~43℃为宜,动作轻快,防止着凉;每2h翻身1次,同时拍背和鼓励有效咳嗽,每日2次用中药复方活血药如红花酒精按摩骨突部,并以三石散扑之,以达到活血化瘀,收敛渗湿目的;每日2次以1:5000呋喃西林棉球消毒会阴,防止逆行感染。

2.头发护理:梳洗头发可以达到促进头皮血液循环,增进上皮细胞营养、去除污垢,使病人感到清洁舒适,每日梳发2次,每周洗发1次,汗多时可洗2次,洗头后以热毛巾、干毛巾擦干净,注意勿直接吹风,防止着凉而使外邪入侵。

3.保持口腔清洁湿润:化疗患者口腔内易生长细菌。纳呆、苔黄腻者每日2次口腔护理,以保持口腔清洁、舒适,去除口臭、牙垢,增进食欲,每日观察有无霉菌生长,口腔溃疡,观察舌苔情况,可选用黄花等漱口液漱口,其具有清热解毒功效。

(二)用药观察及护理

1.正确溶解及稀释药液,现用现配。一般常温下不超过1h,尤其是氮芥类药物。如联合用药应根据药物的性质进行排序。避光的药物,使用中采取避光措施。

2.注意保护静脉,从远端开始,有计划地进行穿刺。

3.用药前先注入少量生理盐水,确定针头在静脉后再注入化疗药物。

4.如发现药液外渗,应立即停止输入,根据药液对组织刺激强度的不同,给予局部冷敷或热敷,并用生理盐水普鲁卡因进行局部封闭,再用金黄散外敷。

5.用药过程中遵医嘱调节给药滴速,以减少对静脉的刺激,并加强巡视。

6.拔针后,应压迫针眼5~7min,以保护血管。

7.腹腔化疗者嘱其经常变动卧位,防止导管脱落,以保证疗效;动脉插管者嘱其绝对卧床休息,拔管后局部给予压迫止血。

8.给药后2h内不宜进餐,如有恶心、呕吐等反应严重者,可在给药前使用止吐药。

(三)肿瘤化疗的评估

1.患者化疗前的评估

(1)患者的一般评估:掌握病史,了解病人各系统的功能状态;全面评估病人营养状况,纠正营养不良及贫血;检查血常规及肝功能,出现异常情况采取相应措施;评估静脉条件,选择最佳的给药通路。

(2)做好化疗相关知识的教育及沟通:讲解化疗目的、给药途径及注意事项;介绍所实施的化疗方案、用药名称及注意事项;讲解化疗期间饮食及营养方面的相关知识;讲解化疗可能出现的不适反应及对应方法;讲解化疗期间的静脉保护方法及注意事项;讲解化疗血象降低时,预防感染及防止出血的知识等。

(3)化疗时密切观察病人的药物毒性反应程度,并给予相应的处理。强刺激性药物给药过程中,必须注意床旁监护,防止药物外渗;双人核对化疗医嘱,遵循化疗药物输注顺序,安排化疗药物的输注;根据体表面积决定化疗药剂量;列出其副反应或毒性反应;确认止吐管理计划;建立静脉通路;准备放置废弃用物的容器;穿戴防护性用品;准备急救药物,防止化疗不良反应。

2.化疗后严密观察

化疗后严密观察化疗后不良反应,注意休息,可在床上或床旁适当活动四肢,尽量减少到户外活动;冬天注意保暖。因化疗期间全血细胞减少,机体消耗大,免疫力低,易受感染。化疗后密切观察患者的化疗后不良反应,做好饮食指导,每周验血常规 2 次,若白细胞<4×10⁹/L、血小板<80×10⁹/L,停止化疗,并行相应处理。每月检查 1 次肝肾功能。

**四、肿瘤化疗护理中常见的中医证型**

中医护理肿瘤疾病,根据中医理论的思维与方法,即运用辨证的基本知识,以四诊手段—望、问、闻、切收集症状、体征、检验等所得资料进行综合与分析,辨清疾病的原因、性质、部位以及邪正之间的关系,然后根据辨证的结果,采取相应的护理措施,来解决或部分解决病人身心存在和潜在的健康问题与痛苦,满足病人需求。通过辨证与采取相应积极的护理措施,使病人早日康复,并不断增强体质,保持健康。在护理实践中,肿瘤疾病常见证型有以下几种,护理人员应熟悉掌握常见证型的特点与性质,以利开展护理工作。

(一)肝郁气滞

是指肝的疏泄功能异常,疏泄不畅而致气机郁滞的症候,临床表现为情志郁滞,胸胁或少腹胀闷窜痛,善太息,或见咽部异物感,或见瘿瘤,瘰疬,或见胁下痞块,妇女可见乳房痞块。

(二)气滞血瘀

是指气机阻滞而致血运障碍,出现机体某部位气血瘀阻产生的症候,临床表现为胸胁胀满,走窜疼痛,性情急躁,胁下痞块,刺痛拒按,妇女可见经闭或痛经,经色紫黯,夹有血块等,舌紫黯或见紫斑,脉涩。

(三)湿热蕴结

湿邪重浊,易阻遏气机,湿性黏腻停滞,湿邪易于化热,侵袭脏腑,常见有以下几个类型:

1.湿热蕴脾:脾胃运化功能失常,其症候为脘腹痞闷,纳呆呕恶,大便溏泄而不爽,肢体困重,渴不多饮,身热不扬,汗出不解,或见身目鲜黄,皮肤发痒,舌质红,脉濡数。

2.肝胆湿热:疏泄功能失常,其症候胁肋灼热胀痛,厌食、腹胀,口苦泛呕,大便不调,小便短赤,或寒热往来,白目发黄,或阴部瘙痒,或带下色黄秽臭,舌红苔黄腻,脉弦数或滑数。

3.肠道湿热:传导失职其症候为腹痛,下痢脓血,里急后重,或暴注下泻,色黄而秽臭,肛门灼热,小便短黄,身热口渴,舌质红,苔黄腻,脉滑数。

4.膀胱湿热：致气化不利其症候为尿频尿急,小腹胀痛,尿道灼痛,小便黄赤短少或浑浊或尿血或有砂石,可伴有发热,腰部痛,舌红,苔黄腻,脉滑数。

（四）脾胃气虚

因气虚致运化失健产生的症候为纳呆食少,腹胀,食后愈甚,大便溏稀,肢体倦怠,少气懒言,面色萎黄或白,或浮肿消瘦,舌淡苔白,脉缓弱。

（五）脾虚湿阻

致中阳受困产生的症候为脘腹痞闷或痛,口腻纳呆,泛恶呕吐,口淡,白带量多,舌体胖苔白腻或白滑,脉缓弱或沉濡。

（六）阴虚内热

体液阴液亏虚所产生的症候为二颧红赤,形体消瘦,咽干口燥,潮热盗汗,五心烦热,舌红少苔,脉细数。

（七）气阴两虚

是指气虚阴虚同时存在,常由于久病体虚,劳累过度,年老体弱引起,其症候为气短少言,动则气急,神疲乏力,自汗盗汗,咳嗽少痰,舌质红,苔少或光剥,脉细弱。

（八）阴阳两虚

多由于病程较长或病情较重,导致阴阳俱虚,其症候为动则喘促,咳嗽气急,腰膝痠软无力,畏寒肢冷,耳鸣心悸,舌质淡红,苔薄白,脉沉涩无力。

（九）气血两虚

是指气虚与血虚症候同时存在,多由于久病不愈,气不能摄血,或血虚无以化气所致,其症候为头晕目眩,少气懒言,乏力自汗,面色淡白或萎黄,心悸失眠,舌淡而嫩,脉细弱。

（十）脾肾阳虚

是脾肾二脏阳气亏虚,多由于脾肾久病耗气伤阳,或久泻久痢或水邪久踞,以致肾阳虚不能温养脾阳或脾阳久虚,不能充养肾阳,导致脾肾阳气俱伤,其症候为面色㿠白,畏寒肢冷,腰膝或下腹冷痛,久泻久痢,或五更泄泻或下利清谷,或小便不利,面浮肢肿,甚则腹胀如鼓,舌淡胖,苔白滑脉沉濡。

中医认为化疗对机体的损伤主要是气血亏损,脾胃失和,肝肾亏虚,热毒壅盛等,主要治疗原则可以是益气养血,健脾和胃,滋补肝肾,清热解毒。

（敬战萍）

# 第二章
# 肿瘤化疗毒副反应的中医护理

近几十年来,随着新的抗癌药物的不断研制及肿瘤化疗的广泛应用,抗肿瘤疗效有了较大的改善。但是,目前由于临床使用的抗癌药物的选择性不高,在杀伤肿瘤细胞的同时对机体的正常细胞特别是增殖旺盛的细胞具有损害作用。成为限制用量、阻碍疗效发挥的主要问题。因此,尽早地预测毒副反应并及时进行有效的处理,对于保证顺利完成治疗及提高长期生活质量是至关重要的。

## 第一节　骨髓抑制的中医护理

几乎所有化疗药物均有不同程度的造血系统毒性,这是肿瘤化疗的主要剂量限制性毒性。中性粒细胞减少是这些药物的最主要的剂量限制性毒性,从而引起严重感染,也是导致化疗相关死亡的主要直接的原因。

### 一、临床症候

（一）中性粒细胞减少症

除植物碱类药物 VCR、抗肿瘤抗生素博来霉素和平阳霉素外,几乎所有的细胞毒性药物均有骨髓抑制作用。中性粒细胞减少的主要并发症为严重感染的危险性增加,如果白细胞的最低值在 $4×10^9/L$ 或以上,发生感染的机会很少,但是如果白细胞数在 $1×10^9/L$ 以下持续 7~10d,尤其是粒细胞绝对数低于 $0.5×10^9/L$ 持续 5d 以上,发生严重细菌感染的机会明显增加。

（二）血小板减少

化疗药物骨髓抑制也常常导致血小板降低,常见药物如吉西他滨、奥沙利铂、蒽环类药等。

（三）贫血

虽然化疗药对红细胞前体细胞的影响程度与粒细胞和血小板前体细胞相同，但是由于红细胞的半衰期较长，所以血红蛋白的下降程度没有其他半衰期较短的血细胞明显。化疗引起严重贫血的情况不常见。

**二、用药调护**

（一）"兰州方"（裴正学教授经验方）中药口服

【组方】太子参、人参须、北沙参、生地黄、山药、麦门冬、五味子、玉竹、天花粉、葛根等。

【制法】将中药装入砂锅内，先用自来水浸泡 20~30min，以浸泡过药面 3~5cm 为宜。再用大火煎至沸腾，然后改用小火煎煮。一般为 30min 左右。每剂药煎煮 2 次，将 2 次煎的药液混合后分 2 次，口服，一日 2 次。

（二）贞芪扶正颗粒

【成分】黄芪、女贞子等。

【功效】提高免疫力。

【用法】口服，每次 1 袋，每日 2 次。

（三）血美安胶囊

【成分】猪蹄甲、地黄、赤芍、牡丹皮等。

【功效】清热养阴，凉血活血。

【用法】口服，每次 6 粒，每日 3 次。

（四）重组人粒细胞集落刺激因子

白细胞较低时遵医嘱给予重组人粒细胞集落刺激因子 100ug 皮下注射，每日 1 次。

**三、辨证施护**

（一）辨证

中医辨证主要为脾虚气血生化乏源，肾虚精不化血或脾肾两虚，中医治疗主要以健脾生血，补肾养精或脾肾双补为主。

（二）临症施护

1.预防感染：化疗药均会引起不同程度的骨髓抑制，可以表现在白细胞下降，机体抵抗力降低，容易引起感染性疾病；血小板低下易出现出血性疾病或紫癜；或者引致红细胞、血色素下降出现贫血、头晕、心悸心慌、面色㿠白、唇舌淡白、疲乏肢软等。

可定期行血、尿、便、咽拭子细菌培养,及时发现致病菌。根据药敏试验,选择敏感抗生素。

当患者 WBC<1.0×10⁹/L,ANC<0.5×10⁹/L 时对患者进行保护性隔离,减少发生感染的机会。具体有两种方式:层流室隔离,隔离房间洁净度为 100 级无菌层流房间,按层流要求进行隔离;简易隔离,房间为普通单人病房,每日对隔离房间进行紫外线消毒 2 次,每次 30min,对室内用具每日用 75% 酒精擦拭一遍。

积极提升白细胞、血小板,预防出血,对血小板减少者应注意观察有无出血倾向,观察患者皮肤、黏膜有无出血点及其分布情况,禁止热敷,尽量减少一些侵入性操作。血小板<20×10⁹/L 存在发生自发性出血的危险,其中最危险的是颅内出血,它是导致死亡的首要原因。护士要严密观察患者的生命体征、神志、瞳孔的变化及有无瘀斑、血尿、血便等,如有异常及时报告医生,并积极配合治疗。严格执行无菌操作规程。禁止有呼吸道感染的医护人员治疗患者。如果出现骨髓抑制要加强空气消毒,减少陪客和会客,以免交叉感染,遵医嘱给予惠尔血 75~150ug 或特尔立 75ug 皮下注射,必要时输成份血,积极抗炎治疗,定期复测血常规。

化疗期间注意观察病人血象变化,对白细胞计数低于 1.0×10⁹/L 以下者应进行保护性隔离,入住单间病室并每日用紫外线灯照射消毒病室 2 次;严格控制探视,预防交叉感染。有条件的医院,病人应安置住层流室。教育患者注意个人卫生,保持床单元的整洁,衣服清洁,勤换内衣、勤洗澡。进行各项护理操作时严格遵守无菌操作原则,预防并发症和压力性损伤的发生。

遵医嘱使用升白细胞、红细胞药物,给予成份输血,并加强支持治疗。贫血患者多有乏力症状,应多休息、少活动。站立时,动作应尽量慢,可减轻头晕等体位性低血压症状,预防跌倒。血小板计数低的病人要防止身体受伤,避免用牙签剔牙,防止齿龈损伤出血。在注射针头拔出后,应局部压迫止血。注意观察病人的变化,如发热、出血等应立即通知医生检查处理。高热者应做血培养和可疑感染部位分泌物的培养,及时遵医嘱使用抗生素。嘱咐病人不要到人多的公共场所,外出时戴口罩。

血常规检查每周 1~2 次,当白细胞、血小板计数下降时,可以考虑停止化疗,并用升白细胞及血小板药物,必要时输成份血。给予保护性隔离,预防感冒;避免皮肤擦伤,不宜剧烈活动。白细胞下降时可采用双侧足三里艾灸治疗;也可给予双侧足三里、双侧内关穴的贴敷疗法。

2.皮肤反应:肿瘤患者在强烈化疗后,免疫功能也处于极度抑制状态,当出现严重的粒细胞减少时,极容易伴有皮肤感染。有资料统计其感染率为 15%。每日清洁皮肤褶皱处如腋窝、腹股沟、会阴部、臀部、乳房下部等处卫生。加强肛周护理,保护大便通畅,每日大便后用 1:5000 高锰酸钾坐浴,保持局部皮肤清洁、干燥,预防肛周感染。

3.口腔、上呼吸道、泌尿道:据资料统计患者在Ⅳ度骨髓抑制阶段,特别当 ANC<0.5×10⁹/L 时,60%的感染发生在口腔、上呼吸道、泌尿道。因此,对以上部位的护理非常重要。隔离期间患者要坚持在饭后用 0.03%呋喃西林和 3%碳酸氢钠溶液交替漱口。并在溃疡处涂抹溃疡膏每日 3~5 次;或用微波治疗仪对口腔进行局部微波治疗。如口腔黏膜损伤出现疼痛,用利多卡因加漱口液漱口,注意观察患者尿液颜色的变化。碱化或水化尿液能保证药物快速从体内排出,故除医嘱外,应鼓励患者多饮水,保证每日入量在 4000ml 以上,尿量在 3000ml 以上,但尿量少者,需给予利尿剂以促进药物排泄。

4.高热的处置措施:监测体温变化,每 4h 测量 1 次体温。寒战给予保暖,体温在 39℃以上时给予物理降温,温水擦浴,冰敷,松解衣服,不用厚被子盖严,因其不利于散热。禁用酒精擦浴,防止皮肤损伤。必要时给予药物降温,如柴胡,及时补充水分,防止虚脱。及时更换汗湿衣服,防止受凉。

## 四、中药足浴

【方名】升白方(夏小军教授经验方)

【组成】补骨脂 30g、淫羊藿 15g、胎盘粉 15g、女贞子 60g、山萸肉 15g、黄芪 30g、大枣 30g、当归 15g、丹参 15g、鸡血藤 60g、三七粉 9g、虎杖 30g。

【制法】将中药装入砂锅内,先用自来水浸泡 20~30min,以浸泡过药面 3~5cm 为宜。再用大火煎至沸腾,然后改用小火煎煮。一般为 30min 左右。每剂药煎煮 2 次,将两次煎的药液混合。

【用法】将中药水放入内套塑料袋的足浴盆(一人一袋,防止交叉感染)中,加入适量热水(没过小腿下 2/3),用水温计调试好温度后再将双足浸入中药水中进行足浴 30~40min。

【功效】健脾补肾,养血活血。

【主治】化疗引起的白细胞减少。

## 五、艾灸调护

【定位】内关穴,腕横纹上 2 寸,掌长肌腱与桡侧腕屈肌腱之间。足三里,在小腿前外侧,当犊鼻下 3 寸,距胫骨前缘一横指(中指)。

【功效】温散寒气、活血行气、温通经络、回阳固脱、消瘀散结、拔毒泻热。

【方法】艾条温和灸法,点燃艾条一端,放入艾灸盒内,对准施灸的穴位固定,距皮肤 2~3cm 进行温和灸法,产生温热感而无灼痛,至局部皮肤红晕为度,施灸时及时将艾灰弹入弯盘中,防止灼伤皮肤及烧坏衣物,灸 10~15min。

## 六、药膳食疗

饮食治疗在中国有着几千年的悠久历史,食疗与药疗,它们相互依存与补充,共同发展,在人们生活中起着重要作用。素有"医食同源"的说法,从神农尝百草,到《千金方》的"为医者,当须先洞晓病源,知其所犯,以食治之,食疗不愈,然后命药"之说。人们在寻找食物过程中通过亲身尝试,了解某些食物可作为维持日常生活的必需品,含有丰富的营养物质,而某些食物有"毒"性,只能作为药物用以预防和治疗疾病。还有一些,介于药物与食物之间,发展成药物和食物相辅的药膳。由于食疗可以"五谷为养,五果为助,五畜为益,五菜为充,气味合而服之,以补精益气。"癌症不是一种单独的局限性疾病,而是一组非常复杂的全身性病变,祖国医学向来重视饮食在疾病的治疗和康复过程中的作用。"医食同源"的观点历来为各医家所推崇。饮食不仅可以提供人体生命活动所需要的精微物质,营养机体,而且可以燮理阴阳,协调脏腑,通畅气血,进而扶正祛邪。现代医学利用食物中所含营养成分和四性(寒、热、温、凉)、五味(甘、酸、辛、苦、咸)合理配伍来防病治病,并以中医理论为指导,称之为"食疗"。饮食必须通过脾胃的受纳、运化功能才能发挥作用,食疗能否达到治疗、滋补、给养的目的,关键在于脾胃功能的强弱。若功能旺盛,可根据不同症候的需要调配饮食营养;若脾失健运,脘腹作胀,大便稀薄,舌苔厚腻,就不能"虚者补之"。勉强进食,必伤脾胃,水谷精微难化气血,这就是"虚不受补"。此时只能先予清淡易消化之品,配合中医中药调理脾胃,诱发食欲。在为化疗病人饮食护理时,其原则为辨因施食(辨证施膳)、因人施食,因时施食,因地施食。

(一)阿胶牛奶

【配方】阿胶 15g、牛奶 250g。

【制法】将阿胶放入锅内,加入适量清水,用小火熬制,兑入煮沸的牛奶即可。

【用法】与早餐同服。

【功效】益气养血,滋阴补钙,适用于贫血及白细胞减少症。

(二)枸杞乳鸽

【配方】乳鸽 1 只、枸杞 30g、葱花、姜末、黄酒、糖、精盐各适量。

【制法】枸杞拣去杂质,洗净放入蒸锅中,乳鸽宰杀去毛内脏,洗净,入沸水锅中焯透,捞出在清水中过凉,切成若干块,放入蒸锅中,加清水或清汤适量,并加葱花、姜末、黄酒、糖,隔水蒸 1.5h,待乳鸽熟烂取出,加精盐、味精,拌和均匀即成。

【用法】当菜佐餐,随意食用。

【功效】滋补肝肾,扶正生血。

（三）牛骨髓补精膏

【配方】牛骨髓 100g、黄芪 100g、桃仁 100g、山药 100g、枸杞 100g、菟丝子 100g、蜂蜜 500g。

【制法】将核桃仁、山药、枸杞一同捣烂如泥。将黄芪、菟丝子加水浓煎 2 次,合并滤汁加入核桃仁、山药、枸杞的泥膏中,再加入牛骨髓及蜂蜜,搅拌均匀,放入砂锅内,以文火熬成膏状。

【用法】每日 2 次,每次 15g,约 1 勺,用温开水送服。

【功效】滋补肝肾。

（四）归芪阿胶饮

【配方】当归 10g、黄芪 15g、阿胶 10g、红枣 10 枚。

【制法】将上述药材除阿胶外加适量水,用中火熬制 40min,将另一锅中煮沸烊化的阿胶加入,混匀即成。

【用法】早晚分服

【功效】益气养血,健脾止血。

### 七、情志调护

在中医学论述与临床实践中证实,情志的过极、异变会影响生理状态及产生病理变化。《素问·宣明五气论》云:"心藏神、肺藏魄、肝藏魂、脾藏意、肾藏志。"这说明五脏的生理活动与情志的密切关系。肿瘤患者自确诊之日起始终处于一种希望与绝望的矛盾情绪中,任何的病情变化或治疗并发症都会引起情绪上的巨大波动。严重骨髓抑制患者都要进行保护性隔离,治疗费用较高,加上患者担心疗效及预后,患者会产生无助、焦虑、恐惧情绪,而不良的情绪对预后及化疗效果会产生不良影响,护士要了解患者的心理动态,优化社会支持网络,鼓励患者说出自己的感受,对患者耐心、亲切、和蔼,循循善诱,有针对性地做好心理疏导和信息支持,讲明保护性隔离的必要性,使患者增强战胜疾病的信心。

## 第二节　胃肠道反应的中医护理

胃肠道反应是化疗药物最常见的毒副反应。化疗药物胃肠道的不良反应较严重的为剥脱性肠炎伴感染,治疗较困难,甚至会引起死亡。大剂量应用巯嘌呤或长期口服甲氨蝶呤易引起这种类型的胃肠道严重反应。口服针剂的氟尿嘧啶可引起顽固性腹泻,个别病例引起胃穿孔。

胃肠道的健康状况与化疗药物吸收有密切关系,有些特别敏感的病人,胃肠道并没有疾病,应用抗癌药后可出现很严重的胃肠道反应,有极少数病人应用长春新碱数小时可出现剧烈的腹痛,烷化剂和抗癌抗生素引起的上消化道反应出现在用药数小时内。抗代谢药物则引起全消化道黏膜反应,包括口腔炎、胃炎和肠炎,少数还有食管炎。如氟脲嘧啶和甲氨蝶呤可引起频繁的腹泻、弥漫性腹痛。长春花碱类可引起腹部胀痛和肠麻痹,主要通过非自主神经系统引起。

**一、临床症候**

(一)食欲不振

出现于化疗后 1~2d,与化疗药物刺激胃肠道、胃肠道上皮增生受抑制以及血浆游离色氨酸升高有关。一般无需特殊处理,严重者可口服健脾开胃的中药汤剂及丸剂。

(二)恶心和呕吐

化疗诱导的恶心、呕吐是化疗药物引起的最常见的消化道早期毒性反应。剧烈的呕吐可能导致患者脱水、电解质紊乱、营养不良,严重者可能因消化道黏膜损伤而出血、感染甚至死亡。因此化疗前后可常规使用止吐药,常用 5-HT3 受体拮抗剂止吐效果最好,不良反应最轻。中药止吐常使用旋覆代赭汤、小半夏汤等。

(三)腹泻和便秘

最常引起腹泻的化疗药包括 Ara-C、5~FU、ADM、MTX、CPT-11 和亚硝脲类药,其中以 5-FU、CPT-11 引起腹泻最为严重。在无明显炎症和感染的情况下,仅需非特异性对症治疗,如使用止泻药、抗胆碱药等,无需停止化疗。持续腹泻需要治疗,以减少脱水、电解质失调、衰弱、热量摄取不足和体重减轻等并发症的发生。应避免刺激性饮食,进食少渣及含蛋白质、钾和热量高的食物,保持充足的水分(每日 3000ml 液体)。可使用中药止泻剂如参苓白术散、附子理中丸等。

引起便秘的化疗药物主要是长春碱类，如 VCR、VLB、VDS、NVB 等。多与外周神经毒性有关，影响肠道的运动功能而产生便秘和麻痹性肠梗阻。老年人及长春新碱用量高的患者较易发生。症状于用药后 3d 内发生，不一定伴有周围神经病变。用保守治疗症状通常于 2 周内消失。治疗便秘可口服中药汤剂及麻仁润肠丸均能达到很好的疗效。

（四）黏膜炎

化疗药物会影响增殖活跃的黏膜组织，所以容易引起口腔炎、唇损害、舌炎、食管炎和口腔溃疡，导致疼痛和进食减少。口腔黏膜炎一般出现在化疗后 5~7d，停药后 2~3 周方可愈合。最常引起黏膜炎的药物以抗代谢类与抗生素类多见。黏膜炎的治疗以对症治疗为主，化疗当日开始进行口腔护理，进食后用复方硼砂液，摩尔伦漱口液等漱口。若有真菌感染，应以制霉菌素液漱口或口服。另外合理调节饮食，避免刺激性食物摄入。

**二、用药调护**

（一）香砂六君子汤《古今名医方论》卷一，引柯韵伯方

【组方】人参、白术、茯苓、甘草、陈皮、半夏、砂仁、木香等。

【制法】将中药装入砂锅内，先用自来水浸泡 20~30min，以浸泡过药面 3~5cm 为宜。再用大火煎至沸腾，然后改用小火煎煮。一般为 30min 左右。每剂药煎煮 2 次，将 2 次煎的药液混合后分 2 次，口服，每日 2 次。

（二）半夏泻心汤

【组方】人参、白术、茯苓、甘草、陈皮、半夏、砂仁、木香等。

【制法】将中药装入砂锅内，先用自来水浸泡 20~30min，以浸泡过药面 3~5cm 为宜。再用大火煎至沸腾，然后改用小火煎煮。一般为 30min 左右。每剂药煎煮 2 次，将两次煎的药液混合后分 2 次，口服，每日 2 次。

（三）逍遥散

【组方】柴胡、白芍、当归、薄荷、茯苓、生姜、甘草、黄芪、白术、陈皮、党参。

【制法】将中药装入砂锅内，先用自来水浸泡 20~30min，以浸泡过药面 3~5cm 为宜。再用大火煎至沸腾，然后改用小火煎煮。一般为 30min 左右。每剂药煎煮 2 次，将两次煎的药液混合后分 2 次，口服，每日 2 次。

**三、辨证施护**

（一）辨证

1.脾胃虚弱，运化无力型：患者往往素体脾虚，化疗后更见食少腹胀，肢体倦怠，

面色苍白,唇舌色淡,苔薄白,脉沉细无力。治以香砂六君子汤加减:药用木香、砂仁、党参、白术、茯苓、陈皮、半夏、生姜、炙甘草。

2.胃气虚弱,气逆不降型:患者素有胃疾,化疗后又出现嗳气、噎嗝,纳少呕恶,舌淡苔薄、脉虚无力。治以旋覆花、代赭石、人参、生姜、大枣、甘草、陈皮、半夏。

3.肝郁气滞,肝乘脾土型:证见胸胁胀满,腹胀腹痛,神疲懒言,便溏或稀泻,脉弱细。治以逍遥散,药用柴胡、白芍、当归、薄荷、茯苓、生姜、甘草、黄芪、白术、陈皮、党参。

4.胃气不和,升降失常:证见心下痞满、恶心、呕吐、腹泻等,常用半夏泻心汤治之。药用黄芩、半夏、干姜、人参、甘草、黄连、大枣。

(二)临症施护

1.恶心和呕吐:是化疗药物引起的最常见的早期毒性反应,严重的呕吐可导致脱水、电解质失调、衰弱和体重减轻,并因进食受到影响而造成负氮平衡,从而削弱患者对化疗药物的耐受性可能使患者拒绝化疗。化疗引起的呕吐可分为三种:急性呕吐、延缓性呕吐和预期性呕吐。急性呕吐是化疗后24h以内引起呕吐;延缓性呕吐是化疗4h后5~7d所发生的呕吐;预期性呕吐是一种条件反射,指病人由于经历了第一个化疗引起的急性呕吐,下一次化疗给药前发生的反射性的恶心或呕吐。恶心、呕吐时采取舒服的卧位,鼓励病人做深呼吸。呕吐时防止发生窒息,头侧向一边,鼓励病人漱口,注意口腔清洁。遵医嘱予止吐剂,口服止吐剂应卧床休息30min至1h后再起床。给予心理支持,分散注意力。及时去除呕吐物,保持环境清洁、安静。

2.腹痛、腹泻:观察腹部症状、腹痛性质及排便情况。腹泻者进食少渣、低纤维饮食,禁食产气、油腻食物。腹泻后及时清洁肛周,保持皮肤黏膜的清洁,多休息。观察大便性质,必要时作培养。观察患者大便情况,便秘者指导患者多吃粗纤维饮食,必要时给予口服缓泻剂或灌肠,培养良好的排便习惯。

3.黏膜炎:胃肠道黏膜细胞和骨髓细胞同属生型细胞,具有不断生长功能,肠黏膜细胞的生命只有3~5d,随后这些细胞死亡并从肠壁上脱落下来,被新生长的黏膜细胞修补。所以胃肠道黏膜细胞对细胞周期性药物如阿糖胞苷、羟基脲、甲氨蝶呤、长春新碱等均敏感,在用药数小时内即可出现毒性反应,出现黏膜炎或溃疡。黏膜炎包括口腔黏膜、舌黏膜、唇黏膜、食管黏膜及胃肠道黏膜的炎症及溃疡,导致疼痛和进食减少。

黏膜炎一旦发生,机体第一道防御屏障即被破坏,细菌从破损处进入血液而造成败血症。注意口腔卫生,进食前后漱口,避免辛辣刺激性食物,避免食用坚硬食物,如鱼、虾等。一旦发生口腔溃疡,用过氧化氢溶液(又称双氧水)交替漱口,1~2h,1次,并用鱼肝油、碘甘油等轻涂抹或者应用维生素 E 油剂涂抹于口腔溃疡的表面,每日 3~6 次,可促进溃疡的愈合。也可应用紫外线治疗仪局部照射。口腔炎或口腔溃疡疼痛时可用局麻止痛药,如 2%利多卡因 15ml 食前含漱 30s,或每日 2~3 次;也可用温盐水含漱。可用吸管吸取液体,必要时用静脉营养支持疗法。不能进食时可用口服营养药物爱仑多每次 1~3 袋,每天 3 次。思密达有滑动黏性,可均匀覆盖黏膜表面,恢复并维护黏膜的屏障功能,保护黏膜损伤。化疗前 1 日用思密达调成糊状,每天 4~6 次(饮食后)均匀涂抹于口腔黏膜表面。有人用此方法预防和治疗大剂量甲氨蝶呤导致的口腔黏膜溃疡取得了良好效果,且发生溃疡的范围缩小, 发生时间延迟, 恢复快。

4.便秘:长春碱类尤其是长春新碱可影响肠道的运动功能,产生便秘和麻痹性肠梗阻,老年人和高剂量时较易发生。多出现在用药 3d 以后,不一定伴有周围神经病变。

应用长春新碱时注意避免过高剂量,饮食富含纤维素,多饮水,适当的体力活动,服用大便软化剂,如中药缓泻药麻仁润肠丸、通便灵等。用保守治疗,症状可在 2 周内缓解。中医观点认为便秘是脾虚、气虚导致便秘。用食物调整脾虚、气虚。补气食物:枣、豇豆。

5.肛门护理:排便后用温水及软性肥皂清洗肛门,并保持肛门部干燥;表面涂氧化锌软膏,防止局部皮肤受损;严重者可用高锰酸钾液坐浴。注意大便的次数和性质,如有异常留标本送检,疑有感染需行培养。腹泻次数较多或年老体弱患者需要补充足够的能量,维持水及电解质平衡,尤其要防止低钾的发生;大便培养阳性者应予抗感染治疗,主要是针对大肠杆菌感染。对于由 5-Fu、CPT-11、HCPT 等导致的腹泻可能会引起严重的并发症,应积极治疗;其他化疗药物引起的腹泻大多会自行缓解。

6.饮食调整:进食高蛋白、高热量、少渣食物,避免对胃肠道有刺激的饮食;避免进食产气性食物如糖类、豆类、碳酸饮料等;严重腹泻时,应先进流质,待腹泻停止后逐渐改为半流质直至普食。

7.保证睡眠:可考虑睡前给化疗药,同时应用苯巴比妥、氯丙嗪、异丙嗪、胃复安等。医护人员的巡视和安慰可减轻病人的焦虑,在一定程度上可减轻恶心呕吐。

化疗前不宜进食过饱,有人对比研究发现进食过饱,胃张力增大时易诱发恶心呕吐。另外进食不宜油腻,宜清淡易消化。应用对消化道黏膜有刺激作用的药物可同时服氢氧化铝凝胶,如目前较好的安胃得胶浆。腹泻时可用颠茄酊、樟脑酊、鸦片酊。

或选用健脾和胃利湿中药。长期化疗的病人应服用维生素 C、B 等。

#### 四、中药足浴

（一）通便方（夏小军教授经验方）

【组方】肉苁蓉、当归、牛膝、厚朴、枳壳、大黄、鸡内金、焦山楂、焦六神曲、炒麦芽等。

【制法】将中药装入砂锅内，先用自来水浸泡 20~30min，以浸泡过药面 3~5cm 为宜。再用大火煎至沸腾，然后改用小火煎煮。一般为 30min 左右。每剂药煎煮 2 次，将 2 次煎的药液混合。

【用法】将中药水放入内套塑料袋的足浴盆（一人一袋，防止交叉感染）中，加入适量热水（没过小腿下 2/3），用水温计调试好温度后再将双足浸入中药水中进行足浴 30~40min。

【功效】滋阴益气，泻热通便。

（二）温肾健脾止泻方（夏小军教授经验方）

【组成】麸炒白术、茯苓、山药、炒白扁豆、木香、赤石脂、诃子、盐补骨脂、制吴茱萸、煨肉豆蔻、干姜、盐车前子、黄连、生甘草、炒薏苡仁、醋南五味子等。

【制法】将中药装入砂锅内，先用自来水浸泡 20~30min，以浸泡过药面 3~5cm 为宜。再用大火煎至沸腾，然后改用小火煎煮。一般为 30min 左右。每剂药煎煮 2 次，将 2 次煎的药液混合后分 2 次。

【用法】将中药水放入内套塑料袋的足浴盆（一人一袋，防止交叉感染）中，加入适量热水（没过小腿下 2/3），用水温计调试好温度后再将双足浸入中药水中进行足浴 30~40min。

【功效】健脾温肾，固肠止泻。

#### 五、艾灸调护

（一）艾灸双侧足三里穴

【定位】足三里，在小腿前外侧，当犊鼻下 3 寸，距胫骨前缘一横指（中指）

【功效】温散寒气、活血行气、温通经络、回阳固脱、消瘀散结、拔毒泻热。

【方法】艾条温和灸法，点燃艾条一端，放入艾灸盒内，对准施灸的穴位固定，距皮肤 2~3cm 进行温和灸法，产生温热感而无灼痛，至局部皮肤红晕为度，施灸时及时将艾灰弹入弯盘中，防止灼伤皮肤及烧坏衣物，灸 10~15min。

（二）艾灸双侧内关穴

【定位】内关穴腕横纹上 2 寸，掌长肌腱与桡侧腕屈肌腱之间。

【功效】疏调大肠，调中和胃，理气健脾，扶土化湿。

【方法】艾条温和灸法,点燃艾条一端,放入艾灸盒内,对准施灸的穴位固定,距皮肤 2~3cm 进行温和灸法,产生温热感而无灼痛,至局部皮肤红晕为度,施灸时及时将艾灰弹入弯盘中,防止灼伤皮肤及烧坏衣物,灸 10~15min。

（三）艾灸神阙穴

【定位】腹中部,脐窝正中。

【功效】回阳救逆,温中散寒。

【方法】艾条温和灸法,点燃艾条一端,放入艾灸盒内,对准施灸的穴位固定,距皮肤 2~3cm 进行温和灸法,产生温热感而无灼痛,至局部皮肤红晕为度,施灸时及时将艾灰弹入弯盘中,防止灼伤皮肤及烧坏衣物,灸 10~15min。

（四）艾灸上脘穴

【定位】在前正中线上,脐上 5 寸。

【功效】理气健脾,降逆止呕。

【方法】艾条温和灸法,点燃艾条一端,放入艾灸盒内,对准施灸的穴位固定,距皮肤 2~3cm 进行温和灸法,产生温热感而无灼痛,至局部皮肤红晕为度,施灸时及时将艾灰弹入弯盘中,防止灼伤皮肤及烧坏衣物,灸 10~15min。

（五）艾灸中脘穴

【定位】在前正中线上,脐上 4 寸。

【功效】理肠健胃,消积化滞。

【方法】艾条温和灸法,点燃艾条一端,放入艾灸盒内,对准施灸的穴位固定,距皮肤 2~3cm 进行温和灸法,产生温热感而无灼痛,至局部皮肤红晕为度,施灸时及时将艾灰弹入弯盘中,防止灼伤皮肤及烧坏衣物,灸 10~15min。

（六）艾灸下脘穴

【定位】在前正中线上,脐上 2 寸。

【功效】理气和中,消积化滞。

【方法】艾条温和灸法,点燃艾条一端,放入艾灸盒内,对准施灸的穴位固定,距皮肤 2~3cm 进行温和灸法,产生温热感而无灼痛,至局部皮肤红晕为度,施灸时及时将艾灰弹入弯盘中,防止灼伤皮肤及烧坏衣物,灸 10~15min。

（七）艾灸大肠俞穴

【定位】当第 4 腰椎棘突下,旁开 1.5 寸。

【功效】调肠腑,利腰膝。

【方法】艾条温和灸法,点燃艾条一端,放入艾灸盒内,对准施灸的穴位固定,距皮肤 2~3cm 进行温和灸法,产生温热感而无灼痛,至局部皮肤红晕为度,施灸时及时将艾灰弹入弯盘中,防止灼伤皮肤及烧坏衣物,灸 10~15min。

### 六、穴位贴敷调护

【方名】磁疗贴。

【取穴】以内关、足三里为主,以上脘、中脘、下脘、三阴交、脾俞为配穴位。

【用法】将磁疗贴紧密平整贴于穴位处。

【功效】益气养血、温补脾肾、理气健脾。

### 七、药膳食疗

随着现代科学的发展,人们对饮食疗法也越来越重视,普遍把食疗运用于防治疾病和治疗肿瘤等,提供合理充足的营养,增强机体的抵抗力和免疫力,促进体质康复,收到了不可忽视的效果,也充实了中国的传统医学的内容。恶性肿瘤患者食欲差,呈负氮平衡,因此应给予高热量、高蛋白、富含维生素、清淡易消化的饮食,如甲鱼、牛奶、鸡蛋、新鲜水果、蔬菜。禁食坚硬食物、辛辣及带骨刺食物,多进食粗纤维食物,保持大便通畅,禁食生冷食品,食物均应经过煮沸灭菌,以防消化道感染。

(一)黄芪山药羹

【组成】黄芪 30g、山药 60g。

【制法】黄芪洗净后,煮 30min,去渣后放入山药再煮 30min 即可。

【用法】早晚分食。

【功效】益气活血、增加食欲。

(二)茯苓粥

【组成】蒜头 30g、茯苓 20g、粳米 100g。

【制法】茯苓洗净后,晒干或烘干,研成细末,盛入碗中。粳米淘尽后,放入砂锅,加适量水,用大火煮沸,调入茯苓粉,拌匀,改小火煨煮成稠粥即成。

【吃法】早晚分食。

【功效】清热健脾,杀菌化湿。

(三)蒜泥山药粥

【组成】山药粉 20g、蒜泥 15g、粳米 60g、白糖适量。

【制法】山药粉用凉水调成糊状,备用。粳米淘净,入锅加水煮粥,待粥熟时,加入白糖、蒜泥、山药粉,搅匀煮沸即成。

【吃法】早晚分食。

【功效】益气健脾,和胃止泻。

（四）健脾开胃羹

【组成】茯苓 10g、莲子 15g、薏苡仁 20g、白扁豆 15g、党参 10g、白术 8g、粳米 200g、红糖适量。

【制法】党参、白术切片熬成汁。芡实、莲子、薏苡仁、白扁豆洗净，放入锅内煮。将粳米淘洗干净，与熟芡实、莲子、薏苡仁、白扁豆同置锅中，加入药汁，放入红糖和适量水，上笼蒸 40~50min 即成。

【吃法】当主食，随意食用。

【功效】健脾益气，除湿止泻。

（五）白开水通便法

简单易行的通便方法，每日早晨喝几杯白开水即可顺利通便；不但能保证人体的需要，还可起到利尿、排毒、消除体内废物的作用。

（六）西红柿紫菜汤

【组成】西红柿 80g、紫菜 50g、糯米 100g。

【制法】熬粥。

【吃法】当主食，随意食用。

【功效】健脾益气。

**八、情志调护**

《素问·阴阳应象大论》云："暴怒伤阴，暴喜伤阳。"而肿瘤病人常表现性格为惯于克制，谨小慎微，忧虑重重，情感压抑，也有遇事敏感，情绪极易波动，愤怒，时时感到自己无所依靠，心灵深处消极悲观，这种性格导致肿瘤的进展，对治疗与康复不利。故需要护理人员主动认真实施情志调和，以利身心康复。

鼓励患者树立战胜疾病的信心，注意休息，避免情绪波动。饭后可适当散步及参加适宜的娱乐活动，尽量使患者在接受治疗过程中处于最佳身心状态。指导患者听悠扬的音乐，鼓励家属与患者一起回想生活中快乐的经历，保持情绪稳定，积极配合治疗。耐心讲解化疗前后的注意事项，让患者做好心理准备，出现不适及时处理，解除紧张恐惧的心理，积极配合治疗。

# 第三节 器官毒性的中医护理

化疗药物总能引起各器官功能的毒性,肺毒性发生的时间为用药后 5d 至 5 年,处理上以预防为主。化疗前详细评估,老年人、慢性肺疾病、有过肺部放疗史、肺功能差的患者应当慎用或禁用肺毒性发生率高的药物。使用此类药物时严格掌握药物剂量,用药期间密切观察呼吸系统症状,定期行影像学检查,一旦发现肺毒性应立即停药。心脏毒性是这类药物的剂量限制毒性。多数化疗药物需经肝脏代谢或排泄,如CTX、5-FU、BCNU、ADM、DNR、DTIC、NVB、VP-16、MMC、6-MP 等, 可不同程度损伤肝脏。多数抗肿瘤药物由肾脏排出,其中铂类抗肿瘤药(DDP)对肾小管毒性较重,加之敏感肿瘤组织迅速崩解,产生高尿酸血症和氮质血症,均可导致肾功能损害甚至肾功能衰竭,主要表现为肌肝、尿素氮明显增高、水电介质紊乱等。

**一、临床症候**

(一)肺毒性

常发生隐匿、缓慢,主要表现为间质性肺炎和肺纤维化,甚至出现呼吸功能衰竭。较常见的药物有 BLM、MTX、BCNU、PYM 等。BLM 是最容易引起肺毒性的药物,其剂量与肺毒性的发生率呈正相关。肺毒性发生的时间为用药后 5d 至 5 年,处理上以预防为主。

(二)心脏毒性

心脏毒性包括可导致充血性心力衰竭的心肌病、心电图改变、严重心律失常、心包炎、心肌缺血和心肌梗死。蒽环类药是最常引起心脏毒性的药物之一,心脏毒性是这类药物的剂量限制毒性。目前,为了预防出现严重的心脏毒性的发生,推荐阿霉素的累积总剂量不超过 $550mg/m^2$,表阿霉素累积剂量不超过 $900\sim1000mg/m^2$。心脏毒性增加的危险因素包括高龄,15 岁以下儿童, 原有心脏病患者、纵膈放疗或增大剂量CTX 治疗,此类高危患者阿霉素的总剂量不应超过 $450mg/m^2$。

(三)肝脏毒性

多数化疗药物需经肝脏代谢或排泄, 如 CTX、5-FU、BCNU、ADM、DNR、DTIC、NVB、VP-16、MMC、6-MP 等,可不同程度损伤肝脏。

1.肝细胞功能障碍:肝细胞功能障碍通常由药物或其代谢物直接作用引起,是一个急性过程,血清转氨酶升高,随着病情发展可产生脂肪浸润和胆汁瘀积。L-ASP 引起的肝脏异常最广泛,而且肝毒性发生率最高。

2.静脉闭塞性肝病(VOD):由于肝小叶下血管阻塞,静脉回流障碍所引起。其发病机制为肝静脉内皮细胞受损,血栓形成和肝细胞坏死。严重的静脉闭塞性肝病的临床表现为血清肝酶显著增高、腹水、肝大和肝性脑病,起病急剧呈爆发性,临床较为罕见。DTIC、6-MP、CTX、MMC 等可引起肝 VOD。

3.肝慢性纤维化:MTX 按目前治疗恶性肿瘤的剂量和用法可引起急性、可逆性肝细胞损伤及血清肝酶的升高,间歇给药可避免产生慢性肝毒性。化疗前仍需明确肝功能情况以及有无肝脏病史,对既往有肝脏病史或肝功能异常者,应避免使用严重肝毒性药物。化疗期间可恰当给予保肝药物,如强肝汤、降酶合剂等。

(四)肾脏毒性

1.肾脏毒性:多数抗肿瘤药物由肾脏排出,其中铂类抗肿瘤药(DDP)对肾小管毒性较重,加之敏感肿瘤组织迅速崩解,产生高尿酸血症和氮质血症,均可导致肾功能损害甚至肾功能衰竭,主要表现为肌酐、尿素氮明显增高、水电介质紊乱等。临床上可表现为无症状性血清肌酐升高或轻度的蛋白尿,甚至无尿和急性肾衰竭。肾脏毒性是顺铂的剂量限制性毒性,用生理盐水水化效果最好,因为高氯化物浓度可抑制顺铂在肾小管水解,使肾脏得到保护。在用顺铂 $40\sim75mg/m^2$ 前 $2\sim4h$ 及后 $2\sim4h$ 使尿量至少保持 $100ml/h$,可降低肾毒性;如果顺铂剂量更高,则需要更强烈的水化措施。另外,对肾小管有损伤的药物例如氨基苷类抗生素等可加重肾小管损害,应避免同时使用。

2. 化学性膀胱炎:CTX 和 IFO 此二药在体内的代谢物例如丙烯醛,可损伤泌尿道上皮尤其是膀胱黏膜上皮,引起泌尿道毒性。CTX 可引起高达 24% 的患者出现泌尿系症状(尿频、尿急、排尿困难和夜尿症),7%~53% 的患者发生镜下血尿,0.6%~15% 的患者发生肉眼血尿。长期用药可导致慢性膀胱纤维化,大剂量 CTX 也可引起纤维化,一旦出现膀胱炎,应立即停药,通常停药几日后膀胱炎消失,但也有持续一个月以上。水化和利尿可稀释尿中的药物代谢产物,降低毒性,大剂量应用 CTX 和 IFO 的时候,还需给予泌尿道保护剂,常用药物为美司钠(Mesna),与药物代谢产物形成对泌尿道无毒性的复合物,从而发挥保护作用。Mesna 总剂量相当于 IFO 剂量的 60%,于 IFO 用药前 15min、用药后 4h、8h,3 次静脉给药。

**二、用药调护**

(一)半夏泻心汤加香砂六君子汤

【组方】人参、白术、茯苓、甘草、陈皮、半夏、砂仁、木香等。

【制法】将中药装入砂锅内,先用自来水浸泡 20~30min,以浸泡过药面 3~5cm 为宜。再用大火煎至沸腾,然后改用小火煎煮。一般为 30min 左右。每剂药煎煮 2 次,将两次煎的药液混合后分 2 次,口服,每日 2 次。

(二)逍遥散

【组方】柴胡、白芍、当归、薄荷、茯苓、生姜、甘草、黄芪、白术、陈皮、党参等。

【制法】将中药装入砂锅内,先用自来水浸泡 20~30min,以浸泡过药面 3~5cm 为宜。再用大火煎至沸腾,然后改用小火煎煮。一般为 30min 左右。每剂药煎煮 2 次,将 2 次煎的药液混合后分 2 次,口服,每日 2 次。

(三)舒肝丸

【组方】川楝子、醋延胡索、片姜黄、白芍(酒炒)、沉香、枳壳(炒)、木香、砂仁、陈皮、豆蔻仁、茯苓、姜厚朴、朱砂等。

【制法】大蜜丸每次 1 丸,每日 2~3 次。

(四)护肝片

【组方】柴胡、板蓝根、五味子、绿豆、胆汁粉等。

【制法】口服,每日 2 次。

(五)活血强心汤(苏玉伦教授经验方)

【组方】黄芪 30g、红参 10g、生地 30g、桂枝 10g、当归 10g、丹参 30g、鸡血藤 30g、路路通 10g、桃仁 10g、红花 10g、泽泻 30g、茯苓 15g、双花 30g、竹茹 10g、甘草 10g。

【制法】将中药装入砂锅内,先用自来水浸泡 20~30min,以浸泡过药面 3~5cm 为宜。再用大火煎至沸腾,然后改用小火煎煮。一般为 30min 左右。每剂药煎煮 2 次,将 2 次煎的药液混合后分 2 次,口服,每日 2 次。功能:补气活血,强心利尿。

### 三、辨证施护

(一)辨证

1.脾肾阳虚:脾肾二脏阳气亏虚,多由于脾肾久病耗气伤阳,或久泻久痢或水邪久踞,以致肾阳虚不能温养脾阳或脾阳久虚,不能充养肾阳,导致脾肾阳气俱伤,其症候为面色㿠白,畏寒肢冷,腰膝或下腹冷痛,久泻久痢,或五更泄泻或下利清谷,或小便不利,面浮肢肿,甚则腹胀如鼓,舌淡胖,苔白滑脉沉细。

2.阴阳两虚:多由于病程较长或病情较重,导致阴阳俱虚,其症候为动则喘促,咳嗽气急,腰膝酸软无力,畏寒肢冷,耳鸣心悸,舌质淡红,苔薄白,脉沉细无力。

3.肝胆湿热:疏泄功能失常,其症候胁肋灼热胀痛,厌食、腹胀、口苦泛呕,大便不调,小便短赤,或寒热往来,自目发黄,或阴部瘙痒,或带下色黄秽臭,舌红苔黄腻,脉弦。

（二）临症施护

1.肾毒性：CTX、IFO 可引起出血性膀胱炎，特别是缺水的病人，不但使药物于膀胱内的浓度升高，而且使药物停留于膀胱的时间延长，加重对膀胱的刺激。因此，在应用上述药物时要准确记录每日出入量，每日入量在 3000ml 以上，尿量在 1500ml以上，适当碱化尿液。

水化能保证药物快速从体内排出，故除医嘱外，应用铂类的患者应鼓励患者多饮水，保证每日入量在 4000ml 以上，尿量在 3000 ml 以上，对入量已够，但尿量少者，需给予利尿剂以促进药物排泄。尿碱化时保证 pH>6.5~7，可加速代谢产物的溶解、排出，避免沉淀产生尿酸结晶，每次尿后测 pH 值，如 pH 值低于 6.5 时，报告医生及时增加碱性药物用量。在治疗后和随访时应检查尿常规和肾功能（血肌酐及尿素氮）。环磷酰胺的药物特点是以原型排出，如摄水量不足，药物在尿中过度浓缩可引起出血性膀胱炎，护理中除嘱病人大量饮水外，还应重点观察有无膀胱刺激症状、排尿困难及血尿。

2.肝脏毒性：化疗引起肝功能损害主要表现在转氨酶增高，胃口差，厌油腻，腹胀，便溏等，属中医脾虚湿阻，治疗以健脾化湿为主，可选香砂六君子汤、参苓白术丸、藿朴夏苓汤等加减。如 CCNU、MTX 均可引起不同程度肝损，处理：化疗前、化疗中、化疗后监测肝功能，肝功能异常时停药，适当应用保肝药物。预防肝脏损害，给予保肝治疗。

3.肺毒性：由于发生肺毒性时肺部的临床表现不具有特异性，所以其诊断属于排除性诊断。若用药后短期内出现无其他呼吸道疾病可以解释的肺炎，在停用靶向药物或同时使用糖皮质激素后肺炎好转的情况下，须做出拟诊。若出现药物相关肺毒性，继续治疗、停药还是换药要视情况而定。目前并无其他特效治疗方案，多以支持治疗为主，如停药、吸氧，必要时呼吸机支持。可同时使用糖皮质激素，但须防止继发感染。

4.心脏毒性：严密监测心功能；避免与蒽环类及环磷酰胺连用；加用心肌保护剂及营养心脏的药物；一旦出现心脏毒性，及时对症处理，必要时可停药。中医辨证为气血亏损、中医治疗益气养血为主、可用生脉散、归脾汤等加减。

**四、艾灸调护**

（一）艾灸期门穴

【定位】乳头直下，第 6 肋间隙处，前正中线旁开 4 寸。

【功效】疏肝健脾，调气活血。

【方法】艾条温和灸法,点燃艾条一端,放入艾灸盒内,对准施灸的穴位固定,距皮肤 2~3cm 进行温和灸法,产生温热感而无灼痛,至局部皮肤红晕为度,施灸时及时将艾灰弹入弯盘中,防止灼伤皮肤及烧坏衣物,灸 10~15min。

(二)艾灸章门

【定位】侧腹部,第 11 肋间游离端之下际。

【功效】疏肝健脾,调气活血。

【方法】艾条温和灸法,点燃艾条一端,放入艾灸盒内,对准施灸的穴位固定,距皮肤 2~3cm 进行温和灸法,产生温热感而无灼痛,至局部皮肤红晕为度,施灸时及时将艾灰弹入弯盘中,防止灼伤皮肤及烧坏衣物,灸 10~15min。

(三)艾灸肝俞

【定位】第 9 胸椎棘突下,旁开 1.5 寸。

【功效】疏肝利胆,清利头目。

【方法】艾条温和灸法,点燃艾条一端,放入艾灸盒内,对准施灸的穴位固定,距皮肤 2~3cm 进行温和灸法,产生温热感而无灼痛,至局部皮肤红晕为度,施灸时及时将艾灰弹入弯盘中,防止灼伤皮肤及烧坏衣物,灸 10~15min。

### 五、穴位贴敷调护

【方名】磁疗贴

【取穴】以内关、足三里、章门、肝俞为主,以上脘、中脘、下脘、三阴交、脾俞为配穴位。

【用法】将磁疗贴紧密平整贴于穴位处。

【功效】益气养血、温补脾肾、理气健脾。

### 六、药膳食疗

(一)梨汁饮

【组方】梨 1 个、鲜藕 50g、鲜麦门冬 15g。

【制法】将梨去皮洗净,切成薄片,鲜藕、鲜麦门冬分别洗净,放入温开水中浸泡片刻,取出后切碎,将上述所有原料放入搅汁机中搅取汁即成。

【用法】上下午分服。

【功效】清热化痰,清肺止咳。

(二)冰糖百合饮

【组成】百合 30g、冰糖适量。

【制法】百合洗净,加水煮沸,放入适量冰糖,炖 40min 即可。

【吃法】早晚分服。

【功效】养阴润燥,清肺止咳。

(三)杏仁露

【组成】杏仁 8g、冰糖适量。

【制法】杏仁入砂锅,加适量水,中火煨煮至酥烂,离火加入冰糖,调和成羹。

【吃法】早晚分食。

【功效】养阴清肺止咳。

【吃法】当点心,随意食用。

【功效】养阴润肺,清肺止咳。

(四)雪梨桔梗冰糖饮

【组成】雪梨 1 个、桔梗 6g、川贝 3g、白菊花 4g、冰糖适量。

【制法】将雪梨洗净,去皮核,切片,同川贝、桔梗、白菊花一起放入锅中,加适量水后煮,滤过留汁,加冰糖即成。

【吃法】上下午分服。

【功效】清热化痰,清肺止咳。

(五)沙参冰糖燕窝粥

【组成】燕窝 6g、沙参粉 5g、粳米 50g、冰糖 10g。

【制法】将燕窝放入温开水中浸泡片刻,浸软后除去绒毛、污物,再投入沸水中胀发。粳米淘净后与胀发的燕窝及水同入砂锅,用大火煮沸后,改用小火煨煮成稠粥,加入冰糖及沙参粉,待冰糖融化即成。

【吃法】早晚分食。

【功效】养阴润肺,清肺止咳。

(六)金橘萝卜饮

【组成】金橘 5 个、萝卜半个、蜂蜜适量。

【制法】将金橘洗净后去籽,捣烂。萝卜洗净,切丝榨汁。二物混匀,放入蜂蜜,调匀即成。

【吃法】上下午分服。

【功效】疏肝理气,解郁滋阴。

(七)茯苓粥

【组成】茯苓 10g、粳米 50g。

【制法】将茯苓放入锅中,加水 200ml,煮至 100ml,粳米淘洗干净,放入锅中,加入清水 400ml,煮至粥成,加入茯苓汁、冰糖,再煮 2~3min 即成。

【吃法】当早餐食用。

【功效】疏肝理气,解郁滋阴。

(八)赤豆苡仁粥

【组成】赤小豆 50g、薏苡仁 100g。

【制法】将赤小豆、薏苡仁洗净;赤小豆浸泡半日。将赤小豆与薏苡仁一起入锅,加适量水,用大火煮沸,再用小火煮至酥烂,加白糖少许稍煮即成。

【吃法】早晚分服。

【功效】化浊利湿,清热退黄。

(九)冬瓜汤

【组成】冬瓜 250g、精盐 1g。

【制法】将冬瓜洗净,去皮,切片入锅中,加适量清水,调入精盐即成。

【吃法】上下午分服。

【功效】健脾养胃利湿。

(十)银耳枸杞汤

【组成】银耳 10g,枸杞、冰糖各 30g。

【制法】将银耳用清水泡发,去根蒂。枸杞用清水泡 3min,与冰糖一同入锅,加适量清水,先用旺火煮沸,再改用小火煎熬约 1h,至银耳熟烂即成。

【吃法】当菜佐餐,随意食用。

【功效】滋补肝肾。

### 七、情志调护

有针对性选择合适的护理方法,如介绍典型有效病例,国内外医疗新进展信息,病友现身说法等。通过语言开导,动之以情,晓之以理,喻之以便,明之以清,从而达到改变病人精神状态的目的。

化疗前详细讲解注意事项,解除患者紧张忧虑的心理。要及时把握病人的心理活动,抓住时机对患者进行心理疏导,尽量消除病人的悲观情绪。向其介绍疾病的特点、化疗药物的作用及副作用。同时以治愈的病例为典型,激发病人以乐观自信的心理正确对待疾病,在精神上得到鼓励,在治疗上看到希望。建立良好的护患关系,重视语言交流。护士的态度要和蔼,举止文雅;对病人要在治病和精神上给予支持,要有耐心、细心、爱心,护士要经常接近患者,明确回答患者提出的问题,切不可说出消极的语言而加重病人的心理负担,用自己娴熟的技术取得病人的信赖,争取病人的配合。

# 第四节  皮肤毒性的中医护理

化疗可引起局部和全身性皮肤毒性,局部毒性是指化疗药物局部渗漏引起组织反应或皮肤坏死以及栓塞性静脉炎,与化疗药物组织刺激性相关;全身性毒性包括脱发、皮疹、瘙痒、皮炎和色素沉着等。

## 一、临床症候

### (一)脱发

脱发是很多种化疗药常见的不良反应,给患者心理和身体形象带来不良的影响。脱发与化疗的药物、剂量及治疗周期的重复频率有关。长期化疗除了引起脱发以外,还可引起阴毛、腋毛、脸毛脱落。脱发通常发生在用药后 2~3 周,在 2 个月内达到最显著程度,多为可逆性的,通常在停药后 6~8 周再生长。通过头皮止血带或冰帽局部降温防止药物循环到毛囊,可能对脱发起到预防作用。目前尚无肯定的药物对脱发进行预防及治疗。

### (二)化疗药物外渗引起皮肤黏膜坏死

化疗药在静脉给药过程中意外渗漏的发生率为 0.1%~6%。外渗后可表现为轻度红斑、局部不适或疼痛、组织坏死、皮肤溃烂以及深部结构如肌腱和关节损伤。化疗药物外渗的定义为药物漏入或浸润到皮下组织。按照对组织刺激性的不同,将化疗药物分为发疱剂、刺激剂、非发疱剂药物三类。药物外渗后发生组织损伤的时间也有差异,蒽环类、氮芥和长春碱类药引起损伤缓慢。蒽环类药外渗时经常会感到刺痛,7~10d 后红斑、发热和疼痛可发展成溃疡,2~3 个月内溃疡渐增大,不能自愈,需要手术治疗。蒽环类药物外渗可用抗氧化二甲基亚砜(DMSO),可中和蒽环类药产生的自由基。有文献报道用 99% DMSO 治疗 20 例蒽环类药外渗的患者,外敷于外渗部位,每 6h1 次,共 14d,所有患者都未发生皮肤溃疡。MMC 也可引起与 ADM 相似的严重溃疡,有报道建议用维生素 B,局部注射可减轻外渗局部的组织损伤。对于长春新碱类药物外渗,可局部注射透明质酸酶和热敷,前者 300U 加生理盐水 1~2ml 后局部注射。硫代硫酸钠可用作氮芥的解毒剂,浓度为 1~6mol/L,由 10% 硫代硫酸钠 4ml 加注射用水 6ml 配制而成,解毒剂注射于外渗处。药物外渗后,如果经保守治疗 2~3d 后仍持续疼痛,可考虑外科治疗。

药物外渗的预防措施很重要。化疗给药必须由有经验的护理人员执行,应在前臂近侧选容易暴露的大静脉作为注药部位。如果输注发疱剂应行中心静脉或外周静脉的置管给药。在给药期间应细心观察注射部位,如果疑有外渗,应立即停止药物输注。

## 二、用药调护

（一）除湿膏（裴正学教授经验方）

【组方】黄芩、黄连、白鲜皮、明矾、蝉蜕、地肤子等。

【用法】除湿膏涂擦,每日 4 次。

（二）美宝湿润烫伤膏

主要成分黄连、黄柏、黄芩、地龙、罂粟壳等,具有清热解毒,止痛,生肌功效,适用于化疗外渗的皮肤损伤。外涂皮肤损伤处,每日 3~4 次。

（三）白玉膏

熟石膏 900g、制炉甘石 100g,研粉和匀,以麻油调成膏,再加凡士林使成软膏。其具有润肤、生肌的作用,外涂于照射范围皮肤,可促进伤口愈合。

（四）冰片滑石散

冰片与滑石按 1:2 比例,研粉,外涂于照射范围皮肤。冰片苦凉,可止痛防腐;滑石甘寒,可清热收湿。

（五）如意金黄散

主要成分大黄、黄柏、姜黄、白芷、陈皮、苍术、薄荷等。将药物混合以粉药机研末,以蜂蜜调和,外涂于皮肤,以纱布遮盖以免污染衣被,每日 1 次。

## 三、辨证施护

（一）辨证

1.阴虚内热:体液阴液亏虚所产生的症候为二颧红赤,形体消瘦,咽干口燥,潮热盗汗,五心烦热,舌红少苔,脉细数。

2.气阴两虚:是指气虚阴虚同时存在,常由于久病体虚,劳累过度,年老体弱引起,其症候为气短少言,动则气急,神疲乏力,自汗盗汗,咳嗽少痰,舌质红,苔少或光剥,脉细弱。

3.阴阳两虚:多由于病程较长或病情较重,导致阴阳俱虚,其症候为动则喘促,咳嗽气急,腰膝酸软无力,畏寒肢冷,耳鸣心悸,舌质淡红,苔薄白,脉沉细无力。

（二）临症施护

1.药物外渗的临症施护

（1）患者因素:长期输液、反复大剂量化疗,对血管内膜有不同程度的损伤,使血管壁变薄、血管脆性增加、弹性下降,血管硬化。患者不合作或在输液期间没有按正确的方法移动输液的肢体,导致针尖穿破血管、针头滑落,引起外渗。肿瘤压迫、血管栓塞、腋窝淋巴结清扫术、淋巴水肿、上腔静脉压迫症等引起上游血管阻力增加。患者血小板减少。老年患者由于生理性退化、皮肤松弛、静脉脆弱,也增加了外渗的可能。

（2）药物因素:与药物本身的刺激性、渗透压、酸碱度、浓度及药物对细胞代谢的营养有关。当药物在很短时间内大量或快速进入血管内,使血管通透性增加,导致药液外渗。

（3）技术因素:静脉穿刺时针尖刺破对侧血管壁或针头斜面未能完全进入血管腔,药液经破口和针尖斜面漏到皮下组织。在同一部位反复穿刺,止血带结扎过紧、时间过长,都可能造成对血管的损伤。选用局部血管有病变的肢体,由于血管收缩,导致血管内壁压力增加,而发生外渗。用力推注化疗药物,拔针后按压时间太短,药液沿针眼外渗。医护人员应在技术上采取措施,避免化疗药物外渗。例如选择较粗、较直的静脉注入药物;避开肌腱、神经、关节部位,防止渗漏后引起肌腱挛缩和神经功能障碍;采用新拔针法,即先拔出针头,立即用干棉签按压穿刺点,使针头在没有压力的情况下退出管腔,减轻了针刃对血管造成的机械性切割损伤。患者也应积极配合。例如化疗药物中出现静脉注射部位有疼痛和烧灼感时,一定要随时报告,以便及早发现液体渗漏,及早治疗;输液期间应尽量减少活动,可以用纸板做成输液垫板,每次输液时将输液部位固定,避免针头刺破血管导致化疗药物外渗。输液后可同时服用硒维康,减少因化疗引起的毒副作用。药物外渗或静脉炎一旦发生,应立即停止化疗药物的推注或滴注,并在拔针前尽量抽出外渗的药物;通过原静脉通路注入或在外渗局部皮下注射相应的拮抗药物,对外渗部位剧烈疼痛者采用对症治疗。评估并记录外渗的穿刺部位、面积、外渗药液的量、皮肤颜色、温度、疼痛的性质。

（4）施护:尽量避免对外渗局部施加压力,以防止外渗药物进一步扩散。发生药物外渗后,患者应卧床休息,减少活动。将患肢抬高 20°~30°,促进血液回流,减轻局部组织肿胀。热敷适合于植物碱类药物的外渗,如长春新碱等。此类药物外渗时局部冷敷会加重毒性作用。

冷敷可有效地缓解强刺激性药物对血管的损伤。可用冰袋间断冷敷外渗处皮肤24~48h,冷敷温度以 4℃~6℃为宜,每间隔 15min 冷敷 15min。冷敷适用于蒽环类药物,蒽环类药物外渗后禁用热敷处理。根据病人的具体情况,外渗 24h 内局部给予冷敷,以减轻疼痛和预防组织坏死,可促使血管收缩,减少药液向周围组织扩散。并抬高患肢,减轻因药液外渗而引起的肢体肿胀。也可局部用 2%利多卡因加地塞米松或者生理盐水在穿刺部位和肿胀范围做环形及点状封闭,既可以稀释外渗的药液和阻止药液的扩散,又可以止痛,封闭液的量可以根据需要配制。药物外渗后,避免患处的局部受压,外渗局部肿胀严重时,可用33%~50%硫酸镁湿敷,湿敷面积应超过外渗部位外围2~3cm,湿敷时间保持24h以上,如果药物外渗后局部有破溃、感染时,应报告医生及时给予清创换药等处理。外渗部位痊愈前,禁止在外渗区域周围及远心端再行各种穿刺注射。

如果注射部位刺痛、烧灼或水肿,则提示药液外漏,需立即停止用药并更换注射部位。必要时不拔出针头,从留置针上拔去输液管,接上注射器尽可能吸去残留化疗药,如局部药物渗漏肿胀,则用注射器穿刺肿胀部位,尽可能将残留药物吸出,如残留药物能被吸出,且有合适的拮抗剂,则应通过留置针遵医嘱注射拮抗剂。漏药部位根据不同的化疗药物采用不同的解毒剂做皮下封闭,如丝裂霉素、更生霉素溢出可采用等渗硫酸钠;如长春新碱,外漏时可采用透明质酸酶;阿霉素外渗可用地塞米松、利多卡因、碳酸氢钠做局部封闭。化疗药物外渗均可采用激素、利多卡因或用其解毒剂做局部封闭,方法:可用10ml注射器抽取解毒剂,连接5号针头,在漏液部位周围采取扇形注射,必要时4h后可重复注射。漏液部位除长春碱类需热敷外,冰袋冷敷24h,也可配合硫酸镁湿敷直到症状消失。根据医嘱在渗出部位涂擦金黄散,范围应大于2倍渗出部位,7~10d内每6h,1次。静脉炎发生后可行局部湿敷,按血管走行选择外敷金黄散,肝素钠软膏,美宝软膏或理疗。

2.脱发

脱发常见于阿霉素、更生霉素、环磷酰胺的反应,病人因头发大量脱落甚至秃发而精神苦闷,应让病人了解这一可逆性反应,化疗结束后头发可再生。化疗前10min可给患者戴上冰帽,使头皮冷却,局部血管收缩,减少药物到达毛囊,对减轻脱发有一定的预防作用。但头皮转移癌、白血病、多发性骨髓瘤等禁用冰帽。用药结束后10min除去,防止药物损伤毛囊。

向病人解释化疗时身体的某些变化是暂时的,以后会慢慢恢复。鼓励病人说出自己的感受,并给予正面的引导,告诉病人可戴假发以掩饰头发缺失,鼓励病人参加社交活动。化疗后不一定每个病人都有毛发脱落现象。脱发程度亦不尽相同,有的是毛发稀疏,有的则全脱光。除了头发外,体毛也会脱落,此现象经几个疗程后才发生。脱发后,头皮很敏感,不应使用有刺激性的香皂或洗发水。头发可剪短,但不要染发和烫发,也不要用温度太高的吹风机吹发。脱发后,每日晨、晚间护理应注意将床上脱发扫干净,减少对病人的刺激。准备假发、头巾或帽子用于脱发,用药后避免过分洗发和用力梳头。

## 四、中药涂擦

【方名】如意金黄散。

【组成】大黄、黄柏、姜黄、白芷、陈皮、苍术、薄荷等。

【制法】将药物混合用粉药机研末,以蜂蜜调和。

【用法】外涂于皮肤,以纱布遮盖以免污染衣被,每日 1 次。

【功效】清热解毒。

## 五、药膳食疗

(一)海带绿豆芝麻汤

【组成】绿豆 30g、水发海带 50g、芝麻 10g。

【制法】同入锅中,加水煮至绿豆海带熟烂,加精盐少许即成。

【吃法】当汤佐餐吃。

【功效】适用于化疗引起的干性及湿性皮肤损伤。

(二)茯苓粥

【组成】土茯苓 30g、糯米 100g。

【制法】茯苓糯米,同入锅中,熬制 40min 即成。

【吃法】早晚服用。

【功效】清热解毒。

(三)薏苡仁玉米粥

【组成】玉米 200g、薏苡仁 50g、粳米 50g。

【制法】薏苡仁、玉米、粳米同放入砂锅,加水适量,大火煮沸后,改用小火煨煮 30min,粥黏稠即可。

【吃法】早晚 2 次分服,食粥,嚼服薏苡仁。

【功效】滋阴养肺。

## 六、情志调护

一般来说情志活动适度,对机体是无害的,如喜悦适度,使气机豁达,经脉通利,营卫调畅。喜为心之志,心神安和,其他情志不会妄行损络,故对健康有益。

治疗过程中与患者经常进行交流,告知患者治疗的情况及有可能发生的毒副反应,使其正确的认识治疗并积极地配合治疗。向患者介绍治疗后病情得到稳定的成功病例,使其减少心理压力,勇敢面对生活。要为病人创造温馨舒适、安静优雅、温湿度适宜的生活环境。室内要保持空气流通,光线充足;窗台上放一些花草,陶冶病人情操。良好的生活环境有利于病人身心休息,促进病友间的人际关系,增强病人心理治疗效果,使病人在轻松、愉快的氛围中积极配合治疗,达到治疗目的。向病人解释化疗时身体的某些变化是暂时的,以后会慢慢恢复。鼓励病人说出自己的感受,并给予正面的引导,告诉病人可戴假发以掩饰头发缺失,鼓励病人参加社交活动。

# 第五节　神经毒性的中医护理

化疗药物引起神经毒性常见于使用植物碱类药。铂类诱发的神经病变可表现为末梢神经病、自主神经病变、癫痫大发作或局限性发作、脑病、球后神经炎和视网膜损伤,发生率可高达50%。抗肿瘤治疗引起神经系统损伤并非少见,放疗、化疗、生物反应调节剂或联合治疗都可引起神经毒性。随着综合治疗和高剂量强度化疗以及试验性治疗应用的增加,神经系统毒性的发生将会上升。化疗药物引起的神经毒性可分为外周神经毒性和中枢神经毒性。

**一、临床症候**

（一）末梢神经病变

末梢神经病变是 VCR 的剂量限制性毒性,引起神经变性病变、急性疼痛和自主神经系统毒性。

（二）足趾和足

铂类引起的神经毒性最常影响足趾和足,早期体征为跟腱反射消失。继续治疗可导致深肌腱反射消失、震动觉消失和感觉性共济失调。神经毒性症状尤其是末梢神经病症需要几个月时间才能恢复,有时可能不能恢复。

（三）小脑共济失调

5-FU 最常见的神经毒性表现为小脑共济失调,包括共济失调性步态、眼球震颤、辨距不良和构语障碍。常用给药剂量和方法引起神经毒性的发生率 5%~10%,停药后神经毒性通常能逆转。

（四）各类化疗药物所致的神经毒性

1.铂类药物:关于顺铂的神经毒性报道最早见于20世纪70年代,目前已知顺铂可引起腱反射下降、感觉神经异常以及听力障碍等,与其累积剂量有关。奥沙利铂是第三代铂类衍生物,其导致的神经毒性发生率较顺铂及卡铂更高。奥沙利铂导致的神经毒性可以分为急性、亚急性及慢性。通常急性或亚急性发生于用药后数小时至

7d左右,多为指端麻木及感觉迟钝,遇冷时症状加重,因此应用奥沙利铂化疗的患者需要注意在用药后对肢体及气道进行保暖。其慢性神经毒性则类似于顺铂,累积用量大时会出现感觉异常。

2.紫杉类药物:紫杉醇是一种抗微管药物,可在细胞分裂时与细胞微管蛋白结合,抑制有丝分裂从而抑制肿瘤生长。其最主要的神经毒性为外周神经毒性,临床表现为肢体末端类似戴着手套袜套样的麻木、烧灼感,振动感下降,腱反射消失,甚至可影响运动功能。多西紫杉醇与紫杉醇神经毒性类似,但发生率要低很多。

3.长春碱类药物:主要引起外周神经毒性,表现为由指尖开始向心性发展的麻木感,严重者可引起运动障碍。另有部分患者会出现自主神经受损,表现为便秘、腹痛、尿频、性功能障碍等。

## 二、用药调护

(一)如意金黄散

大黄、黄柏、姜黄、白芷、陈皮、苍术、薄荷等。将药物混合以粉药机研末,以蜂蜜调和,外涂于皮肤,以纱布遮盖以免污染衣被,每日1次。

(二)肝素钠软膏

外用涂抹。

(三)甲钴胺、复方维生素B

口服,每日3次。

## 三、辨证施护

(一)辨证

1.脾胃气虚:因气虚致运化失健产生的症候为纳呆食少,腹胀,食后愈甚,大便溏稀,肢体倦怠,少气懒言,面色萎黄或白,或浮肿消瘦,舌淡苔白,脉缓弱。

2.脾虚湿阻:致中阳受困产生的症候为脘腹痞闷或痛,口腻纳呆。泛恶呕吐,口淡,白带量多,舌体胖苔白腻或白滑,脉缓弱或沉濡。

(二)临症施护

缓解化疗引起的神经毒性,目前临床上对于神经毒性的预防或者缓解没有非常有效的治疗手段,临床上应用的药物主要集中在神经营养类药物或细胞保护剂。还原型谷胱甘肽可加速体内自由基的排泄,减轻化、放疗毒副作用,有研究表明其可预防铂类药物导致的周围神经毒性。氨磷汀同样为细胞保护剂,与之机理相似。单唾液酸四己糖神经节苷脂可促进神经系统损伤的功能恢复,可能会对神经毒性有一定的缓解。维生素$B_{12}$,部分核苷酸类药物等参与神经细胞的合成及代谢,补充这些物质可能会加速修复化疗所致的神经损伤。此外,还有部分研究显示应用镁剂及钙剂可降低化疗神经毒性的发生率。

### 四、中药足浴

【方名】周围神经病变方(夏小军教授经验方)

【组成】桂枝、黑顺片、黄氏、当归、鸡血藤、红花、川芎、生杜仲、槲寄生、续断、炙淫羊藿、伸筋草、艾叶、珍珠透骨草等。

【制法】将中药装入砂锅内,先用自来水浸泡 20~30min,以浸泡过药面 3~5cm 为宜。再用大火煎至沸腾,然后改用小火煎煮。一般为 30min 左右。每剂药煎煮 2 次,将 2 次煎的药液混合。

【用法】将中药水放入内套塑料袋的足浴盆(一人一袋,防止交叉感染)中,加入适量热水(没过小腿下 2/3),用水温计调试好温度后再将双足浸入中药水中进行足浴 30~40min。

【功效】营养神经。

### 五、艾灸调护

【定位】内关穴腕横纹上 2 寸,掌长肌腱与桡侧腕屈肌腱之间。足三里在小腿前外侧,当犊鼻下 3 寸,距胫骨前缘一横指(中指)处。

【功效】温散寒气、活血行气、温通经络、回阳固脱、消瘀散结、拔毒泻热。

【方法】艾条温和灸法,点燃艾条一端,放入艾灸盒内,对准施灸的穴位固定,距皮肤 2~3cm 进行温和灸法,产生温热感而无灼痛,至局部皮肤红晕为度,施灸时及时将艾灰弹入弯盘中,防止灼伤皮肤及烧坏衣物,灸 10~15min。

### 六、中药熏洗

【方名】周围神经病变方(夏小军教授经验方)

【组成】桂枝、黑顺片、黄氏、当归、鸡血藤、红花、川芎、生杜仲、槲寄生、续断、炙淫羊藿、伸筋草、艾叶、珍珠透骨草等。

【用法】将中药水放入内套塑料袋熏洗容器中,将身体浸入中药水中进行熏洗 30~40min。

【功效】营养神经。

### 七、穴位按摩

(一)按摩印堂

【定位】两眉头连线的中点。

【功效】清热散风,镇静安神。

【方法】右手中指点按,稍用力,按揉印堂穴,2~3min。

（二）按摩百会

【定位】头部正中线上,后发际直上 7 寸,前发际直上 5 寸。

【功效】开窍醒神,回阳固脱,清热息风。

【方法】右手中指点按,稍用力,按揉百会穴,2~3min。

（三）按摩肢体阿是穴

【功效】祛风泻火,止痛,营养神经。

【方法】双手中指点按,稍用力,平衡用力按揉阿是穴,2~3min。

**八、情志调护**

心为精神活动的主宰,故"心动则神摇,心静则神安",医护人员的态度要和蔼,举止文雅;对病人要有耐心,在治病和精神上给予支持,护士要经常接近患者,明确回答患者提出的问题,切不可说出消极的语言而加重病人的心理负担,用自己娴熟的技术取得病人的信赖,争取病人的配合。另外做好患者亲属的动员工作是扭转悲观心理的关键步骤。

要及时把握病人的心理活动,抓住时机对患者进行心理疏导,尽量消除病人的悲观情绪。向其介绍疾病的特点、化疗药物的作用及副作用。同时还以治愈的病例为典型,激发病人以乐观自信的心理正确对待疾病,在精神上得到鼓励,在治疗上看到希望。

# 第六节　过敏性反应的中医护理

化疗药物均可引起不同程度的过敏反应,临床表现以流感样症状较多见,首先表现为发热和寒战,主要发生在第一次滴注时,通常在滴注 2h 内,部分患者可出现低血压、呼吸困难或支气管痉挛,其他随后的症状包括恶心、荨麻疹、疲劳、头痛、瘙痒、喉头水肿、鼻炎、呕吐、面色潮红,心律失常及肿瘤性疼痛等。

**一、临床症候**

（一）皮肤

出现重症多形红斑、大疱性表皮坏死松解型和全身剥脱性皮炎型药疹。

（二）过敏性休克

1.血压急剧下降至休克水平,即 10.7/6.7kPa（80/50mm Hg）以下,如果原来患有高血压,其收缩压在原有的水平上猛降至 10.7kPa(80mm Hg),亦可认为已进入休克状态。

2.意识状态开始有恐惧感,心慌、烦躁不安、头晕或大声叫喊,并可出现弱视、黄视、幻视、复视等;继而意识蒙眬,乃至意识完全丧失,对光反射及其他反射减弱或丧失。

3.过敏的前驱症状:包括皮肤潮红或一过性皮肤苍白,畏寒等;周身皮痒或手掌发痒,皮肤及黏膜麻感,多数为口唇及四肢麻感。继之,出现各种皮疹,多数为大风团状,重者见有大片皮下血管神经性水肿或全身皮肤均肿。此外,鼻、眼、咽喉黏膜亦可发生水肿,而出现喷嚏、流清水样鼻涕、音哑、呼吸困难、喉痉挛等,不少患者并有食管发堵,腹部不适,伴以恶心、呕吐等。

**二、用药调护**

(一)除湿膏(裴正学教授经验方)

【组方】黄芩、黄连、白鲜皮、明矾、蝉蜕、地肤子等。

【用法】除湿膏涂擦,每日 4 次。

(二)防风通圣散

【组方】防风、川芎、当归、芍药、大黄、薄荷叶、麻黄、连翘、芒硝、石膏、黄芩、桔梗、滑石、甘草、荆芥、栀子、白术。

【制法】将中药装入砂锅内,先用自来水浸泡 20~30min,以浸泡过药面 3~5cm 为宜。再用大火煎至沸腾,然后改用小火煎煮。一般为 30min 左右。每剂药煎煮 2 次,将 2 次煎的药液混合后分 2 次,口服,每日 2 次。

**三、辨证施护**

(一)辨证

1.阴竭阳脱:使用某些药物后,卒然胸闷心悸,呼吸困难,昏迷,抽搐,大汗淋漓,或汗出如珠如油,甚则呼吸微弱,肢厥,脉微欲绝等。

2.风毒炽盛:使用某些药物后,卒然胸闷心悸,呼吸困难,皮肤瘙痒,出现风疹,甚至昏迷、抽搐,脉浮弦。

(二)临症施护

1.用药前详询过敏史,阳性病人应在病史首页作醒目而详细的记录。

2.对过敏体质病人在注射用药后观察 15~20min,在必须接受有诱发本症可能的药品(如碘造影剂)前,宜先使用抗组胺药物或强的松 20~30mg。

3.患者一旦发生药物过敏性休克,立即停药,就地抢救,并迅速报告医生。

4.立即平卧,遵医嘱皮下注射肾上腺素1mg,同时静脉推注地塞米松10mg;并可用异丙嗪、10%葡萄糖酸钙注射液等急救,小儿酌减,注意保暖。

5.给予氧气吸入,呼吸抑制时应遵医嘱给予人工呼吸,必要时行气管切开。

6.发生心脏骤停,立即进行心肺复苏等抢救措施。

7.迅速建立静脉通路,补充血容量。

8.密切观察患者意识、生命体征、尿量及其他临床变化。

9.准确地记录抢救过程 过敏性休克中医治疗方法。

10.风厥属于急危重病,应争分夺秒进行抢救,稍有延缓,则有性命之忧。应去枕平卧,给氧,保持呼吸道通畅,紧急情况下应插管给氧或气管切开。

11.急刺人中、涌泉、百会等穴;或灸百会、气海、神厥;或十宣穴放血等。

12.抗过敏及其对症处理,常用的是扑尔敏10mg口服或异丙嗪25~50mg肌肉注射,平卧、吸氧,保持呼吸道畅通。由于处于过敏休克疾患时,病人的过敏阈值甚低,可能使一些原来不过敏的药物转为过敏源。故治疗本症用药切忌过多过滥。

13.出现重症多形红斑、大疱性表皮坏死松解型和全身剥脱性皮炎型药疹的严重病例,应立即采取下列措施:皮质类固醇用药:氢化可的松300~500mg,维生素C 3g,10%氯化钾20~30ml加入5%~10%葡萄糖液1000~2000ml缓慢滴注,每日1次,保持24h连续滴注,待体温恢复正常,皮疹大部分消退及血象正常时,可逐渐递减激素用量,直至改用相当量的强的松或地塞米松片口服。如皮疹消退,全身情况进一步好转,再逐步减少激素口服量,原则是每次减量为当时日量的1/6~1/10,每减1次,需观察3~5d,随时注意减量中的反跳现象。在处理重症药疹中存在的问题往往是激素用量或用法不当,如开始剂量太小或以后减量太快。抗组胺药物:选用2种同时口服。输新鲜血液输血浆:每次200~400ml,每周2~3次,一般4~5次即可。

14.对重症药疹患者皮肤及黏膜损害的局部治疗和护理非常重要,往往成为治疗成败的关键。早期急性阶段,皮损可用大量扑粉或炉甘石洗剂,以保护皮肤和消炎、消肿。如有渗液,可用生理盐水或3%硼酸溶液湿敷,每日更换4~6次,待干燥后改用0.5%新霉素、3%糖馏油糊剂,每日1~2次。眼结膜及角膜受累者须及时处理,可用生理盐水或3%硼酸水冲洗,清除分泌物,滴醋酸去炎松或氢化可的松眼液,每3~4h,1次,每晚擦硼酸或氢化可的松眼膏,以防角膜剥脱导致失明及结膜粘连。口腔及唇部黏膜损害者常妨碍进食,可用复方硼砂液含漱,1日数次,外搽黏膜溃疡膏或珠黄散、锡类散等。无法进食者可用鼻饲。

#### 四、中药足浴

【组方】细辛、黄连、黄柏、黄芪、石膏、地肤子、蝉蜕等。

【制法】将中药装入砂锅内,先用自来水浸泡 20~30min,以浸泡过药面 3~5cm 为宜。再用大火煎至沸腾,然后改用小火煎煮。一般为 30min 左右。每剂药煎煮 2 次,将 2 次煎的药液混合。

【用法】将中药水放入内套塑料袋的足浴盆(一人一袋,防止交叉感染)中,加入适量热水(没过小腿下 2/3),用水温计调试好温度后再将双足浸入中药水中进行足浴 30~40min。

【功效】祛风除湿,抗过敏。

#### 五、中药涂擦

【方名】如意金黄散

【组成】大黄、黄柏、姜黄、白芷、陈皮、苍术、天花粉等。

【制法】将药粉以蜂蜜调和。

【用法】外涂于皮肤,以纱布遮盖以免污染衣被,每日 1 次。。

【功效】清热解毒。

#### 六、药膳食疗

(一)海带绿豆芝麻汤

【组成】绿豆 30g、水发海带 50g、芝麻 10g。

【制法】同入锅中,加水煮至绿豆海带熟烂,加精盐少许即成。

【吃法】当汤佐餐吃。

【功效】适用于化疗引起的干性及湿性皮肤损伤。

(二)茯苓粥

【组成】土茯苓 30g、糯米 100g。

【制法】茯苓糯米,同入锅中,熬制 40min 即成。

【吃法】早晚服用。

【功效】清热解毒。

(三)薏苡仁玉米粥

【组成】玉米 200g、薏苡仁 50g、粳米 50g。

【制法】薏苡仁、玉米、粳米同放入砂锅,加水适量,大火煮沸后,改用小火煨煮 30min,粥黏稠即可。

【吃法】早晚 2 次分服,食粥,嚼服薏苡仁。

【功效】滋阴养肺。

**七、情志调护**

病人发生过敏反应后,护理人员在积极有效地参加抢救和护理的同时,安慰关心病人,随时向家属介绍病人的病情及治疗情况。主动、迅速做好药物反应情况记录及药物的送检工作,让病人知道不良反应的确切原因。在以后住院再用紫杉醇等易过敏的药物化疗过程中,护士随时主动与病人进行交流沟通,并根据具体情况采取相应的措施,增强病人及家属战胜疾病的信心,使病人处于一种良好的精神状态。

# 第七节　分子靶向药物毒副反应的中医护理

许多分子靶向药物可产生明显的皮肤毒性反应,尤其是表皮生长因子受体(EGFR)通路抑制剂(包括单克隆抗体如西妥昔单抗、帕尼单抗),口服小分子酪氨酸激酶抑制剂(TKI)(包括吉非替尼、厄洛替尼、埃克替尼、拉帕替尼、阿法替尼等),以及多激酶抑制剂(如索拉非尼、舒尼替尼等)。常见的皮肤毒性反应包括弥漫性痤疮样皮疹和非痤疮样皮损,后者即 PIRDE 综合征,包括手足综合征、毛发卷曲变细且易断、瘙痒、皮肤干燥、口腔或鼻黏膜小溃疡、光敏及荨麻疹。弥漫性痤疮样皮疹为典型的皮肤毒性改变,发生率约为66%,其中严重毒性反应占 5%~10%,具有剂量依赖性,于治疗 1 周后开始出现。也可引起器官毒性和过敏反应以及胃肠道反应。

**一、临床症候**

(一)皮肤毒性

1.皮肤毒性反应

许多分子靶向药物可产生明显的皮肤毒性反应,尤其是表皮生长因子受体(EGFR)通路抑制剂(包括单克隆抗体如西妥昔单抗、帕尼单抗),口服小分子酪氨酸激酶抑制剂(TKI)(包括吉非替尼、厄洛替尼、埃克替尼、拉帕替尼、阿法替尼等),以及多激酶抑制剂(如索拉非尼、舒尼替尼等)。常见的皮肤毒性反应包括弥漫性痤疮样皮疹和非痤疮样皮损,后者即 PIRDE 综合征,包括手足综合征、毛发卷曲变细且易断、瘙痒、皮肤干燥、口腔或鼻黏膜小溃疡、光敏及荨麻疹。弥漫性痤疮样皮疹为典型的皮肤毒性改变,发生率约为66%,其中严重毒性反应占 5%~10%,具有剂量依赖性,于治疗 1 周后开始出现。主要累及皮脂腺丰富的颜面、躯干,约 1 个月后红斑丘疹和脓疱可结痂,最后遗留持久的红斑、毛细血管扩张及皮肤干燥。虽然痤疮样皮疹不会危及生命,但可并发局部感染,影响患者美容要求,甚至降低患者的生存质量。所以,目前有提议在开始使用 EGFR 抑制剂时,同时口服四环素类抗生素联合局部低效能糖皮质激素,如多西环素 100mg,每日 2 次,联合 2.5%氢化可的松外用 6~8 周。对于≥3 级的皮疹[不良反应常见术语标准(CTCAE)],除予以抗生素及激素治疗外,还需对 EGFR 抑制剂进行剂量调整。

2.手足综合征

多激酶抑制剂及其他血管内皮生长因子受体(VEGFR)抑制剂的使用可出现典型的手足综合征。这种毒性有别于化疗药物所诱发的皮损,表现为外伤或摩擦部位起水泡及过度角化,其中过度角化发生率超过 50%,而索拉非尼的发生率明显高于舒尼替尼(30%~60%VS10%~20%)。目前国际共识建议:治疗开始前去除皮肤老茧或过度角化皮肤;避免热水浸泡手足;穿宽松棉质鞋袜;避免清洁剂摩擦皮肤及按摩;避免打字及使用掌上电子设备;避免手足负荷过大的运动。对于≥CTCAE 3 级的手足综合征,需及时调整药物剂量。在一项索拉非尼治疗肾细胞癌的回顾性研究中,发现治疗药物诱发了角化棘皮瘤及皮肤鳞癌,在这种情况下继续用药还是停药尚无明确指南。索拉非尼及舒尼替尼还可并发手足红斑伴脂溢性皮炎、暂时性脱发、头皮感觉障碍、头发褪色等。

3.常见发生皮疹、感觉异常

常见的皮疹、感觉异常、过度角化、水疱、蜕皮等;对尚未发生皮疹的患者建议每日使用不含酒精的润滑剂湿润皮肤,减少日晒并使用防晒剂;出现皮疹的患者应做好皮肤护理,切勿用双手搔抓。轻度皮疹一般不需要治疗,停药后可恢复。保持皮肤清洁,减少对皮肤的刺激,也可选择无菌生理盐水局部擦洗或用中药擦洗;中度者可在皮肤科医生指导下适当应用抗生素治疗,尽量避免使用激素类药物;重度皮疹者延缓或停用靶向药物治疗,局部或全身应用抗生素,口服抗过敏药,破损处可给予三乙醇胺软膏涂抹。此外应穿宽松衣服、避免进食辛辣食物等。

(二)心脏毒性

靶向药物相关的心脏毒性包括左室射血分数(LVEF)下降、心衰、心肌缺血,其中以人类表皮生长因子受体 2(HER2)靶向药物及血管内皮生长因子(VEGF)通路抑制剂最为常见。

1.曲妥珠单抗及其他 HER2 靶向药物

所诱发的心脏毒性,曲妥珠单抗相关心脏毒性区别于传统的蒽环类药物,表现为无症状的 LVEF 下降,临床心衰相对少见。在一项曲妥珠单抗辅助治疗 HER2 阳性乳腺癌的试验中，心脏毒性的发生率为 0%~3.9%。既往或同时使用蒽环类药物、年龄>50 岁是曲妥珠单抗进行辅助治疗时相关心脏毒性的危险因素。为监测该毒性，在使用曲妥珠单抗进行乳腺癌辅助治疗前及治疗开始后第 3、6、12 个月时应复查 LVEF，而治疗转移性乳腺癌时，则在出现临床症状时复查 LVEF。LVEF 基线较前下降 16% 或下降 10%~15% 但已低于正常值下限时，需暂停曲妥珠单抗 4 周，复测 LVEF 未恢复，则永久停药，而对于已合并临床心衰患者，禁用曲妥珠单抗。多数情况下，曲妥珠单抗相关的心脏毒性具有可逆性，且对于标准心衰治疗有效，很多患者能够耐受继续用药或者重新给药。

2.帕妥珠单抗、拉帕替尼及 TDM1（ado-trastuzumab entansine）

这 3 种 HER2 靶向药物也具有心脏毒性的风险，但弱于曲妥珠单抗，在治疗转移性乳腺癌时，同样是在出现临床症状后复查 LVEF。

3.VEGF 通路抑制剂的心脏毒性

VEGF 靶向治疗可诱发 LVEF 下降，其中以舒尼替尼最为常见，而贝伐珠单抗很少见。在一项回顾性临床研究中，舒尼替尼相关的 LVEF 下降超过 28%；另一项入组 6398 例舒尼替尼治疗各癌肿患者的荟萃分析中，舒尼替尼诱导相关的心衰发生率为 4.1%，其中 CTCAE 3~4 级的心衰发生率为 1.5%。接受索拉非尼、瑞戈非尼及贝伐珠单抗治疗时，可并发心肌缺血。有蒽环类药物用药史、心血管疾病既往史及老年患者，在使用贝伐珠单抗及其他抗血管生成 TKI 治疗开始前须评估基线 LVEF，治疗过程中要密切关注这类患者的心功能。在 VEGFR-TKI 中，舒尼替尼及凡德他尼最易诱发 QTc 间期延长，而其他的 VEGFR-TKI 很少影响 QTc 间期。使用 VEGFR-TKI 治疗时须明确患者是否同时合并其他影响 QTc 间期的药物，若已存在 QTc 间期延长、正服用抗心律失常药物、有基础心脏病、心动过缓或电解质紊乱，则 QTc 间期延长的风险增加。由于强效细胞色素 P450 3A4 酶（CYP3A4）抑制剂可增加抗血管生成 TKI 的血浆浓度，所以联用时要相应调整 VEGFR-TKI 的剂量。

4.VEGF 通路抑制剂的血管毒性

（1）高血压：VEGF 通过介导扩血管一氧化氮（NO）的产生维护血管的稳定及通过新生血管减低血管阻力，这与降低血压密切相关，所以不难理解 VEGF 通路抑制剂会诱发高血压。目前市售的所有此类药物均具有高血压的副作用，如单克隆抗体贝伐珠单抗、阿柏西普；多激酶抑制剂索拉非尼、舒尼替尼、帕唑替尼、瑞戈非尼等。高血压的总发生率为 22%~25%，其中严重高血压发生率为 7%~8%。有研究表明，治疗过程中无论是收缩压还是舒张压升高，都可能提示该类药物有效。

（2）动脉及静脉血栓形成：VEGF抗体贝伐珠单抗及很多抗血管生成TKI均可增加动脉血栓栓塞（ATE）的风险。由于有ATE病史、年龄>65岁的患者出现ATE的风险最高，所以对于这类患者须谨慎使用贝伐珠单抗。若贝伐珠单抗治疗过程中，出现≥CTCAE 3级的新发ATE或原有ATE加重，则须停药。对能明确获益于贝伐珠单抗治疗的患者及在有风险性情况下仍愿意接受治疗的患者，可在服用抗凝药物的同时，继续贝伐珠单抗治疗。接受抗血管生成TKI的高危患者（如ATE既往史），可同时服用低剂量的阿司匹林；若发生ATE，则须停用靶向药物，并进行常规的抗栓治疗。能获益于抗血管生成TKI的患者，再次使用时须谨慎评估。

（3）蛋白尿或肾病综合征：所有的VEGF靶向药物均可并发蛋白尿，但很少出血且合并大量蛋白尿，罕有肾病综合征。VEGF抑制剂相关的蛋白尿很少产生时无临床症状，多在尿液检查时发现，且多伴有高血压，其中21%~36%为轻度蛋白尿，CTCAE 3~4级的蛋白尿约为2%。抗血管生成TKI相关的轻度蛋白尿发生率也是21%~36%，CTCAE 3~4级的蛋白尿发生率为6.5%。

（4）出血风险：VEGF靶向药物还有一个常见副作用，即增加出血风险。轻度的鼻出血最为常见，而约2%~3%的患者并发严重的、甚至致死性的出血，如肺鳞癌大咯血、消化道出血、呕血、颅内出血、鼻出血及阴道出血。有鉴于此，贝伐珠单抗禁用于肺鳞癌及3个月内有出血病史的患者。既往曾有个案报道，肝细胞肝癌并发脑转移患者接受贝伐珠单抗治疗后出现致死性的颅内出血。但后期的数据表明，即便是对于非出血性脑转移及复发性脑胶质瘤的患者颅内出血的风险也比较低，所以这类患者可接受VEGF抑制剂的治疗。

（5）伤口愈合延迟：贝伐珠单抗及抗血管生成TKI由于抑制血管再生，可致伤口愈合延迟。所以除非特殊情况，一般围手术期需停用贝伐珠单抗至少28d；若临床情况允许，最好在手术前停用贝伐珠单抗至少4周或抗血管生成TKI至少1周，并于术后2~4周伤口基本愈合后，再开始用药。

（三）肺毒性

分子靶向药物相关的肺毒性也是比较常见的。EGFR-TKI及哺乳动物类雷帕霉素靶蛋白（mTOR）抑制剂依维莫司可诱发间质性肺炎。EGFR-TKI通过干扰Ⅱ型肺泡上皮细胞修复肺泡壁，诱发肺间质纤维化，出现短期内急剧加重的呼吸困难，其发生率约为1%，通常发生于用药后前2~3周，有基础肺病及吸烟患者的发病风险会增加，该并发症死亡率约33.3%。其他的靶向药物也可并发肺毒性，如治疗慢性粒细胞白血病及胃肠道间质瘤的靶向药物伊马替尼可致水钠潴留、肺水肿；VEGR信号通路的单克隆抗体及小分子 TKI 诱发出血、肺栓塞、肺部肿瘤空洞化;西妥昔单抗、曲妥珠单抗、利妥昔单抗使用时可出现输液反应,并诱发肺部支气管痉挛。

由于发生肺毒性时肺部的临床表现不具有特异性,所以其诊断属于排除性诊断。若用药后短期内出现无其他呼吸道疾病可以解释的肺炎,在停用靶向药物或同时使用糖皮质激素后肺炎好转的情况下,须做出拟诊。若出现药物相关肺毒性,继续治疗、停药还是换药要视情况而定。目前并无其他特效治疗方案,多以支持治疗为主,如停药、吸氧,必要时呼吸机支持。可同时使用糖皮质激素,但须防止继发感染。

(四)消化道毒性

分子靶向药物相关的消化道毒性表现为:消化道穿孔、瘘管形成、腹腔脓肿等,多见于抗 VEGF 单克隆抗体贝伐珠单抗;并发轻度的腹泻、恶心及呕吐,多见于抗血管生成 TKI。在临床试验中,腹泻的发生率为 30%~79%,其中 3%~17% 为 CTCAE 3~4 级的严重腹泻。恶心及呕吐的发生率分别为 30%~58%、10%~48%,舒尼替尼发生率最高,而索拉非尼则最低。长期接受索拉非尼治疗的患者,可出现胰腺萎缩,且可并发胰腺外分泌功能不全及顽固的腹泻。腹泻、恶心呕吐病症多经对症治疗后好转。若出现 CTCAE 3~4 级的严重腹泻需要停药并调整剂量。但须强调一点,索拉非尼及舒尼替尼相关的恶心呕吐,应避免使用 5-羟色胺 3(5-HT3)抑制剂,防止出现 QTc 间期延长及尖端扭转型室速。

消化道穿孔并不常见,但后果严重,在行贝伐珠单抗治疗的结直肠癌患者及上皮性卵巢癌患者中最易发生,其中前者发生率为 1%~4%,后者为 1.3%~3%。对于贝伐珠单抗治疗过程中的急性腹痛要予以高度的重视。索拉非尼、舒尼替尼还可诱发肝功能异常,转氨酶升高、肝功能衰竭及死亡。若舒尼替尼治疗过程中出现胆红素升高>3 倍正常值上限、天冬氨酸氨基转移酶(AST)/丙氨酸氨基转移酶(ALT)>3 倍正常值上限,均须停药。

(五)血液系统毒性

1.红细胞生成异常及骨髓抑制

舒尼替尼在治疗肾细胞癌的过程中出现了周期性的血红蛋白变化,若同时缺乏叶酸,可出现巨红细胞症。在索拉非尼、贝伐珠单抗及阿西替尼治疗中也并发了红细胞增多症,其具体机制尚不明确。在服用抗血管生成 TKI 过程中,尤其是舒尼替尼及索拉非尼,可并发骨髓抑制,出现白细胞减少及血小板减少。若反复出现 CTCAE3~4 级中性粒细胞减少、超过 5d 的白细胞减少以及发热性中性粒细胞减少,均须调整药物剂量。

2.其他毒副作用

VEGFR-TKI可诱发神经系统毒性,如可逆性后脑白质综合征(RPLS),一种少见的临床影像学综合征,常继发于脑部毛细血管渗漏,表现为头痛、意识改变、视力障碍及癫痫。发病时须迅速控制血压并停用药物。VEGFR-TKI还可并发其他的毒副作用,部分副作用在某种药物更为常见,如舒尼替尼并发甲状腺功能下降;贝伐珠单抗及舒尼替尼并发下颌骨坏死(ONJ)、黏膜炎;贝伐珠单抗及阿柏西普并发发音困难。索拉非尼及贝伐珠单抗还具有特异性毒性反应,即索拉非尼并发肌肉减少症,贝伐珠单抗并发少见的鼻中隔穿孔。

(六)过敏反应

临床表现以流感样症状较多见,首先表现为发热和寒战,主要发生在第一次滴注时,通常在滴注2h内,部分患者可出现低血压、呼吸困难或支气管痉挛,其他随后的症状包括恶心、荨麻疹、疲劳、头痛、瘙痒、喉头水肿、鼻炎、呕吐、暂时性低血压、潮红、心律失常及肿瘤性疼痛等。

**二、辨证施护**

(一)辨证

1.脾胃虚弱,运化无力

患者往往素体脾虚,化疗后更见食少腹胀,肢体倦怠,面色苍白,唇舌色淡,苔薄白,脉沉细无力。治以香砂六君子汤。

2.胃气虚弱,气逆不降

患者素有胃疾,化疗后又出现嗳气、噎嗝,纳少呕恶,舌淡苔薄、脉虚无力。

3.肝郁气滞,肝乘脾土

证见胸胁苦满,腹胀腹痛,神疲懒言,便溏或稀泻,脉弱细。治以逍遥散。

4.胃气不和,升降失常

证见心下痞满、恶心、呕吐、腹泻等,常用半夏泻心汤治之。

(二)临症施护

1.严密监测心功能

避免与蒽环类及环磷酰胺连用;加用心肌保护剂及营养心脏的药物;一旦出现心脏毒性,及时对症处理,必要时可停药。中医辨证为气血亏损,中医治疗益气养血为主,可用生脉散、归脾汤等加减。

2.过敏反应

临床表现以流感样症状较多见,首先表现为发热和寒战,主要发生在第一次滴注时,通常在滴注 2h 内,部分患者可出现低血压、呼吸困难或支气管痉挛,其他随后的症状包括恶心、荨麻疹、疲劳、头痛、瘙痒、喉头水肿、鼻炎、呕吐、暂时性低血压、潮红、心律失常及肿瘤性疼痛等。输注前给予抗过敏药,如激素类、苯海拉明等。开始输注应当缓慢,在输注前、中及后 1h 应密切观察生命体征。一旦出现过敏反应,遵医嘱给以抗过敏药或停止输注等处理。

3.手足综合征

出现重症多形红斑、大疱性表皮坏死松解形和全身剥脱性皮炎型药疹的严重病例,应立即采取下列措施:皮质类固醇用药:氢化可的松 300~500mg,维生素 C 3g,10%氯化钾 20~30ml 加入 5%~10%葡萄糖液 1000~2000ml 缓慢滴注,每日 1 次,保持 24h 连续滴注,待体温恢复正常,皮疹大部分消退及血象正常时,可逐渐递减激素用量,直至改用相当量的强的松或地塞米松口服。如皮疹消退,全身情况进一步好转,再逐步减少激素口服量,原则是每次减量为当时日量的 1/6~1/10,每减 1 次,需观察 3~5d,随时注意减量中的反跳现象。在处理重症药疹中存在的问题往往是激素用量或用法不当,如开始剂量太小或以后减量太快。抗组胺药物:选用 2 种同时口服。输新鲜血液输血浆:每次 200~400ml,每周 2~3 次,一般 4~5 次即可。

对重症药疹患者皮肤及黏膜损害的局部治疗和护理非常重要,往往成为治疗成败的关键。早期急性阶段,皮损可用大量扑粉或炉甘石洗剂,以保护皮肤和消炎、消肿。如有渗液,可用生理盐水或 3%硼酸溶液湿敷,每日更换 4~6 次,待干燥后改用 0.5%新霉素、3%糖馏油糊剂,每日 1~2 次。眼结膜及角膜受累者须及时处理,可用生理盐水或 3%硼酸水冲洗,清除分泌物,滴醋酸去炎松或氢化可的松眼液,每 3~4h,1 次,每晚擦硼酸或氢化可的松眼膏,以防角膜剥脱导致失明及结膜粘连。口腔及唇部黏膜损害者常妨碍进食,可用复方硼砂液含漱,1 日数次,外搽黏膜溃疡膏或珠黄散、锡类散等。无法进食者可用鼻饲。

**三、中药涂擦**

【方名】如意金黄散

【组成】大黄、黄柏、姜黄、白芷、陈皮、苍术、厚朴、甘草、生天南星、天花粉等。

【制法】将药粉以蜂蜜调和。

【用法】外涂于皮肤,以纱布遮盖以免污染衣被,每日 1 次。

【功效】清热解毒。

## 四、药膳食疗

（一）海带绿豆芝麻汤

【组成】绿豆 30g、水发海带 50g、芝麻 10g。

【制法】同入锅中，加水煮至绿豆海带熟烂，加精盐少许即成。

【吃法】当汤佐餐吃。

【功效】适用于化疗引起的干性及湿性皮肤损伤。

（二）茯苓粥

【组成】土茯苓 30g、糯米 100g。

【制法】茯苓糯米，同入锅中，熬制 40min 即成。

【吃法】早晚服用。

【功效】清热解毒。

（三）薏苡仁玉米粥

【组成】玉米 200g、薏苡仁 50g、粳米 50g。

【制法】薏苡仁、玉米、粳米同放入砂锅，加水适量，大火煮沸后，改用小火煨煮 30min，粥黏稠即可。

【吃法】早、晚 2 次分服，食粥，嚼服薏苡仁。

【功效】滋阴养肺。

## 五、情志调护

护理人员应以精湛的技术、和蔼可亲的态度、尽心尽职对待患者，使患者心里感到踏实可靠。护理人员组织病友活动，病人也希望病友之间有友爱、关心、沟通的人际关系。晚期肿瘤病人更需要亲友、家属的安慰、亲近，护士对于病人实施"因人因病因时"制宜，如探望人数可放宽，进食或加热点心不限制规定时间，满足病人特殊需求，让他以愉悦心情面对疾病的困扰，减轻心理痛苦，进而坦然无憾地面对人生。

通过谈心、劝慰、关心或在操作前后运用语言开导，注意个体化护理，根据不同对象，不同的心理问题，有针对性选择合适的护理方法。

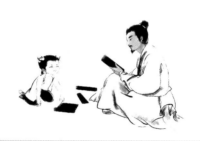

# 第二篇

## 肿瘤放疗的中医护理

# 第一章
# 概　述

外科手术治疗、放射治疗、化学药物治疗是治疗癌症的三大基本方法。放射治疗利用放射线直接或间接杀死肿瘤细胞,属于局部治疗手段。近年来,放射治疗在设备、疗效、放射物理和放射生物学方面都有了很大进展。特别是近年来强调了与手术、化疗、中医药等的综合治疗,使不少肿瘤的治疗效果又有了提高。

中医学有着悠久的历史,中医药治疗肿瘤在临床应用非常普遍。中医护理学是由中医学发展而来,中医护理以中医基本理论为指导,结合预防、保健、饮食营养、功能康复等医疗活动,对患者加以照料,并施以独特的中医护理技术,以保护和促进患者的健康。

## 第一节　肿瘤的放射治疗

放射治疗简称放疗,是利用电离辐射治疗恶性肿瘤的临床手段。自 1895 年伦琴发现 X 线后第 2 年即用于治疗癌症,至今已有百年的历史。放疗已成为当今治疗恶性肿瘤的几大主要方法之一,目前已有 70% 以上的肿瘤患者根据不同需要接受放疗。

**一、放疗的特点**

1.放疗是在放射物理学、临床放射生物学及肿瘤学 3 种学科的基础上发展起来的,是根据肿瘤的生物学特性和临床特点,应用射线的物理特性及剂量分布的特点、生物学的特点进行治疗的方法。

2.放疗是一种保存器官和功能的治疗方法,与外科手术比较有独特的优越性。是对前列腺癌、鼻咽癌、喉癌、口腔癌等进行治疗的首选方法。因此,最大限度地保护正常器官及其功能是放疗的最高原则。

3.放疗是高科技装备的临床应用。目前放疗设备已拥有中子刀、X刀、伽马刀、加速器、⁶⁰Co治疗机、现代后装机等。设备性能的好坏和管理的质量,直接关系到治疗的成效。

4.肿瘤治疗需多学科、多种手段的相互配合,放疗对早期孤立性病变效果好,对中晚期癌症只能作为一种姑息性或辅助性的治疗方法。

## 二、放疗的原则

放疗的最高原则在于消除肿瘤、保存正常的器官及其功能,而不损害正常器官。因此,其基本原则应为取得肿瘤的最大控制率,减少并发症,即根据患者全身状况及局部情况采取不同的治疗方式。

## 三、放疗的步骤

1.采集临床资料:通过临床病史、肿瘤病理、肿瘤分期、临床体检及各种特殊检查(X拍片、CT、MRI、B超、同位素扫描)确定肿瘤范围。

2.决定治疗的目的:根治、姑息、术前、术后。选择放射源、放疗方式,如体外照射、腔内照射、组织间照射。

3.治疗设计:拟定将要照射的部位即靶区,决定靶区的照射剂量,确定临近的正常组织和器官的耐受量,应用放射治疗计划系统设计最佳治疗方案。

4.模拟机核对照射野,决定治疗的时间、剂量。

5.执行治疗计划并注意观察放疗反应及效果,及时调整剂量并做相应处理。

## 四、放疗的适应证

放疗的适应证包括根治性放疗、姑息性放疗、减症放疗、术前放疗、术后放疗、术中放疗等。一般患者全身情况较好,卡氏评分在70分以上,肿瘤属放射敏感或中度敏感、无远处转移者都是根治性放疗的适应证。放射低敏感或不敏感肿瘤多行术前、术后放疗。姑息放疗的适应证,只要患者一般情况允许,没有严重的心肺功能障碍,均可行姑息放疗。患者能否接受放疗,应根据肿瘤的组织来源、分化程度、肿瘤大小、生长方式、发生部位以及放疗设备的技术密切相关的因素决定,需谨慎对待。

(一)单纯根治的肿瘤

鼻咽癌、早期喉癌、早期口腔癌、副鼻窦癌、何杰金氏病、髓母细胞瘤、基底细胞癌、肺癌、食道癌。

(二)与化疗合并治疗的肿瘤

小细胞肺癌、中晚期恶性淋巴瘤等。

（三）与手术综合治疗的肿瘤

上颌窦癌、耳鼻喉癌、胶质神经细胞瘤、肺癌、胸腺瘤、软组织肉瘤等。

（四）姑息性放疗

骨转移灶的止痛放疗、脑转移放疗、晚期肿瘤所造成局部严重并发症的治疗，起缓解作用。

**五、放疗的禁忌证**

放疗的相对禁忌证为：恶液质状态；心、肝、肾等重要脏器功能严重损害；严重的全身感染未控制；放射部位组织曾接受过根治剂量放疗；肿瘤对射线不敏感，放射治疗难以改善症状；白细胞计数低于 $3.0 \times 10^9/L$，血小板计数低于 $50 \times 10^9/L$，血红蛋白低于 $60g/L$。

**六、放疗的临床应用**

（一）根治性放疗

根治性放疗指应用放疗方法全部而永久地消灭恶性肿瘤的原发和转移病灶。放疗所给的剂量需要达到根治剂量。对放射线敏感及中度敏感的肿瘤可以用放射治疗根治。在这类肿瘤的综合治疗方案中，放疗也起到主要作用。

（二）姑息性放疗

姑息性放疗是指应用放疗方法治疗晚期肿瘤的复发和转移病灶，以达到改善症状的目的。有时将姑息性放疗称为减症放疗，用于下列情况：

1.止痛：如肿瘤骨转移及软组织浸润等所引起的疼痛。

2.缓解压迫：如肿瘤引起的消化道、呼吸道、泌尿系统等的梗阻。

3.止血：如肺癌或肺转移病灶引起的咯血等。

4.促进溃疡性癌灶控制：如伴有溃疡的大面积皮肤癌、口腔癌、乳腺癌等。

5.改善生活质量：如通过缩小肿瘤或改善症状后使生活质量提高。

（三）辅助性放疗

辅助性放疗是放疗作为综合治疗的一部分，应用放疗与手术或化疗综合治疗，提高病人的治疗效果。在手术或化疗前后，放疗可以缩小肿瘤或消除潜在的局部转移病灶，提高治愈率，减少复发和转移。

（四）肿瘤急症放疗

1.上腔静脉压迫综合征：临床表现为面部水肿、发绀、胸壁静脉及颈静脉怒张、上肢水肿、呼吸困难、不能平卧等。此时应立即给予放疗，缓解病人的症状，减轻痛苦。

2.颅内压增高症：临床表现为头痛、呕吐、视觉障碍，甚至精神不振、昏睡、嗜睡、癫痫发作。放射治疗最适于白血病性脑膜炎及多发性脑转移瘤引起的颅内压增高症的急症治疗。

3.脊髓压迫症:脊髓压迫症发展迅速,一旦截瘫很难恢复。原发性或转移性肿瘤是脊髓压迫症的常见原因,对不能手术的髓外肿瘤应尽快采取放射治疗,同时使用大剂量皮质类固醇,促使水肿消退,防止放疗水肿发生。这种快速照射法通常可以使病人疼痛明显减轻,症状缓解。

4.骨转移剧痛:骨转移放射治疗的止痛作用既快又好,同时也有延长生存期的作用。

# 第二节　中医护理

中医护理是在中医基本理论指导下的护理工作,是中医学的重要组成部分,有着悠久的历史和丰富的内涵。中医一贯重视护理,主张"三分治疗,七分护理",在《黄帝内经》中就较为系统地论述了中医护理的各个方面,包括精神修养、个人卫生、环境卫生、饮食护理与禁忌及用药护理等方面的内容。中医护理以中医整体观为护理工作的指导思想,"辨证"是护理的主要依据,中医传统适宜技术是它的重要内容。

## 一、中医护理的特点

（一）整体观念

中医学认为人体是一个有机整体,构成人体的各个组成部分在生理上相互协调,在病理上相互影响;同时认为人与自然社会环境之间也是一个不可分割的整体。整体观来源于中国古代哲学思想,是用宏观思辨的模式来进行医疗活动的。整体观念把"天、地、人"统一起来进行分析认识,是对人体生命现象以及相关事物的全面认知,是对人的生物性以及社会性的全面把握。它强调人的社会背景、人文环境、生存状态以及精神心理和人体生命质量的协调性和统一性,是从哲学的高度来研究人和人体的生理病理以及疾病的发展规律的,整体思想贯穿于中医的生理、病理、诊法、治疗、护理和养生等所有领域。整体观念具体体现在人体内部的整体性及人与外界的整体联系。

1.人体是一个有机整体:在中医看来,人体内部是一个整体,人体与外部环境也是一个整体。人体内部以五脏为中心,配合六腑,通过经络联系,把所有四肢百骸、五官五体九窍等组织器官囊括在五脏这五大系统中。而五大系统各结构之间也不是孤立的,它们在生理病理上是相互联系、不可分割的,各功能之间是互相协调、互相影响的,形成人体内环境的整体统一及五脏一体观。

2.人体与自然界密切关联:中医认为人生活在自然环境和社会中,是自然界中的一部分,是社会群体中的一分子。自然界的各种因素以及运动变化,都能使人体产生适应性变化;社会环境的变动,也对人体身心产生影响。只有当人与天地相应、能适应自然时,人体功能活动才能正常运转;反之,人体不能适应自然变化,不能应对社会环境,则容易出现身体机能失常,七情心理失调,产生疾病。因此,在对人体养护和疾病护理中,应体现整体观念,把局部病变和人体整体病理变化联系起来,综合四季气候变化、地理特点、社会环境、人体个体差异等各方面因素,对人体进行整体调护。

(二)辨证论治与辨证施护

辨证论治与辨证施护是中医的特色诊疗体系。辨证论治与辨证施护是指在四诊所收集的临床资料基础上,辨别处理疾病,中医学是先辨别"证"(西医学是辨别"病"),诊断辨证明确后,制定治疗和护理方案。

辨证施护是指从整体观出发,通过望、闻、问、切四诊收集患者有关疾病发生、发展的资料,进行整理、分析、综合,辨明病因、病机和病位,判断为何种性质的症,从而制定相应的护理计划,落实护理措施的过程。辨证施护注重人、病、症三者之间的关系,是中医护理的精华,是指导中医临床应用的基本原则。

**二、辨证施护的程序**

(一)收集资料

通过望、闻、问、切四诊方法收集患者与疾病相关的资料,分析判断病情,为提出护理问题,进行辨证施护提供依据。资料信息应包括患者的病史、症状、体征、实验室检查等,同时还应了解患者的生活起居、饮食习惯、情志状况、家庭状况、社会环境以及患者对疾病的认识等。总之,应正确运用望、闻、问、切的方法,收集可靠的信息,四诊合参进行辨证分析,为辨明疾病的症型打下基础。

(二)分析辨证

临床上因病因机制不同、个体差异情况等,护理人员应通过四诊所得的健康资料,运用八纲辨证、脏腑辨证等辨证方法进行辨证。辨清患者的病因、病位、病性,明确判断疾病的症型,找出患者存在的和潜在的健康问题,为制定护理计划提供依据。

(三)制定护理计划

通过四诊所获得的临床资料在辨证分析的基础上,应用中医护理知识和技能,按照主次顺序归纳出需要通过护理手段来减轻或解决患者身心的健康问题,遵循辨证施护原则,制定出要达到的预期目标和详细的护理措施,为解决患者的健康问题明确方向。

（四）实施护理措施

按照"急则护标,缓则护本,标本同护"的护理原则,根据不同的症型实施相应的护理措施,注意观察护理效果及病症转归情况,及时调整护理计划,在辨证施护原则指导下,因人、因时采取有效的护理措施,护理措施既要切实可行,又要真正体现以患者为中心。

（五）评价

护理人员在实施护理计划的过程中应及时观察患者的病情变化,通过各种反馈信息对护理效果进行评价,及时反馈信息并根据患者实际情况调整护理措施。

**三、辨证施护的原则**

辨证施护的原则是中医学中"治则"在护理学中的延伸,它是指导临床辨证施护的法则。其内容主要包括预防为主、护病求本、扶正祛邪、三因制宜。

（一）预防为主

护理中以"未病先防"和"既病防变"为原则,掌握疾病传播途径,防止并发症,在疾病康复期防止病情反复。突出了中医在病因、观察病情、诊断、治疗、护理、预防中的整体观和现代、社会、生物、心理的医学模式特点。

（二）护病求本

疾病在发展过程中会表现出许多症状,但症状只是疾病的现象而非本质。只有在中医理论指导下综合分析所收集的资料,才能通过现象看到本质,找出疾病的根本原因,从而确立相应的治疗护理措施。护病求本是指治疗与护理都必须抓住疾病的本质,并针对疾病的本质进行施护,这是辨证施护的根本原则。

（三）扶正祛邪

疾病的演变过程是正气与邪气双方相互斗争的过程。邪正斗争的胜负决定疾病的转归和预后,邪胜于正则病进,正胜于邪则病愈。通过扶正祛邪,可以改变邪正双方的力量对比,使其有利于向疾病痊愈的方向转化,这是治疗护理中的一个重要法则。

（四）三因制宜

疾病的发生、发展与转归受多方面因素的影响,如时令气候、地理环境、情志饮食都对疾病的发生和发展有一定的影响,特别是人的体质因素对疾病的影响更大。因此,在治疗和护理疾病的同时,应充分考虑到这些因素,做到因时、因地、因人而异,制定适宜的护理措施。

### 四、放疗患者中医护理常规

（一）病室环境

1.病室环境清洁、安静、舒适,室内空气新鲜。

2.根据病症性质,室内光线、温湿度适宜。

（二）护送患者至病床

重症、瘫痪、活动不便者,协助卧床,并加床档。

（三）入院介绍

1.介绍主管医师、责任护士。

2.介绍病区环境及病房设施的使用方法。

3.介绍作息时间及病房制度。

（四）做好护理记录

做好入院评估及护理记录,测量生命体征,疼痛患者做疼痛评估。

（五）一般护理

1.新入院患者每日测量体温、脉搏、呼吸 4 次,连续 3d 后改为每日测量 1 次。每日记录大便次数 1 次。

2.每周测血压 1 次,或遵医嘱执行。

3.协助医师完成各项检查。

4.遵医嘱执行分级护理。

5.经常巡视病房,做好护理记录,发现病情变化及时汇报医师。

6.严格执行消毒隔离制度,预防院内交叉感染。

（六）辨证施护及专科护理

1.评估患者的身体状况及营养状况,给予辨证施膳指导。

2.宣教放疗期间吸烟的危害性,嘱患者戒烟酒。

3.头颈部放疗的患者,应做好口腔卫生,每日用中药及生理盐水漱口。放疗前应先取出假牙、金牙,对牙周炎或牙龈炎患者应采取相应治疗后再行放疗。

4.如照射区皮肤有伤口或破损,应在照射前,将伤口妥善处理。如合并伤口感染,需控制感染再行放疗。

5.皮肤护理:向患者宣教保护照射野皮肤对预防放射性皮炎很重要,放疗期间应选用促愈灵等给予药物调护。内衣宜柔软、宽大、透气、吸湿性强;照射部位可用温水和软毛巾轻轻沾洗,忌用肥皂、热水和粗糙毛巾擦洗;局部不可粘贴胶布、涂抹酒精及刺激性油膏、化妆品,禁用氧化锌软膏,同时禁止剃毛发,防止皮肤损伤造成感染;

夏日外出使用遮阳伞或丝巾,防止日光直接照射皮肤。

6.饮食调护:给予药膳食疗指导,鼓励患者多进食补养、清淡、可口的补阴益阳食物,以增强机体抵抗力。放疗期间多饮水,多食甘润之瓜果。

7.口咽部护理:鼻咽部照射的患者每日用生理盐水(或遵医嘱)冲洗鼻腔。若鼻腔干燥可用石蜡油、红霉素软膏涂抹。对眼、耳的保护,可滴抗生素,必要时行眼或外耳道冲洗,切忌使用含金属眼药。口干的患者可用甘草水漱口,用麦门冬、金银花泡茶饮用。喉癌的患者做好气切护理,及时排痰,预防误吸及肺部感染。

8.功能锻炼:头颈部放疗患者每日做颈部功能锻炼和张口锻炼,辅以穴位按摩。

9.消化道照射时,应注意保持腔道清洁;食管癌放疗患者饮食宜细软,忌食粗糙、硬固之品;直肠癌放疗患者,保持大便通畅。腹腔、盆腔照射前应排空小便,以减少膀胱反应。

10.密切观察放射反应,出现乏力、头晕、头痛、恶心、呕吐、腹泻、便秘等症状,立即给予对症处理,并报告医师。

11.情志护理:放疗前应耐心做好解释,消除患者的紧张和恐惧心理,坚定信念,积极配合治疗。

12.注意事项:患者进入放射治疗室不能带金属物品,如手表、钢笔、项链、耳环、假牙、钥匙等,以免增加射线吸收。

(七)出院调护

1.嘱患者睡眠充足,作息合理,每日睡眠时间不少于8h,按时起居,生活规律。

2.能下地活动的患者,每日都要保持适度的活动,以促进气血流畅,筋骨坚实,神清气爽,增强抵御外邪的能力。活动场地空气清新,避免剧烈的运动。

3.注意季节变化,随时增减衣服,防止感冒。出现头晕、发热、出血、皮肤破溃等,及时就医。

4.遵医嘱按时复诊。

# 第二章
# 放疗毒副反应的中医护理

放射治疗在有效地杀伤敏感的恶性肿瘤细胞的同时,也给机体带来了一系列的放射损伤,如放疗部位出现局部皮肤反应、机体全身反应、骨髓抑制反应、免疫功能下降、放射性食管炎、放射性肝肾功能损害等,既给患者带来不同程度的痛苦,降低患者生活质量,又给继续抗癌治疗带来了影响。因此,如何有效地护理放疗不良反应,是提高疗效、提高患者生活质量、延长生命的关键问题。大量的临床实践证明,中医药调护、食疗药膳、艾灸、推拿、中药足浴、外敷外治等中医护理手段对放疗毒副反应具有较好的效果。

## 第一节　放射性皮肤损伤的中医护理

皮肤位于体表,对放射线较为敏感,因为接受放射剂量的程度不同,临床上可表现为干性损伤、湿性损伤、皮肤坏死或纤维化。皮肤放射损伤因早期或晚期表现不同,一般治疗时一过性的皮肤放射损伤表现为:放射野内皮肤出现红斑或皮肤潮红,或轻度的脱皮,或出现皮肤表面轻度糜烂,继而出现皮炎,轻者几日内可自愈。早期的皮肤损伤反应表现为:发生于放射治疗开始后的 6~8 周,放射野内皮肤出现明显的脱皮,色素开始沉着。晚期的皮肤损伤多发生于放射治疗后的第 2~3 年,放射野内的皮肤出现萎缩,弹性差,深部出现纤维化。

### 一、辨证施护

（一）血热风燥型

【主要症状】多见于干性损伤。放射野内及周围皮肤表面呈红斑或潮红,15~30d 局部出现色素沉着,继而皮肤脱屑、表面逐渐脱落。脱落常于放疗结束后 15~30d 发生。此型患者的放射野区域比较干爽,故称干性损伤。

【调护方法】清热泻火,凉血润燥。

(二)湿热蕴结型

【主要症状】多见于湿性损伤。放射野内皮肤随放疗剂量增大、次数增多而出现大小不等的水疱,并逐渐扩大、皮裂,继而表皮脱落,暴露出真皮,真皮表面粗糙不平,并渗出渗液,或伴有小出血点,有痛痒感觉,创面比较潮湿,故称湿性损伤。

【调护方法】清热化湿。

(三)气血两虚、热毒未清型

【主要症状】多见于放疗过程中较严重的不良反应——皮肤坏死。常见于放射剂量过量或患者属过敏体质。放射剂量超过皮肤对射线耐受量,皮肤各层结构细胞死亡,出现皮肤溃烂、坏死等。

【调护方法】补益气血,清热解毒。

## 二、药物调护

(一)放射性干性皮肤损伤

1.比亚芬软膏:主要成分三乙醇胺,于放疗前及放疗后外涂于放射野皮肤。放疗湿性反应时或伴皮肤破损时禁忌涂抹。

2.美宝湿润烫伤膏:主要成分黄连、黄柏、黄芩、地龙、罂粟壳等,具有清热解毒、止痛、生肌功效,适用于放射性干、湿性皮肤损伤。外涂皮肤损伤处,每日 3~4 次。

(二)放射性湿性皮肤损伤

1.促愈灵:主要成分紫草油。外涂皮肤损伤处,每日 5~6 次。适用于放射性干性、湿性皮肤损伤。

2.白玉膏:熟石膏 900g、制炉甘石 100g,研粉和匀,以麻油调成膏,再加凡士林使成软膏。其具有润肤、生肌的作用,外涂于照射范围皮肤,可促进伤口愈合。

3.冰片滑石散:冰片与滑石按 1:2 比例,研粉,外涂于照射范围皮肤。冰片苦凉,可止痛防腐;滑石甘寒,可清热收湿。

4.生理盐水加庆大溶液:对于皮肤溃烂坏死患者,每日以生理盐水加庆大溶液局部清洁换药,并暴露创面。

(三)放射性皮肤纤维化

如意金黄散,主要成分大黄、黄柏、姜黄、白芷、陈皮、苍术、薄荷等。将药物混合以粉药机研末,以蜂蜜调和,外涂于皮肤,以纱布遮盖以免污染衣被,每日 1 次。

### 三、食疗药膳

（一）绿豆海带汤

【组成】绿豆 30g、水发海带 50g。

【制法】同入锅中，加水煮至绿豆海带熟烂，加精盐、麻油少许即成。

【吃法】当汤佐餐，吃绿豆海带，饮汤。

【功效】适用于放射性干性及湿性皮肤损伤。

（二）龟肉炖土茯苓

【组成】乌龟 1 只、土茯苓 30g。

【制法】将乌龟宰杀后洗净，与土茯苓同入锅中，加入料酒、生姜片、葱段，煮至乌龟熟烂后加精盐少许，最后淋入香油适量即成。

【吃法】吃龟肉及土茯苓，饮汤。

【功效】适用于放射性干性及湿性损伤。

（三）芦笋玉米须粥

【组成】芦笋 50g、玉米须 200g、薏苡仁 50g、粳米 50g。

【制法】先将鲜芦笋洗净，切碎后盛入碗中备用，再将玉米须洗净，切成小段，放入双层纱布袋中，扎紧口袋，与洗干净的薏苡仁、粳米同放入砂锅，加水适量，大火煮沸后，改用小火煨煮 30min，取出玉米须纱袋，滤尽药汁，调入切碎的芦笋，继续用小火煨煮至薏苡仁熟烂如酥，粥黏稠即成。

【吃法】早晚 2 次分服，食粥，嚼服薏苡仁、芦笋。

【功效】适用于放射性干性及湿性损伤。

### 四、中药足浴

【方名】养生方（夏小军教授经验方）

【组成】黄芪、红芪、当归、苏木、泽兰、生地等。

【制法】将中药装入砂锅内，先用自来水浸泡 20~30min，以浸泡过药面 3~5cm 为宜。再用大火煎至沸腾，然后改用小火煎煮 30min 左右。每剂药煎煮 2 次，将 2 次煎的药液混合后分 2 次。

【用法】将中药水放入内套塑料袋的足浴盆（一人一袋，防止交叉感染）中，加入适量热水（没过小腿下 2/3），用水温计调试好温度后再将双足浸入中药水中进行足浴 30~40min。

【功效】益气养血、宁心安神。

### 五、预防与生活调护

1.告知患者保持照射野标记的清晰,不能私自涂画。照射野皮肤忌冷热刺激,忌用碘酒、胶布、肥皂、酸性或碱性物质,避免阳光照射。

2.选择宽松柔软低领的棉质衣物,减少对照射野皮肤的摩擦。保持照射野皮肤的清洁干燥,有蜕皮时切勿用手撕剥、抓挠,可用手指轻轻拍打。

3.保持床铺平整、清洁,枕头松软。

### 六、情志调护

1.鼓励患者树立战胜疾病的信心,注意休息,避免情绪波动。出现皮肤反应时患者担心外观改变,指导患者调节不良情绪,保持豁达开朗的心情,转移对不良反应的注意力。

2.指导患者培养广泛的爱好,如看书、绘画、听音乐等,参加社会活动,主动回归家庭与社会,从而提高生活质量。

## 第二节　放射性口腔黏膜炎的中医护理

鼻咽癌、扁桃体癌及上颌、颊部、舌和口底部肿瘤等头颈部恶性肿瘤,采用大剂量高能放射线或粒子辐射治疗时,不可避免地会产生相关部位的损伤,发生较为严重的急性毒性反应,继发放射性口腔黏膜炎、放射性口腔干燥症等。

口腔黏膜反应多在放射治疗开始后 1 周即逐渐出现,尤以软腭、口腔底部以及舌的侧缘和腹面对放射线特别敏感,大约在照射 20Gy 后,黏膜出现红肿疼痛和吞咽不适,逐渐形成片状白膜,脱落后出现浅表溃疡。当放射量达 30~40Gy 后,会出现弥漫性口腔黏膜炎,多发口腔溃疡,吞咽困难,影响进食,部分患者在停止放疗 10~15d 后口腔溃疡逐渐愈合,也有部分患者会长期难以治愈。

### 一、辨证施护

(一)热毒内盛

【主要症状】放疗时及放疗后口腔黏膜红肿、疼痛,出现溃疡,口舌干燥,牙龈肿痛,口臭,吞咽困难,影响进食和说话功能,大便干结,舌质红,苔黄而干,脉弦而数。

【调护方法】清热解毒泻火。

(二)阴虚内热

【主要症状】放疗时及放疗后口腔溃疡,口干咽痛,舌面干燥,牙龈肿痛,舌质红,苔少,脉细无力。

【调护方法】滋阴润燥生津。

## 二、药物调护

（一）口腔溃疡散

主要成分为青黛、白矾、冰片。以消毒棉签蘸药粉涂口腔患处，每日 3~4 次。适用于各型口腔黏膜炎，对伴有糜烂、溃破者尤适宜。

（二）中药含漱

生地 20g、玄参 15g、麦门冬 15g、北沙参 20g、金银花 15g、浙贝母 15g、薄荷 5g、紫花地丁 10g、丹皮 10g、丹参 10g，将上述中药装入砂锅内，先用自来水浸泡 20~30min，以浸泡过药面 3~5cm 为宜。再用大火煎至沸腾，然后改用小火煎煮。一般为 30min 左右。每剂药煎煮 2 次，将 2 次煎的药液混合后分 2 次。含漱，每日饭前饭后漱口，每日 3~5 次，直至放疗结束。具有清热解毒，益气养阴功效。

（三）重组人粒细胞集落刺激因子含漱

将重组人粒细胞集落刺激因子 100~300ug 加入生理盐水 250ml 中配制成漱口液，每日含漱数次。

## 三、食疗药膳

（一）蒲公英淡盐水

【组成】鲜蒲公英 500g、精盐 2g。

【制法】春、夏蒲公英开花前或刚开花时连根挖取，连根洗净。精盐用 200ml 温开水溶化。将蒲公英捣烂取汁，放入淡盐水中，混合均匀而成。

【吃法】早、晚凉服。

【功效】清热泻火。适于热毒内盛型放射性口腔黏膜炎。

（二）柿子冰激凌

【组成】柿子 3 个、香草冰激凌 100g。

【制法】将柿子洗净，去蒂，挖出柿核和子，填入冰激凌即成。

【吃法】当点心，随意食用。

【功效】清热解毒，泻火凉血。适于热毒内盛型放射性口腔黏膜炎，尤适合夏季食用。

（三）苦瓜泥

【组成】苦瓜 250g、白糖 30g。

【制法】将苦瓜洗净捣烂如泥，加入白糖后拌匀，2h 后将汁滗出即成。

【吃法】早晚分食。

【功效】清热解毒，泻火凉血。适于热毒内盛型放射性口腔炎，尤适于夏季食用。

（四）凉拌鱼腥草

【组成】鱼腥草250g、精盐、味精、花椒粉、辣椒油、白糖各适量。

【制法】将鱼腥草去杂洗净，切段，放入盘内，加入味精、精盐、花椒粉、辣椒粉、白糖，拌匀即成。

【吃法】当菜佐餐，随意食用。

【功效】清热解毒，泻火凉血。适于热毒内盛型放射性口腔炎。

（五）蒜茸苦菜

【组成】苦菜嫩茎叶500g、蒜茸15g、精盐、味精、麻油各适量。

【制法】将苦菜嫩茎叶去杂洗净，入沸水锅中焯一下，捞出用清水冲洗去苦味，挤干水分，切碎放入盘中，加入蒜茸、精盐、味精、麻油拌匀即成。

【吃法】当菜佐餐，随意食用。

【功效】清热解毒，泻火凉血。适于热毒内盛型放射性口腔炎。

（六）绿豆白菜心汁

【组成】绿豆120g、白菜心150g。

【制法】将绿豆洗净，放入砂锅，加适量水，煮至快熟时，加入洗净的白菜心，继续煮20~25min，取汁饮用。

【吃法】上下午分服。

【功效】滋阴清热，凉血润燥。适于阴虚内热型放射性口腔炎，尤其适宜患者在夏季饮用。

（七）二黄蜂蜜饮

【组成】黄连3g、黄芩10g、蜂蜜20g。

【制法】将黄连、黄芩洗净后入锅，加适量水，煎煮10min，去渣取汁，等药汁转凉后调入蜂蜜即成。

【吃法】当茶频频饮用，当日饮完。

【功效】清热泻火，凉血解毒。适于热毒内盛型放射性口腔炎。

（八）大黄蜜饮

【组成】生大黄10g、黄连3g、蜂蜜20g。

【制法】将生大黄、黄连洗净，晒干或烘干切成片，将黄连放入砂锅加水浸泡片刻，用中火煎煮20min再加入生大黄片，改用小火煎煮3min，用洁净纱布过滤取汁，放入容器，趁热加入蜂蜜，搅匀而成。

【吃法】上下午分服。

【功效】清热解毒,泻火通便。适于热毒内盛型放射性口腔炎,对大便秘结者尤为适宜。

（九）二花粥

【组成】金银花 20g、菊花 15g、粳米 50g。

【制法】将金银花、菊花洗净入锅,加适量水煎煮 20min,去渣取汁,粳米淘洗干净,入锅加水煮成稠粥,加入金银花、菊花浓缩汁,再煮沸即成。

【吃法】早晚分食。

【功效】清热解毒,泻火养胃。适于热毒内盛型放射性口腔炎。

**四、中药足浴**

【方名】口腔溃疡方（夏小军教授经验方）

【组成】黄连、生地、丹皮、当归、升麻等。

【制法】将中药装入砂锅内,先用自来水浸泡 20~30min,以浸泡过药面 3~5cm 为宜。再用大火煎至沸腾,然后改用小火煎煮 30min 左右。每剂药煎煮 2 次,将 2 次煎的药液混合后分 2 次。

【用法】将中药水放入内套塑料袋的足浴盆(一人一袋,防止交叉感染)中,加入适量热水(没过小腿下 2/3),用水温计调试好温度后再将双足浸入中药水中进行足浴 30~40min。

【功效】清热凉血,养阴止痛。

**五、预防与生活调护**

1.指导患者进食软烂、清淡、易消化的饮食,忌食过烫、过硬。出现口腔黏膜炎时进食半流质或流质,饮食温凉,减少对黏膜的刺激。

2.放疗期间告知患者要保持口腔清洁卫生,每日用生理盐水(或摩尔伦漱口液)含漱数次。睡前、起床后、每次进餐前、进餐后(无论是正餐或是水果、点心)及时用软毛牙刷刷牙。

3.出现口腔黏膜反应以 3%~5% 的碳酸氢钠溶液漱口,同时可用含庆大霉素、地塞米松、维生素 $B_{12}$、利多卡因的通关液漱口,漱口时做鼓颊和吮吸动作,交替进行。

4.氧化雾化吸入庆大霉素、地塞米松、糜蛋白酶、碳酸氢钠溶液氧化雾化吸入,每日 2~3 次。

5.口腔黏膜溃烂、感染患者可用碘伏消毒液配制成 0.25% 浓度做口腔护理,每日 2~3 次。

6.经常用金银花、麦门冬泡水喝,保持口腔黏膜湿润。

7.口腔反应重难以进食的患者,给予鼻饲管进行营养支持。

**六、情志调护**

1.帮助患者制作口腔护理日记,记录漱口、进食、休息的时间,以及口腔黏膜反应出现的程度,通过宣教让患者认识到患病期间口腔护理对疾病康复的重要性。

2.口腔黏膜反应较重时,患者因为口腔、咽部疼痛进食困难,体重减轻。指导患者以含有利多卡因的通关液含漱后再进食,以减轻疼痛。同时鼓励患者树立战胜疾病的信心,告知患者出现副反应是暂时的,放疗结束会好起来。适当通过听音乐、聊天等方式转移注意力。

# 第三节　放射性口腔干燥症的中医护理

唾液腺是外分泌腺中对放射线比较敏感的一类,敏感性仅次于白细胞,其中以腮腺的敏感性最高,颌下腺次之,舌下腺更次之。动物实验表明,经 10~25Gy 照射后,在组织学上可见腺体实质细胞增生、变性,出现血管炎性反应以及间质纤维化,患者出现口干。照射量超过 40Gy,成年患者口腔干燥很难逆转,年轻患者在唾液的量和质的方面可能略有改善。照射达 50Gy 腮腺实质发生萎缩,分泌功能几乎完全丧失。鼻咽或口咽肿瘤患者除有口干外,还伴有腮腺和颌下腺肿胀、疼痛和发热,影响患者食欲,吞咽困难,甚至影响说话功能,口干可持续 2~3 年或更长时间。

**一、辨证施护**

(一)肺燥津伤型

【主要症状】口渴咽干,鼻干唇燥,干咳无痰,大便干结,舌红苔黄而干。

【调护方法】清肺润燥,利咽生津。

(二)阳明炽热型

【主要症状】发热汗出,面红目赤,口渴喜冷饮,烦躁不安,大便秘结,小便黄赤,苔黄燥,舌质干。

【调护方法】清泻胃热,生津通便。

(三)热入营血型

【主要症状】身热,午后热甚,烦躁不安,口干舌燥,饮水不多,舌质红绛或光剥无苔。

【调护方法】清热凉血。

## 二、药物调护

### (一)通关液

生理盐水加庆大霉素、维生素 $B_{12}$、地塞米松、利多卡因等配制成漱口液,每日含漱数次。

### (二)"兰州方"(裴正学教授经验方)

【组成】太子参、人参须、北沙参、生地黄、山药、麦门冬、五味子、玉竹、天花粉、葛根等。

【制法】将中药装入砂锅内,先用自来水浸泡 20~30min,以浸泡过药面 3~5cm 为宜。再用大火煎至沸腾,然后改用小火煎煮 30min 左右。每剂药煎煮 2 次,将 2 次煎的药液混合后分 2 次含漱。

【用法】每日含漱 3~5 次。

【功效】健脾益气、滋阴补肾、养阴生津、清热解毒。

### (三)酸甘化阴方

【组成】乌梅 10g、五味子 6g、白芍 15g、甘草 10g、生地 15g、麦门冬 15g、石斛 15g、太子参 15g、枸杞 15g、女贞子 15g、葛根 15g、川芎 6g、丹皮 10g、僵蚕 10g、地龙 15g。

【制法】将中药装入砂锅内,先用自来水浸泡 20~30min,以浸泡过药面 3~5cm 为宜。再用大火煎至沸腾,然后改用小火煎煮 30min 左右。每剂药煎煮 2 次,将 2 次煎的药液混合后分 2 次。

【吃法】早、晚饭后 1h 服用。

【功效】益气养阴。

## 三、食疗药膳

### (一)秋梨鲜藕饮

【组成】秋梨 250g、鲜藕 300g。

【制法】秋梨去皮和核,鲜藕洗净去藕节,均切碎,以洁净纱布绞取汁液。

【吃法】代茶频饮。

【功效】清肺润燥。

### (二)橄榄白萝卜饮

【组成】橄榄 30g、白萝卜 150g。

【制法】白萝卜洗净切碎,与橄榄加水共煎,去渣取汁,代茶。

【吃法】随意饮服。

【功效】清肺润燥。

### (三)五汁饮

【组成】生梨汁 50g、西瓜汁 50g、甘蔗汁 50g、草莓汁 50g、藕汁 50g、陈皮 10g。

【制法】将陈皮加水煎汁,再与五汁混匀。

【吃法】代茶饮。

【功效】清肺润燥。

（四）百合粥

【组成】百合干 30g、粳米 100g、蜂蜜 25g。

【制法】将百合干、粳米分别淘洗干净放入锅中,加清水 1000ml 至火上烧沸,熬煮成粥,调入蜂蜜即可。

【吃法】早、晚分食。

【功效】清肺润燥。

（五）复方果蔬汁

【组成】萝卜 50g、芹菜 20g、苹果 1 个、柠檬汁 10ml。

【制法】将萝卜洗净,切片,芹菜去根,洗净切碎,苹果去皮、核后切成小块。将萝卜、芹菜和苹果放入果汁机中搅打 1min,加入柠檬汁再打 10s 即可倒入杯中。

【吃法】上下午分服。

【功效】清肺润燥。

（六）大黄金银花绿茶

【组成】制大黄 6g、金银花 10g、绿茶 2g。

【制法】将以上 3 味同入杯中,用沸水浸泡,加盖焖 5min 即成。

【吃法】代茶频频饮用,可冲泡 3~5 次。

【功效】清热润燥生津。

**四、推拿调护**

（一）取穴金津、玉液

【定位】舌下系带两侧静脉上,左为金津、右为玉液。

【功效】清泻热邪,生津止渴。

【方法】右手拿按摩棒点按,稍用力,按揉金津、玉液穴,各 2~3min。

（二）取穴海泉

【定位】舌下中央系带中点,金津玉液穴之间。

【功效】驱邪开窍,生津止咳。

【方法】右手拿按摩棒点按,稍用力,按揉海泉穴, 2~3min。

**五、中药足浴**

【方名】口腔溃疡方（夏小军教授经验方）

【组成】黄连、生地、丹皮、当归、升麻等。

【制法】将中药装入砂锅内,先用自来水浸泡 20~30min,以浸泡过药面 3~5cm 为宜。再用大火煎至沸腾,然后改用小火煎煮 30min 左右。每剂药煎煮 2 次,将 2 次煎的药液混合后分 2 次。

【用法】将中药水放入内套塑料袋的足浴盆(一人一袋,防止交叉感染)中,加入适量热水(没过小腿下 2/3),用水温计调试好温度后再将双足浸入中药水中进行足浴。

【功效】清热凉血,养阴止痛。

### 六、预防与生活调护

(一)饮食护理

可口含罗汉果、橄榄、无花果等,刺激唾液分泌,减轻干燥症状。

(二)功能锻炼

指导患者经常做吞咽动作,使津液下咽,可刺激唾液腺分泌,湿润咽喉部,减轻口舌干燥、并运动舌头及颊部的肌肉,防止口腔功能退化。

### 七、情志调护

1.向患者讲解放射性口干形成的原因、恢复的时间,及功能锻炼的必要性,取得患者的理解并配合。

2.指导患者学会进行自我心理疏导,自我调节心理状态。

# 第四节　放射性张口困难的中医护理

鼻咽癌患者在放疗后常出现张口困难或牙关紧闭,其主要原因是双侧颞颌关节受射线照射后,导致关节硬化及咀嚼肌群放射性纤维化。一旦形成张口困难,无特殊治疗方法,因此预防的意义更重大。放疗期间减少相关部位炎症的发生,可减少张口困难的发生。放疗期间患者每日坚持做开口、闭口动作,嚼口香糖等,均有助于减少张口困难症状的发生。

### 一、辨证施护

放射性张口困难属于中医气滞血瘀,调护以活血行气、疏通经络为主。

### 二、推拿调护

(一)方法一

【取穴】人中穴、承浆穴

【方法】右手食指和中指指端为着力点,平衡取穴,平衡用力轻轻按揉人中穴和承浆穴,5~10min。

（二）方法二

【取穴】颊车穴

【方法】双手中指平衡稍用力,平衡取穴按揉两侧颊车穴,5~10min。

（三）方法三

【取穴】地仓穴

【方法】双手拇指平衡用力,平衡取穴按揉两侧地仓穴,5~10min。

（四）方法四

【取穴】牵正穴

【方法】双手食指、中指平衡稍用力,平衡用力按揉两侧牵正穴,5~10min。

（五）方法五

【取穴】廉泉穴

【方法】右手中指稍用力,按揉廉泉穴,5~10min。

（六）方法六

【取穴】耳门、听宫、听会

【方法】双手食指、中指、环指平衡用力,平衡取穴按揉两侧耳门、听宫、听会穴,5~10min。

（七）方法七

【取穴】合谷穴

【方法】用双手拇指分别取两侧合谷穴,平衡用力按揉2~5min。

**三、功能锻炼**

1.可采用坐姿或站姿,全身放松。张口至最大限度维持5s再闭合嘴唇。放疗开始即每日做数次。

2.做吞咽动作,使津液下咽,可刺激唾液腺分泌,防止口腔功能退化。

3.做鼓腮动作,闭住口唇向外吹气,让腮部鼓起来,持续数秒后张口换气,如此反复,每日做数次。

4.每日做叩齿动作数次;头颈部旋转、仰头、低头等动作数次。

**四、情志调护**

1.讲解放射性张口困难出现的原因,及功能锻炼的重要性,使者每日积极地进行张口锻炼和颈部运动。

2.鼓励患者积极参加抗癌俱乐部活动,获得组织关怀,重获自信。

# 第五节　放射性食管炎的中医护理

放射性食管炎是肺癌、食管癌、纵隔肿瘤、乳腺癌等胸部肿瘤的常见并发症,多发生在放疗开始的 2 周左右。主要表现有咽干、咽痛、胸骨后灼热疼痛、吞咽困难,进食时疼痛加重,甚至影响进食。应警惕食管穿孔及食管、气管瘘的发生。

## 一、辨证施护

（一）热毒血瘀

【主要症状】放疗时及放疗后咽干口渴,胸骨后疼痛,疼痛向背部放射,胸部有烧灼感,吞咽不利,惧怕进食,舌质红,苔黄。

【调护方法】清热解毒,凉血止痛。

（二）阴虚内热

【主要症状】放疗时及放疗后潮热盗汗,口舌干燥,咽部隐痛,吞咽不利或吞咽时疼痛,舌质红,苔少或无苔。

【调护方法】滋阴清热,生津润燥。

## 二、药物调护

（一）通关液

生理盐水加庆大霉素、维生素 $B_{12}$、利多卡因配制的通关液口服,缓慢下咽,每日数次,减轻食管炎症和水肿。

（二）金银花露

金银花露 30ml 口服,每日 2~3 次。

（三）中药口服

【组成】白花蛇舌草 20g、半枝莲 20g、石上柏 15g、栀子 10g、生地黄 10g、牡丹皮 10g、法半夏 10g、茯苓 15g、当归 10g、川芎 10g、玉竹 10g、北沙参 15g、玄参 10g、麦门冬 10g、知母 10g、铁皮石斛 12g、重楼 15g。

【制法】将中药装入砂锅内,先用自来水浸泡 20~30min,以浸泡过药面 3~5cm 为宜。再用大火煎至沸腾,然后改用小火煎煮 30min 左右。每剂药煎煮 2 次,将 2 次煎的药液混合后分 2 次。

【用法】早、晚饭后 1h 服用。

【功效】清热、和胃、滋阴。

### 三、食疗药膳

(一)金银花绿豆茶

【组成】金银花 30g、白菊花 10g、红花 3g、绿豆 50g。

【制法】将金银花、白菊花、红花拣去杂质洗净,同放入砂锅,加水浸泡片刻,煎煮 15min,过滤取汁。将绿豆洗干净,放入砂锅加足量水,用大火煮沸,改用小火煨煮 1h,待绿豆酥烂,汤汁呈绿豆糊状时调入上述药汁拌匀,再煮沸即成。

【吃法】早晚分服或当饮品,亦可多次分服。

【功效】清热解毒,活血润燥。

(二)鱼腥草赤豆饮

【组成】鱼腥草 50g、赤豆 50g。

【制法】将鱼腥草洗净晾晒干,切碎后放入砂锅,加适量水煎煮 30min,过滤取汁。再将赤豆淘洗干净,放入砂锅加水煎煮 30min,待赤豆开花,再用小火煨煮至酥烂,调入鱼腥草煎汁,拌和成稀糊状即成。

【吃法】上下午分服。

【功效】清热解毒,活血健脾。

(三)芦笋炖鲍鱼

【组成】鲜芦笋 150g、鲜鲍鱼 250g、葱花、姜末、黄酒、精盐、味精、五香粉、精制油、麻油、湿淀粉各适量。

【制法】将鲜芦笋洗干净,切成 3cm 长的段备用,再将鲍鱼洗净,去除杂质,入沸水锅焯透,切割成鲍鱼卷待用。烧锅置火上加精制油烧至六成热,放入葱花、姜末煸炒炝锅,出香后即倒入黄酒,加入鲜汤,待汤煮沸时下入鲍鱼卷,改用小火煨煮 15min,待鲍鱼肉烂如酥,放入鲜芦笋段加精盐、味精、五香粉,再煮沸,用湿淀粉勾芡,淋入麻油即成。

【吃法】当菜佐餐,随意服用。

【功效】养阴清热,抗癌生津。

(四)西洋参银耳羹

【组成】西洋参 10g、银耳 50g、荸荠 100g、白糖 20g。

【制法】将西洋参洗净晒干或烘干,切成片或研成细粉,将银耳用冷开水泡发,去除蒂头杂质,放入碗中。将荸荠洗干净去外皮切成片,切下的荸荠皮捣碎,放入砂锅加水煎煮 15min,用洁净纱布过滤取汁,回入砂锅放入银耳并加适量清水,用小火煨炖 1h 待银耳熟烂时,加入荸荠薄片及西洋参细粉,调入白糖,拌和均匀,再煨煮沸即成。

【吃法】早晚分食。

【功效】养阴清热,抗癌生津。

(五)柿饼粥

【组成】柿饼 50g、粳米 100g。

【制法】将柿饼撕成小块儿,去蒂与淘净的粳米同入砂锅加适量水,用大火煮沸,改为小火煮成稠粥。

【吃法】早晚分食。

【功效】养阴清热,利咽生津。

**四、艾灸调护**

【穴位】内关穴。

【定位】腕横纹上 2 寸,掌长肌腱与桡侧腕屈肌腱之间。

【功效】益心安神,和胃降逆,宽胸理气,镇静止痛。

【方法】艾条温和灸法,点燃艾条一端,放入艾灸盒内,对准施灸的穴位固定,距皮肤 2~3cm 进行温和灸法,产生温热感而无灼痛,至局部皮肤红晕为度,施灸时及时将艾灰弹入弯盘中,防止灼伤皮肤及烧坏衣物,灸 10~15min。

**五、中药足浴**

【方名】养生方(夏小军教授经验方)

【组成】黄芪、红芪、当归、苏木、泽兰、生地等。

【制法】将中药装入砂锅内,先用自来水浸泡 20~30min,以浸泡过药面 3~5cm 为宜。再用大火煎至沸腾,然后改用小火煎煮 30min 左右。每剂药煎煮 2 次,将 2 次煎的药液混合后分 2 次。

【用法】将中药水放入内套塑料袋的足浴盆(一人一袋,防止交叉感染)中,加入适量热水(没过小腿下 2/3),用水温计调试好温度后再将双足浸入中药水中进行足浴 30~40min。

【功效】益气养血、宁心安神。

**六、预防与生活调护**

(一)饮食护理

严格掌握患者所能顺利进行的饮食,不可强求患者进食其不能或勉强进食的食物。进食高蛋白、高维生素、高矿物质的蔬菜水果,鸡鸭鱼肉和禽类、杂粮、牛奶等。少渣食物,细而烂,切忌干、硬、烫、刺激性、油腻及油炸的食物,少食多餐。

（二）口腔护理

注意口腔卫生，每日早晚及饭后均需刷牙，必要时常用温盐水或漱口液漱口，防止口腔感染。

（三）病室环境

根据病区条件和患者要求，尽量把患者安排在空气清新、阳光充足、安静舒适的病房。

**七、情志调护**

1.适时的心理疏导和干预，让患者了解出现一时性进食不畅的原因及预后，以保证治疗的顺利进行。

2.鼓励患者散步及参加适宜的娱乐活动，尽量使患者在接受治疗过程中处于最佳身心状态。

# 第六节 放射性肺损伤的中医护理

肺癌、食管癌、乳腺癌、纵隔肿瘤等恶性肿瘤进行胸部放疗均可引起放射性肺炎、肺纤维化等肺损伤病变。放射性肺损伤的原因是放射线作用于肺泡细胞，使原有的细胞活性物质逐渐消失或减少，从而减弱了对肺泡的保护作用，肺泡逐渐萎缩。放疗的毒副作用多发生于放疗开始后3~4个月之后。多数患者放疗局部发生急性渗出，炎性细胞浸润，肺泡间质水肿，此时如果停止放疗，炎症可吸收，肺组织恢复正常，如果损伤继续加重，则出现进行性血管硬化，肺组织被纤维结缔组织所替代，支气管内也会被分泌物积聚，组织弹性消失。临床可见刺激性干咳，无痰或痰少黏稠，胸闷气短，口干喉痒。并发感染时可见发热痰多，色黄质稠，胸痛，呼吸困难。晚期肺损伤可导致肺心病。

**一、辨证施护**

（一）痰热咳嗽

【主要症状】发热、咳嗽气喘，痰黄稠或痰中带血，口鼻出热气，口苦咽干，口渴喜饮，胸闷胸痛，舌红苔黄。多见于放射性肺炎初期，或合并肺部感染。

【调护方法】清热化痰平喘。

（二）肺燥咳嗽

【主要症状】干咳无痰，咳嗽时胸痛，声音嘶哑，咽干鼻燥，口渴喜饮，大便秘结，小便黄，舌红苔少津。多见于放射性肺损伤中期。

【调护方法】滋阴润燥止咳。

（三）阴虚咳嗽

【主要症状】久咳不愈,痰少而黏,不易咳出,口干咽燥,潮热盗汗,胸闷气短,胸部隐痛,舌质红少苔。多见于放射性肺炎后期。

【调护方法】滋阴润肺止咳。

## 二、药物调护

（一）急支糖浆

主要成分金荞麦、四季青、麻黄、前胡等。口服,每次 20~30ml,每日 3~4 次。适用于痰热咳嗽型放射性肺炎。

（二）川贝枇杷糖浆

主要成分川贝母、桔梗、薄荷脑、枇杷膏。口服,一次 10ml,每日 3 次。适用于肺燥咳嗽型放射性肺损伤。

（三）川贝梨膏

主要成分川贝母、枇杷叶、麦门冬、生地黄、薄荷、苦杏仁、桔梗、甘草等。口服,一次 15~20ml,每日 3 次。适用于阴虚咳嗽型放射性肺损伤。

## 三、食疗药膳

（一）五汁饮

【组成】梨 1 个、鲜芦根 100g、荸荠 80g、鲜藕 50g、鲜麦门冬 15g。

【制法】将梨去皮洗净,切成薄片,鲜芦根、荸荠、鲜藕、鲜麦门冬分别洗净,放入温开水中浸泡片刻,取出后切碎,将上述所有原料放入搅汁机中搅取汁即成。

【吃法】上下午分服。

【功效】清热化痰,清肺止咳。

（二）雪梨百合饮

【组成】雪梨 1 个、百合 30g、冰糖适量。

【制法】将雪梨洗净,去皮和核切成小块,百合洗净,一起放入锅中,加水煮沸,放入适量冰糖,炖 40min 即可。

【吃法】早晚分服。

【功效】养阴润燥,清肺止咳。

（三）百合杏仁羹

【组成】百合 50g、杏仁 8g、蜂蜜 15g。

【制法】将百合掰开后洗净,与杏仁同入砂锅,加适量水,中火煨煮至酥烂,离火加入蜂蜜,调和成羹。

【吃法】早晚分食。

【功效】养阴润燥,清肺止咳。

(四)川贝糯米梨

【组成】鸭梨2个、川贝母6g、糯米50g、精制油、白糖、桂花卤、湿淀粉各适量。

【制法】将川贝母研成米粒状。鸭梨洗净,削皮去核,将川贝母装入,放入碗中。糯米洗净,入碗加清水,上笼蒸烂后入白糖、桂花卤和精制油拌匀。将拌好的糯米饭放入盛梨的碗内,用油纸封碗口,上笼蒸1h,取出,扣入盘中。锅中放入清水,加白糖,烧开后用湿淀粉勾芡,浇在糯米梨上即可。

【吃法】当点心,随意食用。

【功效】养阴润肺,清肺止咳。

(五)清蒸河鳗

【组成】河鳗1条,生姜末、葱段、白糖、黄酒、味精、精制油各适量。

【制法】将河鳗剖开,去除内脏及腮,洗净后用食盐少许腌1h,在圆盘中盘成圆圈,鱼头放中间,口中含一红辣椒,加生姜末、葱段、白糖、黄酒、味精、精制油适量,置蒸锅内隔水蒸40min,以鱼肉熟烂为度。

【吃法】当菜佐餐,随意食用。

【功效】滋阴润肺,清咽止咳。

(六)白梨豆奶

【组成】豆浆50g、白梨50g(半只)。

【制法】豆浆煮沸后冷却,白梨去皮、去核后切块,同入果汁机,白梨打成汁,即成。

【吃法】上下午分服。

【功效】养阴润肺,益气生津。

(七)雪梨桔梗冰糖饮

【组成】雪梨1个、桔梗6g、川贝3g、白菊花4g、冰糖适量。

【制法】将雪梨洗净,去皮核,切片,同川贝、桔梗、白菊花一起放入锅中,加适量水后煮,滤过留汁,加冰糖即成。

【吃法】上下午分服。

【功效】清热化痰,清肺止咳。

(八)黄芩鸭梨粥

【组成】黄芩粉3g、鸭梨1个、粳米50g、冰糖适量。

【制法】鸭梨洗净,削皮,切片待用。锅上火,放入梨片,加入清水,煮至熟烂,用漏勺捞出梨渣,加入洗净粳米,煮成粥,放入黄芩粉和冰糖,拌匀即成。

【吃法】早晚分食。

【功效】养阴润肺,清肺止咳。

(九)沙参冰糖燕窝粥

【组成】燕窝 6g、沙参粉 5g、粳米 50g、冰糖 10g。

【制法】将燕窝放入温开水中浸泡片刻,浸软后除去绒毛、污物,再投入沸水中胀发。粳米淘净后与胀发的燕窝及水同入砂锅,用大火煮沸后,改用小火煨煮成稠粥,加入冰糖及沙参粉,待冰糖融化即成。

【吃法】早晚分食。

【功效】养阴润肺,清肺止咳。

(十)沙参麦冬猪肺

【组成】沙参、麦门冬各 15g、牡丹皮、杏仁各 10g、猪肺 1 个。

【制法】猪肺反复冲洗干净,切块,与沙参、麦门冬、牡丹皮、杏仁同入锅中,煨煮至熟烂,减去药渣即成。

【吃法】当菜佐餐,随意食用。

【功效】养阴润肺,清燥止咳。

### 四、穴位贴敷调护

【组成】桃仁 15g、红花 10g、檀香 10g、当归 10g、生地 15g、木香 10g、藿香 15g、牛膝 10g、川芎 10g、茯苓 15g。

【制法】将方中药研为细末,取适量细末用少量温水搅拌成糊状,再将其平铺于 10cm×10cm 大小的无菌棉垫放在水平面上,分别贴于肺俞穴、云门穴、天突穴三处,每次 1h,每日 1 次,3 周 1 疗程。

【定位】肺俞位于第 3 胸椎棘突下左右俞线上;天突位于两锁骨中央胸骨上窝中央;云门位于锁骨下窝凹陷处。

【功效】活血化瘀,祛痰通络。

### 五、艾灸调护

(一)艾灸肺俞

【定位】第 3 胸椎棘突下,旁开 1.5 寸。

【功效】调肺气,补虚损,清虚热,和营血。

【方法】艾条温和灸法,点燃艾条一端,放入艾灸盒内,对准施灸的穴位固定,距皮肤 2~3cm 进行温和灸法,产生温热感而无灼痛,至局部皮肤红晕为度,施灸时及时将艾灰弹入弯盘中,防止灼伤皮肤及烧坏衣物,灸 10~15min。

(二)艾灸孔最

【定位】前臂掌面桡侧,尺泽与太渊连线上,腕横纹上 7 寸处。

【功效】凉血止血,清宣肺热。

【方法】艾条温和灸法,点燃艾条一端,放入艾灸盒内,对准施灸的穴位固定,距皮肤 2~3cm 进行温和灸法,产生温热感而无灼痛,至局部皮肤红晕为度,施灸时及时将艾灰弹入弯盘中,防止灼伤皮肤及烧坏衣物,灸 10~15min。

## 六、中药足浴

【方名】预防感冒方(夏小军教授经验方)

【组成】黄芪、白术、防风、党参、女贞子等。

【制法】将中药装入砂锅内,先用自来水浸泡 20~30min,以浸泡过药面 3~5cm 为宜。再用大火煎至沸腾,然后改用小火煎煮,一般为 30min 左右。每剂药煎煮 2 次,将 2 次煎的药液混合后分 2 次。

【用法】将中药水放入内套塑料袋的足浴盆(一人一袋,防止交叉感染)中,加入适量热水(没过小腿下 2/3),用水温计调试好温度后再将双足浸入中药水中进行足浴 30~40min。

【功效】益卫固表,祛风散邪。

## 七、预防与生活调护

(一)饮食护理

指导患者选择高蛋白、高热量、丰富维生素等易消化的食物,忌烟、酒、酸、过咸、辛辣刺激性食物。

(二)生活护理

保持室内空气流通,床铺整洁,养成良好的生活习惯,保持口腔清洁。注意休息,勿去人多的公共场所,注意天气变化,预防感冒。

## 八、情志调护

1.向患者宣讲放射性肺损伤的疾病知识,帮助患者了解放疗副反应及处理措施,减轻心理负担,消除紧张情绪。

2.针对患者心理特点进行"以情胜情法"的护理干预。指导患者听悠扬的音乐,鼓励家属与患者一起回想生活中快乐的经历,保持情绪稳定,积极配合治疗。

# 第七节　放射性肝损伤的中医护理

放射治疗适用于病变比较局限、肝硬化不严重的肝癌患者。肝癌放疗易导致肝功能损害,并明显抑制机体免疫功能。临床常表现为倦怠乏力,汗多头晕,胁肋胀满,腹胀纳呆,恶心欲呕,大便溏薄,舌红苔薄,脉细等。肝损伤的症状都在放疗后数周至数月才表现出来。轻者可无症状,只是肝功能检查出现转氨酶、胆红素升高。肝损伤严重者临床表现为短期内肝脏迅速增大,并有触痛,大量腹腔积液,有时伴黄疸。

## 一、辨证施护

（一）肝郁阴伤

【主要症状】多见于轻度肝损伤。可见两胁胀满,以右胁明显,胸闷不舒,纳少厌油,腹部胀闷,神疲乏力,舌质偏红,苔少。

【调护方法】疏肝解郁,理气养阴。

（二）肝胆湿热

【主要症状】多见于中、重度肝损伤。可见两胁胀痛,口苦食少,胸闷心烦,恶心呕吐,或见黄疸,小便黄赤,大便质稠,舌质红,苔黄。

【调护方法】清热化湿,理气护肝。

（三）脾胃虚弱

【主要症状】多见于中度放射性肝损伤。可见面色苍白,倦怠乏力,饮食不香,口干不饮,四肢不温,恶心呕吐,大便溏薄,舌质淡。

【调护方法】温中健脾,和胃理气。

（四）肝肾阴虚

【主要症状】形体消瘦,腹部膨大,甚则腹部青筋暴露,面色萎黄或暗黑无华,口干心烦,手足心热,尿少黄赤,大便干结,舌质红,少苔少津。

【调护方法】滋补肝肾,养阴清热。

## 二、药物调护

（一）柴胡疏肝丸

主要成分茯苓、枳壳、白豆蔻、白芍、甘草、香附、陈皮、桔梗、厚朴、山楂、防风、神曲、柴胡等。口服,每次 1 丸,每日 2 次。适于肝郁阴伤型放射性肝损伤。

（二）护肝片

主要成分茵陈、柴胡、板蓝根、五味子、绿豆、胆汁粉。口服,每次4片,每日3次。适于肝胆湿热型放射性肝损伤。

（三）十全大补口服液

主要成分党参、炒白术、茯苓、炙甘草、当归等。口服,每次10ml,每日2~3次。适于脾胃虚弱型放射性肝损伤。

### 三、食疗药膳

（一）玫瑰茉莉花茶

【组成】玫瑰花3g、茉莉花3g。

【制法】将玫瑰花、茉莉花同置杯中,沸水冲泡后加上杯盖,浸泡5~10min即成。

【吃法】当茶,频饮。

【功效】疏肝理气,解郁滋阴。

（二）金橘萝卜饮

【组成】金橘5个、萝卜半个、蜂蜜适量。

【制法】将金橘洗净后去子,捣烂。萝卜洗净,切丝榨汁。二物混匀,放入蜂蜜,调匀即成。

【吃法】上下午分服。

【功效】疏肝理气,解郁滋阴。

（三）佛手花粥

【组成】佛手花10g、粳米50g。

【制法】将佛手花放入锅中,加水200ml,煮至100ml,粳米淘洗干净,放入锅中,加入清水400ml,煮至粥成,加入佛手花汁、冰糖,再煮2~3min即成。

【吃法】当早餐食用。

【功效】疏肝理气,解郁滋阴。

（四）马齿苋粳米粥

【组成】鲜马齿苋100g、粳米50g、精盐、葱花、精制植物油、味精各适量。

【制法】将马齿苋去除杂质,洗净,放入沸水锅内焯一下,捞出,用凉清水洗2~3遍,去黏液和苦味,切碎。将油锅烧热,放植物油、葱花煸香,再加入马齿苋、精盐,炒至入味,出锅装盘。粳米淘洗干净,加入适量清水煨煮,待米开花熟透时放入马齿苋煮成粥,即成。

【吃法】早晚分服。

【功效】化浊利湿,清热退黄。

(五)赤豆茯苓苡仁粥

【组成】赤小豆 50g、白茯苓 20g、薏苡仁 100g。

【制法】将赤小豆、白茯苓、薏苡仁洗净;赤小豆浸泡半天。将赤小豆与薏苡仁一起入锅,加适量水,用大火煮沸,再用小火煮至酥烂,加茯苓粉再煮 15min,加白糖少许稍煮即成。

【吃法】早晚分服。

【功效】化浊利湿,清热退黄。

(六)泥鳅炖豆腐

【组成】泥鳅 500g、豆腐 250g、生姜片 5g、精盐、黄酒、麻油各适量。

【制法】将泥鳅放入竹篓内盖好,用热水烫死,冷水洗去黏液,去鳃及内脏,洗净后切成 5cm 长的段,与洗净切成方块的豆腐及生姜片一同入锅,加适量水,用旺火煮沸,加少许精盐、黄酒调匀,移至小火上炖约 30min,待泥鳅熟烂时淋麻油即成。

【吃法】上下午分服。

【功效】清热利湿,利胆退黄。

(七)冬瓜三豆汤

【组成】冬瓜 250g、赤小豆 100g、绿豆 60g、扁豆 30g、精盐 1g。

【制法】将冬瓜洗净,去皮,切片,与洗净的赤小豆、绿豆、扁豆同入锅中,加适量清水,用小火煮至三豆烂,调入精盐即成。

【吃法】上下午分服。

【功效】健脾养胃利湿。

(八)鸭肉海参汤

【组成】鸭肉 200g、海参 50g、精盐、味精各适量。

【制法】先将鸭肉洗净,切片。海参用水泡发透,洗净切片,与鸭肉片一同放入砂锅中,加适量水,先用旺火煮沸,再改用小火炖煮 2h,至鸭肉熟烂,加精盐和味精,调匀即成。

【吃法】当菜佐餐,随意食用。

【功效】滋补肝肾。

(九)银耳枸杞汤

【组成】银耳 10g,枸杞、冰糖各 30g。

【制法】将银耳用清水泡发,去根蒂。枸杞用清水泡 3min,与冰糖一同入锅,加适量清水,先用旺火煮沸,再改用小火煎熬约 1h,至银耳熟烂即成。

【吃法】当菜佐餐,随意食用。

【功效】滋补肝肾。

(十)参芪炖大枣

【组成】党参 30g、黄芪 30g、大枣 20 枚。

【制法】将党参洗净,晒干,切片。黄芪洗净,晒干,切片,蜜渍后与党参片、大枣同入锅中,加适量水,用小火煎煮 2 次,合并滤汁即成。

【吃法】上下午分服。

【功效】补气健脾,益气摄血。

(十一)甲鱼滋阴汤

【组成】甲鱼 1 只(重约 500g)、百合 20g、生地黄 15g、精盐适量。

【制法】将甲鱼放入沸水锅中烫死,剁去头爪,揭去外壳,掏出内脏洗净,切成 1cm 见方小块,与洗净的百合、生地黄一同放入砂锅,加适量水,用旺火煮沸,转小火炖煮 2h,加精盐调味即成。

【吃法】当菜佐餐。

【功效】滋补肝肾。

(十二)枸杞山药蒸鸡

【组成】枸杞 30g、山药 30g、母鸡 1 只。

【制法】净鸡去爪,剖开脊背,去内脏,下开水锅焯一下,把鸡腹向上放在汤碗内,加入精盐、黄酒、味精、清汤、山药片、枸杞,以及香菇、笋片、火腿片等辅料,上笼蒸 2h,至鸡肉酥烂,即成。

【吃法】当菜佐餐。

【功效】滋补肝肾,降低血清转氨酶。

## 四、艾灸调护

(一)艾灸期门

【定位】乳头直下,第 6 肋间隙处,前正中线旁开 4 寸。

【功效】疏肝健脾,调气活血。

【方法】艾条温和灸法,点燃艾条一端,放入艾灸盒内,对准施灸的穴位固定,距皮肤 2~3cm 进行温和灸法,产生温热感而无灼痛,至局部皮肤红晕为度,施灸时及时将艾灰弹入弯盘中,防止灼伤皮肤及烧坏衣物,灸 10~15min。

（二）艾灸章门

【定位】侧腹部，第 11 肋间游离端之下际。

【功效】疏肝健脾，调气活血。

【方法】艾条温和灸法，点燃艾条一端，放入艾灸盒内，对准施灸的穴位固定，距皮肤 2~3cm 进行温和灸法，产生温热感而无灼痛，至局部皮肤红晕为度，施灸时及时将艾灰弹入弯盘中，防止灼伤皮肤及烧坏衣物，灸 10~15min。

（三）艾灸肝俞

【定位】第 9 胸椎棘突下，旁开 1.5 寸。

【功效】疏肝利胆，清利头目。

【方法】艾条温和灸法，点燃艾条一端，放入艾灸盒内，对准施灸的穴位固定，距皮肤 2~3cm 进行温和灸法，产生温热感而无灼痛，至局部皮肤红晕为度，施灸时及时将艾灰弹入弯盘中，防止灼伤皮肤及烧坏衣物，灸 10~15min。

## 五、预防与生活调护

（一）饮食护理

少食多餐，多进食优质蛋白、高热量、高维生素、低脂肪及清淡食物，忌食生冷、有刺激性及油腻的食物。

（二）严密观察病情

严密观察患者的病情变化，注意患者的精神状态，监测生命体征的变化。询问患者有无腹泻、黑便，以便及时诊断治疗。定期监测血象，对白细胞严重减少和骨髓抑制者，应积极预防感染并采取保护性隔离措施。

（三）生活护理

注意休息，养成有规律的生活习惯，保证充足的睡眠时间。

## 六、情志调护

1.治疗过程中与患者经常进行交流，告知患者治疗情况，使其正确认识治疗并积极配合治疗。

2.向患者介绍治疗后病情稳定的成功病例，使其减少心理压力，勇敢面对生活。

# 第八节　放射性结肠、直肠炎的中医护理

　　结肠癌、直肠癌、宫颈癌、卵巢癌等下腹部、盆腔器官的恶性肿瘤进行放射治疗，几乎百分之百患者的结肠、直肠会发生组织学改变,发生不同程度的放射性结肠炎、直肠炎。特别是腔内照射更容易发生。

　　急性放射性结肠炎、直肠炎主要表现为腹痛,腹泻,黏液便,里急后重,严重时出现血便。迟发性放射性结肠炎,常在放疗 0.5~3 年内发生腹泻,每年 3~4 次甚至多达 10 多次,解红白黏液便,腹痛,里急后重反复便血,有时便秘,肛门疼痛,病情时轻时重,日久难愈,严重时导致贫血、全身衰竭。

## 一、辨证施护

### (一)大肠湿热型

【主要症状】腹泻每日数次,大便稀溏不成形,或为黏液脓血便,或水样便,或血便,里急后重,腹部疼痛,肛门灼痛,小便少而溲,舌质红苔薄黄或黄腻。

【调护方法】清热化湿止泻。

### (二)脾虚湿热型

【主要症状】腹泻反复发作,日久不愈,大便稀溏不成形,或黏液血便,腹部隐痛,腹胀肠鸣,肛门坠胀,面色萎黄,气短乏力,食欲不振,舌质淡苔白腻。

【调护方法】健脾理气化湿。

### (三)脾肾两虚型

【主要症状】面色苍白,身体消瘦,四肢发凉,精疲乏力,膝冷,久泻久痢,肛门下坠或脱出,舌质淡。

【调护方法】温肾健脾止泻。

## 二、药物调护

　　(一).拳参片:主要成分为拳参提取物。口服,每次 3~4 片,每日 3 次。适于大肠湿热型放射性结肠、直肠炎。

　　(二).四神丸:主要成分补骨脂、肉豆蔻、五味子、吴茱萸等。口服,每次 6g,每日 2 次,淡盐水或温开水送服。适于脾肾两虚型放射性结肠、直肠炎。

### 三、食疗药膳

（一）大蒜茯苓粥

【组成】蒜头 30g、茯苓 20g、粳米 100g。

【制法】将蒜瓣去除外皮，捣烂。茯苓洗净后，晒干或烘干，研成细末，盛入碗中。粳米淘尽后，放入砂锅，加适量水，用大火煮沸，调入茯苓粉，拌匀，改小火煨煮成稠粥，粥将成时，加蒜头泥拌匀即成。

【吃法】早晚分食。

【功效】清热健脾，杀菌化湿。

（二）山药蒜泥粥

【组成】山药粉 20g、蒜泥 15g、粳米 60g、白糖适量。

【制法】山药粉用凉水调成糊状，备用。粳米淘净，入锅加水煮粥，待粥熟时，加入白糖、蒜泥、山药粉，搅匀煮沸即成。

【吃法】早晚分食。

【功效】益气健脾，和胃止泻。

（三）扁豆肉桂粥

【组成】白扁豆 30g、生姜 10g、肉桂 3g、粳米 100g。

【制法】将生姜、肉桂分别洗净，晒干或烘干，共研成细粉。白扁豆洗净，放入温开水中浸泡 30min，取出后与淘净的粳米同入砂锅，加适量水，用大火煮沸后，改用小火煨炖 1h，待扁豆酥烂，加生姜、肉桂粉，拌匀煮沸即成。

【吃法】早晚分食。

【功效】温补脾肾，助运止泻。

（四）肉豆蔻生姜粥

【组成】肉豆蔻 8g、生姜 2 片、粳米 60g。

【制法】把肉豆蔻捣碎研为细末。用粳米煮粥，待粥将熟时，加入豆蔻末及生姜，煮 2~3min 即成。

【吃法】早晚分食。

【功效】温补脾肾，助运止泻。

（五）蒲公英白头翁粥

【组成】白头翁 15g、蒲公英 30g、粳米 60g。

【制法】将白头翁、蒲公英洗净入锅，加适量水，煎煮 30min，去渣取汁，加入淘洗干净的粳米，煮成稠粥即成。

【吃法】早晚分食。

【功效】清肠化湿,凉血解毒。

(六)健脾止泻饭

【组成】芡实 15g、山药 12g、茯苓 10g、莲子 15g、薏苡仁 20g、白扁豆 15g、党参 10g、白术 8g、粳米 200g、红糖适量。

【制法】将山药、茯苓切成粒状。党参、白术切片熬成汁。芡实、莲子、薏苡仁、白扁豆洗净,放入锅内煮。将粳米淘洗干净,与熟芡实、莲子、薏苡仁、白扁豆同置锅中,加入山药粒、茯苓粒药汁,放入红糖和适量水,上笼蒸 40~50min 即成。

【吃法】当主食,随意食用。

【功效】益气健脾,化湿止泻。

(七)补骨脂姜枣粥

【组成】补骨脂 15g、生姜 30g、大枣 10 枚、红糖 20g。

【制法】将补骨脂、大枣洗净,与洗净切片的生姜同入锅中,用小火慢炖 30min,去渣取汁,趁热加入红糖,待糖溶化即成。

【吃法】上下午分服。

【功效】温补脾肾,助运止泻。

(八)二仙狗肉

【组成】狗后腿肉 1000g、仙茅 20g、淫羊藿 20g,精制油、葱段、姜片、红辣椒、酱油、精盐、白糖、胡椒粉各适量。

【制法】将仙茅、淫羊藿加水煎煮 2 次,提取浓缩汁 60ml,备用。将狗肉洗净,放入沸水锅中焯一下,捞出切成大块,在精制油锅中炸呈现金黄色,捞出备用;另取一砂锅,把葱段、姜片、红辣椒等调料放入锅底,再放入狗肉块,加酱油、精盐、清汤,大火烧沸,改小火炖至狗肉熟烂,加入白糖后再焖 5min,撒上胡椒粉即可装盘。

【吃法】当菜佐餐,随意食用。

【功效】温补脾肾,散寒止泻。

(九)菟丝子炖鹿肉

【组成】鹿肉 500g、菟丝子 10g、冬笋尖 100g、精盐 2g、黄酒 25g,花椒、大茴香、味精各 2g、葱段 15g、生姜块 15g、鲜汤 300g、精制油 30g、麻油 5g,青蒜茸、葱花、生姜末各适量。

【制法】将鹿肉放入清水盆,浸泡 3h 去血污,而后放入锅中,加清水上火,下黄酒、葱姜、花椒、大茴香,烧开后撇去浮沫,小火炖至熟透,取出切块。菟丝子加黄酒、适量清水上笼蒸 20min 取出,纱布过滤原汁。笋尖剖开,顺丝切成梳子形片。炒锅上火,烧热加底油,下葱花、生姜末炒香,倒入鹿肉及菟丝子原汁,加精盐、黄酒、鲜汤、笋片,烧透下入味精,淋麻油起锅装盘,撒上青蒜茸即成。

【吃法】当菜佐餐,随意食用。

【功效】温补脾肾,散寒止泻。

(十)牛肉芪枣汤

【组成】鲜牛肉 250g、黄芪 30g、补骨脂 10g、山药 15g、生姜 6g、大枣 35g,精盐、葱、黄酒各适量。

【制法】将牛肉洗净切块,与洗净的黄芪、补骨脂、山药、大枣、生姜、葱、黄酒一同放入砂锅,加适量水,大火煮沸后转小火炖 2h,加精盐调味即成。

【吃法】当菜佐餐,随意食用。

【功效】温补脾肾,散寒止泻。

**四、中药灌肠**

【组成】沙棘 15g、黄芩 12g、黄连 6g、黄芪 15g、丹参 12g、元胡 9g、木香 9g、白芍 12g、甘草 12g、防风 9g、白术 9g、白芨 9g。

【制法】按传统方法煎煮,浓缩至 100ml。

【用法】行保留灌肠,每日 1 次,1 疗程为 21d。

【功效】清热解毒,调气行血。

**五、艾灸调护**

(一)艾灸天枢穴

【定位】脐中旁开两寸。

【功效】疏调大肠,调中和胃,理气健脾,扶土化湿。

【方法】艾条温和灸法,点燃艾条一端,放入艾灸盒内,对准施灸的穴位固定,距皮肤 2~3cm 进行温和灸法,产生温热感而无灼痛,至局部皮肤红晕为度,施灸时及时将艾灰弹入弯盘中,防止灼伤皮肤及烧坏衣物,灸 10~15min。

(二)艾灸神阙穴

【定位】腹中部,脐窝正中。

【功效】回阳救逆,温中散寒。

【方法】艾条温和灸法,点燃艾条一端,放入艾灸盒内,对准施灸的穴位固定,距皮肤 2~3cm 进行温和灸法,产生温热感而无灼痛,至局部皮肤红晕为度,施灸时及时将艾灰弹入弯盘中,防止灼伤皮肤及烧坏衣物,灸 10~15min。

（三）艾灸上脘穴

【定位】在前正中线上，脐上 5 寸。

【功效】理气健脾，降逆止呕。

【方法】艾条温和灸法，点燃艾条一端，放入艾灸盒内，对准施灸的穴位固定，距皮肤 2~3cm 进行温和灸法，产生温热感而无灼痛，至局部皮肤红晕为度，施灸时及时将艾灰弹入弯盘中，防止灼伤皮肤及烧坏衣物，灸 10~15min。

（四）艾灸中脘穴

【定位】在前正中线上，脐上 4 寸。

【功效】理肠健胃，消积化滞。

【方法】艾条温和灸法，点燃艾条一端，放入艾灸盒内，对准施灸的穴位固定，距皮肤 2~3cm 进行温和灸法，产生温热感而无灼痛，至局部皮肤红晕为度，施灸时及时将艾灰弹入弯盘中，防止灼伤皮肤及烧坏衣物，灸 10~15min。

（五）艾灸下脘穴

【定位】在前正中线上，脐上 2 寸。

【功效】理气和中，消积化滞。

【方法】艾条温和灸法，点燃艾条一端，放入艾灸盒内，对准施灸的穴位固定，距皮肤 2~3cm 进行温和灸法，产生温热感而无灼痛，至局部皮肤红晕为度，施灸时及时将艾灰弹入弯盘中，防止灼伤皮肤及烧坏衣物，灸 10~15min。

（六）艾灸大肠俞穴

【定位】当第 4 腰椎棘突下，旁开 1.5 寸。

【功效】调肠腑，利腰膝。

【方法】艾条温和灸法，点燃艾条一端，放入艾灸盒内，对准施灸的穴位固定，距皮肤 2~3cm 进行温和灸法，产生温热感而无灼痛，至局部皮肤红晕为度，施灸时及时将艾灰弹入弯盘中，防止灼伤皮肤及烧坏衣物，灸 10~15min。

## 六、中药足浴

（一）通便方（夏小军教授经验方）

【组成】肉苁蓉、当归、牛膝、厚朴、枳壳等。

【制法】将中药装入砂锅内，先用自来水浸泡 20~30min，以浸泡过药面 3~5cm 为宜。再用大火煎至沸腾，然后改用小火煎煮。一般为 30min 左右。每剂药煎煮 2 次，将 2 次煎的药液混合后分 2 次。

【用法】将中药水放入内套塑料袋的足浴盆（一人一袋，防止交叉感染）中，加入适量热水(没过小腿下 2/3),用水温计调试好温度后再将双足浸入中药水中进行足浴 30~40min。

【功效】滋阴益气,泻热通便。

(二)止泻方(夏小军教授经验方)

【组成】党参、炒白术、茯苓、山药、炒扁豆等。

【制法】将中药装入砂锅内,先用自来水浸泡 20~30min,以浸泡过药面 3~5cm 为宜。再用大火煎至沸腾,然后改用小火煎煮。一般为 30min 左右。每剂药煎煮 2 次,将 2 次煎的药液混合后分 2 次。

【用法】将中药水放入内套塑料袋的足浴盆(一人一袋,防止交叉感染)中,加入适量热水(没过小腿下 2/3),用水温计调试好温度后再将双足浸入中药水中进行足浴 30~40min。

【功效】健脾益气,涩肠止泻。

(三)腹胀方(夏小军教授经验方)

【组成】木香、砂仁、当归、陈皮等。

【制法】将中药装入砂锅内,先用自来水浸泡 20~30min,以浸泡过药面 3~5cm 为宜。再用大火煎至沸腾,然后改用小火煎煮。一般为 30min 左右。每剂药煎煮 2 次,将 2 次煎的药液混合后分 2 次。

【用法】将中药水放入内套塑料袋的足浴盆(一人一袋,防止交叉感染)中,加入适量热水(没过小腿下 2/3),用水温计调试好温度后再将双足浸入中药水中进行足浴 30~40min。

【功效】健脾行气,消胀止痛。

**七、预防与生活调护**

(一)饮食护理

进食高热量、高蛋白、易消化、适量维生素饮食为主,增强体质。少渣、易消化饮食,忌食产气的食物,如豆类、牛奶、奶酪、洋葱、啤酒、碳酸饮料等;忌食易致腹泻的食物,如酒、咖啡、绿豆、菠菜、香蕉、辛辣食物等,戒烟酒。

(二)保护肠道黏膜

如肠道黏膜反应轻者可口服思密达等黏膜保护剂,待放疗结束后会好转;如重者可配合生理盐水+庆大霉素+地塞米松+云南白药或中药汤剂保留灌肠,灌肠后不要马上起床,应卧床休息 20~30min,灌肠后观察大便情况,询问是否有腹痛。

（三）皮肤护理

保持肛周皮肤清洁干爽，可涂抹少许皮炎平，勿用硬纸擦拭。内裤及用物宜选用柔软、吸水性好的材料。

**八、情志调护**

1.当患者出现腹痛、腹泻时，告知患者这是放疗的副反应，无需紧张担心。

2.帮助患者树立战胜疾病的信心，保持情绪稳定，积极配合治疗。

# 第九节　放射性膀胱炎的中医护理

放射性膀胱炎多发于盆腔肿瘤、前列腺癌、子宫颈癌等盆腔肿瘤及睾丸肿瘤、结肠肿瘤、直肠肿瘤的放射治疗过程中或治疗后。其发生与放射剂量、放射治疗技术、个体放射敏感度等因素有关。放射性膀胱炎的发生多在放疗后 1~4 年之间。放射性膀胱炎分为以下 3 度，轻度：仅有尿频、尿急、尿痛，膀胱镜检查可见黏膜浑浊、充血、水肿等轻度症状及体征；中度：除以上症状外，大多伴有血尿，且反复发作，膀胱镜检查可见黏膜水肿，多伴有溃疡常在膀胱三角区后壁及输尿管间皱褶处；重度：膀胱阴道瘘形成，中度和重度常为严重的迟发性毒副反应。

**一、辨证施护**

（一）热毒蕴结型

【主要症状】尿频、尿急、尿痛、尿黄，口喜饮，大便干结，舌质红，苔黄或黄腻。

【调护方法】清热解毒，凉血利湿。

（二）阴虚湿热型

【主要症状】尿频、尿急、尿痛逐渐缓解，五心烦热，或午后潮热，口干喜饮，舌红少苔少津。

【调护方法】益阴清热，滋养肝肾。

**二、药物调护**

（一）中药灌注

用荔枝草 15g、蒲公英 10g、金银花 10g、延胡索 15g、生大黄 5g、白茅根 30g，浓煎成汤剂做膀胱冲洗，每日灌注 2 次。

（二）制大黄丸

主要成分大黄。口服，每次 1 丸，每日 2 次。适于热毒蕴结型放射性膀胱炎。

**三、食疗药膳**

（一）葱白车前粥

【组成】葱白 30g、车前叶 50g、粳米 60g。

【制法】葱白、车前叶分别拣去杂质，洗净，切碎，备用。粳米淘洗干净，放入砂锅，加水适量，大火煮沸，按常法煨煮成粥，调入葱白、车前叶，继续用小火煨煮片刻即成。

【吃法】早晚趁热分食。

【功效】清热利尿。

（二）苦瓜绿茶饮

【组成】苦瓜 500g、绿茶 150g。

【制法】苦瓜洗净后，从中间剖开，挖出瓜子后，将绿茶纳入苦瓜中，用细线扎好剖开处，将其挂在通风处阴干。苦瓜干燥后，除去细线，切碎，混合均匀，装瓶防潮。

【吃法】当茶，每日 2 次，每次取 15g，放入大杯中，沸水冲泡，焖 10min 即可饮用。

【功效】清热解毒，渗湿利尿。

（三）冬瓜赤豆鲤鱼羹

【组成】小型冬瓜 1 个、鲤鱼 1 条（约 500g）、赤豆 60g、莲子仁 30g、薏苡仁 30g、核桃仁 15g、冰糖屑 20g。

【制法】冬瓜洗净，从蒂下环切，剖开，带蒂的上端为盖，备用；下端将冬瓜子挖出。鲤鱼宰杀，去鳞、腮及内脏，剪去尾，头、体、尾分切四段。按鲤鱼头、体、尾依次放入冬瓜盅内，并放入赤豆、莲子仁、薏苡仁、核桃仁及冰糖屑，加适量水，合上带蒂的冬瓜盖，竹签插紧固定，放入笼屉，大火蒸 2h 即成。

【吃法】当菜佐餐，随意食用。

【功效】清热解毒，利尿消肿。

（四）大枣金针菜汤

【组成】大枣 15 枚、金针菜 50g、冰糖屑 25g。

【制法】大枣、金针菜分别拣去杂质，洗净，大枣去核，金针菜用温开水浸泡，去花托，挤去黄水，继续用温水泡一下，与大枣同入砂锅，加水适量，用大火煮沸后，改小火煨煮 30min，调冰糖屑，拌匀即成。

【吃法】早晚分食。

【功效】清热、利尿、止血。

（五）绿豆芽白菜根汤

【组成】绿豆芽 100g,白菜根茎头 1 个。

【制法】绿豆芽择洗干净待用。白菜根茎先刷洗一下,刨切去根头,切成小块,放入纱布袋,扎紧袋口,与绿豆芽同放入砂锅,加足量水,大火煮沸,改小火煨煮 30min,去除纱布袋,滤尽汁液即成。

【吃法】当饮料,上下午分饮。

【功效】清热解毒,利水消肿。

（六）甘蔗鲜藕生地汁

【组成】紫皮甘蔗 150g、鲜藕 100g、鲜生地黄 60g。

【制法】甘蔗、鲜藕、鲜生地黄分别拣洗干净,甘蔗切割成 2cm 长的段,鲜藕、鲜生地黄均切片,同放入洁净的压汁机内,去渣,收取汁液即成。

【吃法】早晚分 2 次服。

【功效】清热凉血,利尿通淋。

（七）四草利尿饮

【组成】鱼腥草 30g、车前草 30g、金钱草 30g、鸭跖草 30g、冰糖屑 30g。

【制法】鱼腥草、车前草、金钱草、鸭跖草分别拣去杂质,洗净,切碎,同放入砂锅,加足量水,浸泡片刻,大火煮沸后,改小火煎煮 40min,纱布过滤,去渣,取汁入砂锅,调冰糖屑,小火煨煮至沸,白糖完全溶化即成。

【吃法】当饮料,上下午分服,或频饮。

【功效】清热解毒,利尿消肿。

（八）麦冬大枣牛奶茶

【组成】麦门冬 30g、大枣 10 枚、牛奶 200g、白糖 10g。

【制法】麦门冬、大枣分别择洗干净,麦门冬切片,放入纱布袋,扎紧袋口,与大枣同入砂锅,加水适量,中火煎煮 20min,取出纱布袋,滤尽汁液,调入牛奶白糖,改小火煨煮至牛奶发泡即成。

【吃法】早晚分服。

【功效】滋阴清热,利尿消肿。

（九）车前草猪膀胱汤

【组成】鲜车前草 100g,猪膀胱 150g。

【制法】车前草拣去杂质,洗净,切段,放入纱布袋,扎紧袋口,待用。猪膀胱剖开,放入淡碱水液中浸泡 1h,反复搓揉,洗净,入沸水锅中焯透,捞出,冷水中过凉,切成

1cm 见方的薄块,与车前草纱布袋同放入砂锅中焯透,加适量水,大火煮沸,改用小火煨煮 1h,取出纱布袋,滤尽汁液即成。

【吃法】上下午分服。

【功效】滋阴补肾,活血化瘀,解毒利尿。

（十）枸杞烩海参

【组成】枸杞 30g、水发海参 30g、冬菇 30g、赤豆 50g,葱花、姜末、精制油、白糖各适量。

【制法】冬菇拣洗干净,切片。枸杞、赤豆分别拣去杂质,洗净,放入大碗,加水浸泡片刻。水发海参洗净,切片,待用。炒锅置火上,加油烧至八成热,下入葱花,煸炒出香,即加入海参片翻炒,并快速加入浸泡的枸杞、赤豆及浸泡水,大火煮沸后,改小火煨煮 1h,待赤豆煮烂,调白糖,拌匀即成。

【吃法】当菜佐餐,随意食用。

【功效】滋补肝肾,利水消肿。

**四、艾灸调护**

（一）艾灸中极穴

【定位】前正中线上,脐下 4 寸。

【功效】补肾培元,清热利湿。

【方法】艾条温和灸法,点燃艾条一端,放入艾灸盒内,对准施灸的穴位固定,距皮肤 2~3cm 进行温和灸法,产生温热感而无灼痛,至局部皮肤红晕为度,施灸时及时将艾灰弹入弯盘中,防止灼伤皮肤及烧坏衣物,灸 10~15min。

（二）艾灸曲骨穴

【定位】脐下 5 寸,前正中线上,耻骨联合上缘的中点处。

【功效】补肾培元,清热利湿。

【方法】艾条温和灸法,点燃艾条一端,放入艾灸盒内,对准施灸的穴位固定,距皮肤 2~3cm 进行温和灸法,产生温热感而无灼痛,至局部皮肤红晕为度,施灸时及时将艾灰弹入弯盘中,防止灼伤皮肤及烧坏衣物,灸 10~15min。

（三）艾灸气海穴

【定位】前正中线上,脐下 1.5 寸。

【功效】补肾培元。

【方法】艾条温和灸法,点燃艾条一端,放入艾灸盒内,对准施灸的穴位固定,距皮肤 2~3cm 进行温和灸法,产生温热感而无灼痛,至局部皮肤红晕为度,施灸时及时将艾灰弹入弯盘中,防止灼伤皮肤及烧坏衣物,灸 10~15min。

（四）艾灸关元穴

【定位】前正中线上,脐下 3 寸。

【功效】补肾培元,清热利湿。

【方法】艾条温和灸法,点燃艾条一端,放入艾灸盒内,对准施灸的穴位固定,距皮肤 2~3cm 进行温和灸法,产生温热感而无灼痛,至局部皮肤红晕为度,施灸时及时将艾灰弹入弯盘中,防止灼伤皮肤及烧坏衣物,灸 10~15min。

### 五、预防与生活调护

（一）保证充足的尿量

治疗期间嘱患者多饮水,多饮绿茶水及服利尿通淋的中草药,多排尿,保证每天尿量在 2000~3000ml。

（二）饮食

进食易消化食物,同时饮食尽量清淡,避免刺激性、生冷、油腻、烟熏的食物,营养丰富。戒烟戒酒,养成良好生活习惯。

（三）避免尿路感染

应经常注意尿路是否通畅,加强抗炎治疗,避免泌尿系感染。

### 六、情志调护

1.患者出现尿频、尿痛、血尿等症状,心理恐慌,应耐心细致的做好解释,消除紧张心理,调适稳定情绪。

2.增强患者及家属的心理承受能力,树立战胜疾病的信心,积极配合治疗。


# 第十节  放射性脑损伤的中医护理


头颈部恶性肿瘤在放射性治疗时或放射性治疗后,可导致放射性脑损伤。脑损伤的发生与放射总剂量、分次剂量、疗程长短、照射面积、部位、年龄及个体放射敏感性差异等均有密切关系,尤其是放射剂量的关系最为明显。儿童脑损伤的发病率高于成年人,出现也早于成年人。放射性脑损伤分为早期急性反应、早期延迟性反应、晚期延迟性反应或稳定迟发性反应。放射性脑损伤属中医"头痛""眩晕""中风"等病的范畴。

## 一、辨证施护

（一）热毒上扰型

【主要症状】头痛剧烈，面红目赤，口干喜饮，或伴低热，大便干结，小便黄赤，舌质红，舌苔黄少津，多见于放射性脑损伤早期。

【调护方法】清热解毒，醒脑通窍。

（二）阴虚阳亢型

【主要症状】头痛头晕，面部红热，腰膝酸软，耳鸣眼花，健忘乏力，舌红少苔。

【调护方法】滋阴养肾，护肝潜阳。

（三）瘀血内阻型

【主要症状】头痛如锥刺或针刺，痛处相对固定，病程长，或半身瘫痪，语言艰涩，舌质紫。

【调护方法】活血化瘀，通窍止痛。

（四）痰浊闭窍型

【主要症状】头痛头晕，头重如裹，嗜睡倦怠，神疲乏力，胸部及胃脘痞闷，呕吐痰涎，舌苔白腻。

【调护方法】化痰泻浊，通窍升清。

## 二、药物调护

（一）天麻首乌片

主要成分天麻、川芎、白芷、丹参、何首乌等。口服，每次 6 片，每日 3 次。适用于放射性脑损伤。

（二）25%甘露醇注射液

快速静滴，脱水利尿。

（三）安定注射液

成人每次 10mg，肌肉注射，镇静催眠。

## 三、食疗药膳

（一）芎归苍术蜜饮

【组成】川芎 10g、当归 10g、苍术 15g、香附 10g、蜂蜜 10g。

【制法】将川芎、当归、苍术、香附分别洗净，晒干或烘干，切成片，放入砂锅，加水浸泡透，浓煎 30min，纱布过滤，取滤汁放入容器，待其温热时，调入蜂蜜，拌匀即成。

【吃法】上下午分服。

【功效】化痰升清泻浊。

（二）陈皮川芎凉茶

【组成】陈皮 20g、川芎 15g。

【制法】陈皮洗净，撕成小块，川芎切片同放入茶杯，倒入沸水，盖严盖子，即成。

【吃法】饮汁，或冰凉后饮用。

【功效】化痰升清泻浊。

（三）天麻决明海带汤

【组成】天麻 10g、决明子 30g、水发海带 100g，植物油、葱花、姜末、精盐、味精各适量。

【制法】将水发海带洗净后晾干，切成菱形片，放入碗中。将天麻洗干净，切片，与敲碎的决明子同入砂锅，加水适量，浓煎 30min，过滤取汁。炒锅置火上，加植物油烧至六成热，加葱花、姜末煸炒出香，倒入海带片，翻炒中加清水适量，并调入天麻、决明子浓煎汁，拌匀，改小火煨煮片刻，加精盐、味精，拌匀即成。

【吃法】当汤佐餐，随意服用。

【功效】养阴平肝。

（四）丹参檀香蜜饮

【组成】丹参 15g、檀香 9g、炙甘草 5g，蜂蜜适量。

【制法】将丹参、檀香、炙甘草放入砂锅，加水煎煮，去渣取汁，调入蜂蜜即成。

【吃法】上下午分服。

【功效】活血化瘀，行气止痛。

（五）三七炖乳鸽

【组成】三七 15g、黑木耳 30g、乳鸽 3 只，植物油、精盐、味精、红糖、葱花、姜末、料酒、香油各适量。

【制法】三七拣去杂质，洗净，晒干或烘干，切片，放入布袋中，扎紧口袋，备用。将黑木耳冷水泡发，洗净。将乳鸽宰杀，洗净，控干水分，用精盐及酱油适量涂抹鸽身。炒锅置火上，加植物油烧至六成热，放入葱花、姜末煸炒出香，逐个放入乳鸽，急火爆香乳鸽，烹入料酒，加鸡汤（或清汤）适量，并放三七药袋及黑木耳，大火煮沸，改小火炖 40min，取出药袋，过滤药汁，加精盐、味精、红糖，拌匀，继续用小火炖至乳鸽酥烂，黑木耳稠熟，淋入香油即成。

【吃法】当菜佐餐，三七饮片可同时嚼食。

【功效】活血化瘀，行气止痛。

（六）活血茶

【组成】红花 5g、檀香 5g、绿茶 1g、赤砂糖适量。

【制法】将红花、檀香、绿茶捣碎研末，以纱布袋装之，置杯中，沸水冲泡，加盖焖 10min，去药袋，调入赤砂糖即成。

【吃法】代茶，频饮。

【功效】活血化瘀，行气止痛。

（七）当归炖鸡

【组成】母鸡 1 只、当归 30g，醪糟汁、葱、姜、胡椒粉、食盐各适量。

【制法】母鸡宰杀干净，当归润透切片。将鸡放入砂锅，加水、醪糟汁、当归、葱、姜、盐，盖严锅口，先用大火烧开，再用小火炖 3h，出锅时撒上胡椒粉即成。

【吃法】当菜佐餐，随意食用。

【功效】活血化瘀，行气止痛。

（八）菖蒲川芎酒

【组成】石菖蒲 120g、川芎 30g、低度白酒 500ml。

【制法】将菖蒲、川芎一同浸入酒瓶中，封口，5 日后开启。

【吃法】每日早晚空腹饮 10~20ml。

【功效】化痰升清泻浊。

## 四、穴位按摩

（一）按摩印堂穴

【定位】两眉头连线的中点。

【功效】清热散风，镇静安神。

【方法】右手中指点按，稍用力，按揉印堂穴，2~3min。

（二）按摩神庭穴

【定位】前发际正中直上 0.5 寸。

【功效】清热散风，镇静安神。

【方法】右手中指点按，稍用力，按揉神庭穴，2~3min。

（三）按摩百会穴

【定位】头部正中线上，后发际直上 7 寸，前发际直上 5 寸。

【功效】开窍醒神，回阳固脱，清热息风。

【方法】右手中指点按，稍用力，按揉百会穴，2~3min。

（四）按摩太阳穴

【定位】眉梢与目外眦之间向后约 1 寸的凹陷处。

【功效】疏散风热,清利头目。

【方法】双手中指点按,稍用力,平衡用力按揉两侧太阳穴,2~3min。

（五）按摩攒竹穴

【定位】眉头凹陷中,额切迹处。

【功效】清热明目。

【方法】双手中指点按,稍用力,平衡用力按揉两侧攒竹穴,2~3min。

（六）按摩丝竹空穴

【定位】眉梢外端凹陷处。

【功效】清肝明目,祛风通络。

【方法】双手中指点按,稍用力,平衡用力按揉两侧丝竹空穴,2~3min。

（七）按摩头维穴

【定位】头正中线旁开 4.5 寸,额角发际直上 0.5 寸。

【功效】祛风泻火,止痛明目。

【方法】双手中指点按,稍用力,平衡用力按揉两侧头维穴,2~3min。

（八）按摩风府穴

【定位】后发际正中直上 1 寸。

【功效】祛风散邪,镇静安神,醒脑开窍。

【方法】右手中指点按,稍用力,平衡用力按揉风府穴,2~3min。

（九）按摩风池穴

【定位】胸锁乳突肌与斜方肌上端的凹陷处,与风府相平。

【功效】祛风解表,清头目,利官窍。

【方法】双手中指点按,稍用力,平衡用力按揉两侧分池穴,2~3min。

**五、艾灸调护**

（一）艾灸涌泉穴

【定位】于足底,足趾跖屈时足前掌呈凹陷处,约当足底（去趾）前 1/3 与后 2/3 交点凹陷中。

【功效】开窍宁神,泻热。

【方法】艾条温和灸法,点燃艾条一端,放入艾灸盒内,对准施灸的穴位固定,距皮肤 2~3cm 进行温和灸法,产生温热感而无灼痛,至局部皮肤红晕为度,施灸时及时将艾灰弹入弯盘中,防止灼伤皮肤及烧坏衣物,灸 10~15min。

（二）艾灸照海穴

【定位】内踝尖下方凹陷中。

【功效】退虚热,滋肾阴,宁神志。

【方法】艾条温和灸法,点燃艾条一端,放入艾灸盒内,对准施灸的穴位固定,距皮肤 2~3cm 进行温和灸法,产生温热感而无灼痛,至局部皮肤红晕为度,施灸时及时将艾灰弹入弯盘中,防止灼伤皮肤及烧坏衣物,灸 10~15min。

（三）艾灸大陵穴

【定位】腕掌横纹的中点,当掌长肌腱与桡侧腕屈肌腱之间。

【功效】宁心安神,调肠胃,通经络。

【方法】艾条温和灸法,点燃艾条一端,放入艾灸盒内,对准施灸的穴位固定,距皮肤 2~3cm 进行温和灸法,产生温热感而无灼痛,至局部皮肤红晕为度,施灸时及时将艾灰弹入弯盘中,防止灼伤皮肤及烧坏衣物,灸 10~15min。

### 六、中药足浴

【方名】安神方（夏小军教授经验方）

【组成】酸枣仁、远志、茯神、夜交藤、当归等。

【制法】将中药装入砂锅内,先用自来水浸泡 20~30min,以浸泡过药面 3~5cm 为宜。再用大火煎至沸腾,然后改用小火煎煮,一般为 30min 左右。每剂药煎煮 2 次,将 2 次煎的药液混合后分 2 次。

【用法】将中药水放入内套塑料袋的足浴盆(一人一袋,防止交叉感染)中,加入适量热水(没过小腿下 2/3),用水温计调试好温度后再将双足浸入中药水中进行足浴 30~40min。

【功效】养血清心,镇静安神。

### 七、预防与生活调护

（一）饮食护理

给予营养丰富、低脂肪、易消化的食物,增加食物的色、香、味,以刺激患者的食欲。

（二）恶心呕吐处理

恶心呕吐患者宜食用米汤、鲜藕汁等和胃的食物,使胃肠道在吸收营养的同时得以充分休养。

（三）生活自理能力的康复

指导患者练习各种捏握方法,进而学习使用梳子、刷子,练习自己洗脸、洗澡、用手拿取食物等。

(四)语言康复

从简单的单音、双音到句子进行反复、重复训练,患者每进步一点都要及时给予表扬和鼓励。

**八、情志调护**

1.治疗期间对患者多关心、安慰和鼓励,消除患者的恐惧心理,使其正确对待疾病,适当锻炼,调整情绪,以坚强的毅力配合各项治疗。

2.指导家属多在患者身边回忆往事,多谈一些开心的事情,要像大人哄小孩子一样对待他们,使他们愉快地过好每一天。

# 第十一节　放射性脊髓损伤的中医护理

放射性脊髓损伤,临床又称放射性脊髓炎,该毒副反应与照射剂量、治疗时间、分割次数、照射部位、个体放射敏感性差异等因素有关。放射性脊髓损伤的临床表现各异,起病隐匿,少数急性起病,最早的症状为机体痉挛性瘫痪、肌张力增高等各种感觉障碍以及功能障碍,并伴有头痛。放射性脊髓损伤属中医"痿症""癃闭"等病范畴。

**一、辨证施护**

(一)湿热阻络

【主要症状】身体困重,四肢萎软,或麻木,或痉挛,或发热,口苦口黏,口渴不欲饮,胸部及胃脘痞闷,饮食不香,大便不畅,小便不利,舌苔黄腻。

【调护方法】清热化湿,通利脉络。

(二)肺热津伤

【主要症状】低热或潮热,四肢软弱无力,心烦咽干,口渴喜饮,或干咳,大便干结,小便黄而不畅,舌质红,苔黄少津。

【调护方法】清肺润燥,滋养肺阴。

(三)脾胃虚弱

【主要症状】四肢萎软无力,逐渐加重,肌肉较前消瘦,脘腹痞闷发胀,饮食减少,大便溏不成形,气短难以承接,舌质偏淡,苔薄白。

【调护方法】益气健脾,理气开胃。

（四）肝肾虚亏

【主要症状】下肢萎软无力，不能久立，久行，腰膝痠软，甚则步履蹒跚，下肢肌肉消瘦明显，或伴头晕目眩，耳鸣咽干，舌质红少苔或无苔。

【调护方法】滋补肝肾，养阴清热。

## 二、药物调护

（一）虎骨木瓜丸

主要成分虎骨、木瓜、青风藤、威灵仙、怀牛膝、当归、人参等。口服，每次 2 丸，每日 2 次，温黄酒或温开水送下。禁忌生冷、寒凉。

（二）胞磷胆碱钠注射液

主要成分是胞磷胆碱钠。作用机制是增强锥体系统的机能，改善运动麻痹，改善大脑循环。静脉滴注。

（三）甲钴胺胶囊

主要成分为甲钴胺。口服，每次 1 粒，每日 3 次。

## 三、食疗药膳

（一）大枣羊骨粥

【组成】大枣 30 枚、羊胫骨 2 根、粳米 100g，葱花、姜末、胡椒粉、精盐、味精、麻油各适量。

【制法】将羊胫骨洗净后，放入砂锅内注入适量水，大火烧开后，改用小火熬煮约 2h，大枣、粳米洗净后一起放羊骨汤中，煮至米将熟时撒入葱花、姜、胡椒粉、精盐、味精，淋入麻油即成。

【吃法】早、晚分食。

【功效】益气健脾、强壮筋骨。

（二）猪脊髓羹

【组成】猪脊髓 150g、干竹笋 200g、火腿肉 50g、豌豆苗 50g，鸡蛋皮、精盐、味精、胡椒粉、湿淀粉各适量。

【制法】竹笋用温开水浸泡透，洗净，捞出挤干水分，用刀顺长丝剖开切薄片，放入沸水锅中，焯透捞出。猪脊髓洗净切段，放沸水中焯熟，取出去皮。豌豆苗洗净，熟火腿、鸡蛋皮分别切薄片，炒锅上火，放鲜汤适量，下竹笋、猪脊髓、火腿片、鸡蛋皮，再将精盐、胡椒粉、味精投入后烧沸，撇去浮沫放入豌豆苗，用湿淀粉勾芡，不断搅拌汤汁，成浓稠状，淋入麻油即成。

【吃法】当菜佐餐，随意食用。

【功效】益气健脾,强壮筋骨。

(三)鳝段蛋粥

【组成】黄鳝 2 尾、粳米 100g、鸡蛋 3g、黄酒 2 勺、香醋 1 勺,葱、生姜、精盐、味精各适量。

【制法】将鸡蛋打入碗中,用筷子迅速打散,把粳米淘洗干净,葱、生姜分别洗净切末,黄鳝宰杀,洗净切段,与黄酒、香醋、精盐拌匀,煮锅加入适量清水和粳米置旺火上,水沸后加入黄鳝拌匀,改小火慢慢煮至米开花时调入鸡蛋液、葱、花生、姜末、味精,稍焖即成。

【吃法】早晚分食。

【功效】益气健脾,强壮筋骨。

(四)芝麻栗子羹

【组成】芝麻 150g、栗子 20g、白糖 50g。

【制法】将芝麻炒香研成末,栗子切成小颗粒,放入铁锅内,注入适量水置大火上煮沸约 30min 后改小火煨,加芝麻粉及白糖边熬边搅拌,至起稠为度。

【吃法】当甜点,随意食用。

【功效】滋补肝肾,强壮筋骨。

(五)龟鳖膏

【组成】活乌龟 1 只、活鳖 1 只、猪脊髓 250g,精盐、味精适量。

【制法】将龟、鳖宰杀,洗净,与猪脊髓同入锅中,大火烧开后,文火熬煮,至肉烂,除去龟甲、鳖甲后加盐、味精等调料,继续煨炖,至汤成膏状。

【吃法】早晚各一勺(约 20g)。

【功效】滋补肝肾,强壮筋骨。

(六)甲鱼腐竹煲

【组成】甲鱼 1 只、腐竹 50g、川贝母 10g、葱 5 根、生姜 10 片、花椒 5g、精盐 4g、味精 3g、酱油 2g、黄酒 10g、麻油 10g。

【制法】甲鱼(鳖)宰杀,洗净,斩成块。腐竹用温水浸泡 1h 过清水,洗净,切段。生姜去皮,洗净切片。川贝母、花椒洗干净,切块。葱洗干净,切成小段,将锅置于火上,把全部用料一起放入锅内,加适量清水,旺火煮沸,加入麻油、黄酒、生姜、精盐、酱油,改用小火煲 2h。煮至甲鱼的甲壳上硬皮脱落,放入花椒、葱段、味精调味即成。

【吃法】当菜佐餐,随意食用。

【功效】滋补肝肾,强壮筋骨。

（七）鸡血藤蛋

【组成】鸡血藤 30g、鸡蛋 2 个。

【制法】将鸡血藤与鸡蛋洗净,入锅,加适量清水,同煮 30min,蛋熟后去壳即成。

【吃法】当点心。

【功效】清热化湿,活血通络。

（八）怀牛膝蹄筋

【组成】牛蹄筋 25g、怀牛膝 10g、鸡肉 500g、火腿 50g、蘑菇 25g,精盐、味精、胡椒粉、料酒各适量。

【制法】将牛膝洗净切片,牛蹄筋放入搪瓷碗内,加适量水上笼蒸约 4h,待蹄筋酥软时取出,再用冷水浸泡 2h,去外层筋膜,洗净。火腿洗净后切丝。蘑菇水发后切丝,葱、姜洗净切成姜片和葱段。将酥软的蹄筋切成长条,肌肉剁成块状。蹄筋和鸡肉入蒸碗内,把牛膝片摆放在鸡肉上,火腿丝、蘑菇丝拌匀后撒在周围,姜片、葱段放入碗中,再将清汤、精盐、料酒、味精、胡椒粉调好,一起倒入碗中上笼蒸 3h,待蹄筋熟烂后即可出笼,拣去葱姜,调味后即成。

【吃法】当菜佐餐,随意食用。

【功效】滋补肝肾,养阴壮筋骨。

（九）参杞烧海参

【组成】水发海参 300g、党参 10g、枸杞 10g、玉兰片 50g,酱油、料酒、白糖、味精、淀粉、清汤、精制油、葱、椒油各适量。

【制法】党参切片,用水煮沸后改小火熬煎,提取党参汁 10ml。枸杞洗净,置碗内上笼蒸熟。将发好的海参切成块状,在沸水锅中烫一下,葱切段。玉兰片切薄片,在开水锅中焯一下,炒勺加油烧热后,将海参放入,加入葱等调料,翻炒汤沸时改用小火煨烤。烤至汤汁适宜时加入党参浓缩汁、玉兰片,调好口味后,放入枸杞,用湿淀粉勾芡,淋入椒油即成。

【吃法】当菜佐餐,随意食用。

【功效】滋补肝肾,养阴壮筋骨。

（十）杜仲龟肉汤

【组成】杜仲 15g、龟肉 1000g。

【制法】先以水煎杜仲,弃药存液,再将龟肉投入药液中,大火煮沸后,改用小火慢煨 1h,至汤浓肉熟即成。

【吃法】当菜佐餐,随意食用。

【功效】滋补肝肾,养阴壮筋骨。

#### 四、艾灸调护

（一）艾灸双侧环跳

【定位】侧卧屈股,当股骨大转子高点与骶管裂孔连线的外 1/3 与内 2/3 交界处。

【功效】祛风除湿,通经活络。

【方法】艾条温和灸法,点燃艾条一端,放入艾灸盒内,对准施灸的穴位固定,距皮肤 2~3cm 进行温和灸法,产生温热感而无灼痛,至局部皮肤红晕为度,施灸时及时将艾灰弹入弯盘中,防止灼伤皮肤及烧坏衣物,灸 10~15min。

（二）艾灸双侧阳陵泉

【定位】腓骨头前下方凹陷处。

【功效】疏肝利胆,舒筋活络。

【方法】艾条温和灸法,点燃艾条一端,放入艾灸盒内,对准施灸的穴位固定,距皮肤 2~3cm 进行温和灸法,产生温热感而无灼痛,至局部皮肤红晕为度,施灸时及时将艾灰弹入弯盘中,防止灼伤皮肤及烧坏衣物,灸 10~15min。

（三）艾灸双侧悬钟

【定位】在小腿外侧,当外踝尖上 3 寸,腓骨前缘。

【功效】通经活络,强筋壮骨。

【方法】艾条温和灸法,点燃艾条一端,放入艾灸盒内,对准施灸的穴位固定,距皮肤 2~3cm 进行温和灸法,产生温热感而无灼痛,至局部皮肤红晕为度,施灸时及时将艾灰弹入弯盘中,防止灼伤皮肤及烧坏衣物,灸 10~15min。

#### 五、中药足浴

【方名】周围神经病变方（夏小军教授经验方）

【组成】熟附子、桂枝、黄芪、当归、鸡血藤等。

【制法】将中药装入砂锅内,先用自来水浸泡 20~30min,以浸泡过药面 3~5cm 为宜。再用大火煎至沸腾,然后改用小火煎煮。一般为 30min 左右。每剂药煎煮 2 次,将 2 次煎的药液混合后分 2 次。

【用法】将中药水放入内套塑料袋的足浴盆(一人一袋,防止交叉感染)中,加入适量热水(没过小腿下 2/3),用水温计调试好温度后再将双足浸入中药水中进行足浴。

【功效】温阳散寒,活血化瘀。

#### 六、预防与生活调护

1.保持床铺平整、清洁,枕头绵软,穿棉质的衣服,及时更换汗湿的衣物和被褥,预防褥疮的发生。

2.便秘的患者进食富含纤维素的食物和新鲜水果,如芹菜、香蕉、蜂蜜等,以帮助排便。

3.保持病室环境安静整洁,空气清新,温湿度适宜。

4.观察排尿情况,如出现排尿困难,应及时处理。

**七、情志调护**

1.放射性脊髓损伤患者伴有不同程度的肢体功能障碍,患者心理压力较大。应针对患者不同性格和心理状况,给予心理支持。

2.通过功能锻炼、言语沟通等方式,调适良好的情绪。指导患者通过读书读报、听音乐等方式适当转移注意力,尽可能支持帮助患者。

# 第十二节　放射性骨髓抑制的中医护理

放射线照射到骨髓,可导致白细胞下降、血小板下降等骨髓造血功能不同程度障碍,严重者红细胞、血色素减少,从而产生放疗常见副反应——骨髓抑制。骨髓抑制的毒副反应程度与放射波及骨髓范围的大小、放射剂量的大小有密切关系,任何局部放疗大多可引起淋巴细胞减少。当白细胞计数在 $3.0×10^9/L$ 、血小板计数在 $80×10^9/L$ 以下时,就停止放疗。放射性的细胞减少症为最常见的骨髓抑制反应,除白细胞下降外,还有心慌、头晕、气短、乏力、腰膝酸软、饮食不香、食量减少、睡眠不佳、自汗、面色苍白等症状。

**一、辨证施护**

(一)毒盛正虚型

【主要症状】多见于放疗初期白细胞计数、血小板计数减少,头晕目眩,疲劳乏力,自汗,口干,恶心,舌苔薄黄。

【调护方法】益气扶正,清热解毒。

(二)气血两虚型

【主要症状】白细胞、血小板、红细胞减少,面色无华,头晕目眩,耳鸣心慌,腰膝腿软,脱发,饮食减少,舌苔薄白,舌质淡。

【调护方法】补益心脾,益气生血。

(三)肝肾两虚型

【主要症状】多见于放疗后期或放疗后,白细胞、血小板减少,日久不愈,眩晕心慌,精神疲惫,四肢无力,腰背痠软,舌苔薄,舌质淡或舌质偏红。

【调护方法】滋补肝肾,益精填髓。

## 二、药物调护

（一）生血丸

【成分】当归、红芪、紫河车等。

【功效】健脾益气、滋阴补血、益肾填髓。

【用法】口服,每次 2 丸,每日 2 次。

（二）贞芪扶正颗粒

【成分】黄芪、女贞子。

【功效】提高免疫力,保护骨髓和肾上腺皮质功能。

【用法】口服,每次 1 袋,每日 2 次。

（三）血美安胶囊

【成分】猪蹄甲、地黄、赤芍、牡丹皮。

【功效】清热养阴、凉血活血。

【用法】口服,每次 6 粒,每日 3 次。

（四）药物穴位封闭

地塞米松 5mg 双侧足三里穴位注射。足三里穴为足阳明胃经的下合穴,是足阳明经脉的气血汇合处,阳明经具有调整脾胃,补气生血的作用。

## 三、食疗药膳

（一）大枣黑木耳茶

【组成】大枣 20g、黑木耳 30g。

【制法】将大枣、黑木耳洗净,放入锅中,加水浓煎,取汁即成,

【吃法】上下午分服。

【功效】益气养血。对血小板、白细胞减少者尤为适宜。

（二）参芪金银花丹参蜜饮

【组成】太子参 10g、黄芪 15g、丹参 12g、金银花 15g、蜂蜜 20g。

【制法】将以上 4 味同入锅中,加适量水煎煮 2 次,每次 30min,合并滤汁,带滤汁转温后调入蜂蜜即成。

【吃法】上下午分服。

【功效】益气升白,扶正减毒。对白细胞减少症尤为适宜。

（三）人参银花茶

【组成】白参薄片 2g、金银花 5g。

【制法】将白参片与金银花一同放入有盖茶杯，沸水冲泡，加盖闷 10min 即成。

【吃法】代茶频饮，可冲泡 3~5 次，当日饮完。

【功效】益气扶正，清热减毒。

（四）归芪墨鱼片

【组成】墨鱼 300g、当归 10g、生姜 30g、黄芪 20g，精制油、精盐、淀粉、麻油各适量。

【制法】将当归、黄芪放入锅中加适量水，旺火煮沸后，改用小火煮约 30min，去渣留汁备用。墨鱼洗净切片，炒锅上火，放油烧热下墨鱼片和生姜丝同炒，加入适量精盐，用归芪加少许淀粉勾芡，淋上麻油，出锅装盘即成。

【吃法】当菜佐餐，随意食用。

【功效】益气养血。对红细胞减少症尤为适宜。

（五）二胶膏

【组成】龟甲胶 60g、阿胶 50g、黄酒 100g。

【制法】将龟甲胶、阿胶敲碎，与黄酒同入容器中，入锅隔水煎化成稠膏状即成。

【吃法】每日 2 次，每次 1 勺。

【功效】滋补肝肾，扶正养血。

（六）枸杞乳鸽

【组成】乳鸽 1 只、枸杞 30g，葱花、姜末、黄酒、糖、精盐、味精各适量。

【制法】枸杞拣去杂质，洗净放入蒸锅中，乳鸽宰杀去毛内脏，洗净，入沸水锅中焯透，捞出在清水中过凉，切成若干块，放入蒸锅中，加清水或清汤适量，并加葱花、姜末、黄酒、糖，隔水蒸 1.5h，待乳鸽熟烂取出，加精盐、味精，拌和均匀即成。

【吃法】当菜佐餐，随意食用。

【功效】滋补肝肾，扶正生血。对白细胞减少症尤为适宜。

（七）人参归芪鳝鱼片

【组成】白参 5g、黄芪 15g、当归 6g、鳝鱼 500g，生姜、五香粉各适量。

【制法】将上述 3 味共入锅，加水煎煮取浓汁。鳝鱼洗净切片，加药汁闷炒鳝鱼，放入生姜、五香粉，炒熟即成。

【吃法】当菜佐餐，随意食用。

【功效】益气养血，对红细胞减少症尤为适宜。

（八）桂圆肉蒸童子鸡

【组成】童子鸡 1 只、桂圆肉 30g，葱、生姜、黄酒、精盐各适量。

【制法】将鸡宰杀，洗净，沸水中焯一下，捞出入锅加桂圆肉、黄酒、葱、生姜、精盐和适量清水，上笼蒸 1h 左右，除去葱、生姜即成。

【吃法】当菜佐餐，吃鸡肉饮汤。

【功效】益气养血，对红细胞减少者尤为适宜。

（九）牛骨髓补精膏

【组成】牛骨髓 100g、黄芪 100g、桃仁 100g、山药 100g、枸杞 100g、菟丝子 100g、蜂蜜 500g。

【制法】将核桃仁、山药、枸杞一同捣烂如泥。将黄芪、菟丝子加水浓煎 2 次，合并滤汁加入核桃仁、山药、枸杞的泥膏中，再加入牛骨髓及蜂蜜，搅拌均匀，放入砂锅内，以文火熬成膏状。

【吃法】每日 2 次，每次 15g，约 1 勺，用温开水送服。

【功效】滋补肝肾。

（十）牛蛙仙人掌

【组成】嫩仙人掌 100g、牛蛙 400g，酱油、麻油、蒜茸、豆豉、胡萝卜片、葱段、胡椒粉、黄酒、精制油、白糖、干淀粉、湿淀粉、鲜汤各适量。

【制法】将牛蛙斩成大块，加适量酱油、胡椒粉、黄酒拌匀，腌 10min 左右。仙人掌去刺去皮，切成丝，过清水，洗去黏液，用沸水烫过，捞起沥去水分。炒锅上火，放油烧至七成热，将牛蛙裹上干淀粉，入油锅炸至骨头有些收缩时，捞起沥去油。油锅留底，油入仙人掌快炒盛起。另起油锅爆豆豉、蒜茸、牛蛙，沿锅边加入黄酒，放入酱油、胡椒粉、白糖，略炒，下葱段、胡萝卜片、仙人掌丝炒匀，烹入鲜汤烧开，用淀粉勾芡，装盘即成。

【吃法】当菜佐餐，随意食用。

【功效】滋补肝肾，清热养血。

**四、穴位贴敷调护**

【方名】升白散（夏小军教授经验方）

【组成】黄芪、当归、党参、补骨脂、肉桂等。

【取穴】以神阙为主，以大椎、三阴交、脾俞、肾俞、膈俞、命门、腰阳关为配穴位。

【用法】将以上药物研成细末，加黄酒调成黏稠状备用。治疗时取药膏制成厚 0.3~0.5cm，直径 2~3cm 的圆药饼，至于主穴及配穴上，6 次为 1 疗程。可持续治疗 1~

3个周期。

【功效】益气养血、温补脾肾、补精填髓。

### 五、艾灸调护

（一）艾灸双侧足三里

【定位】胫骨前嵴外1横指处，髌骨下缘，髌韧带外侧凹陷下3寸处。

【功效】补气血，调脾胃，通经活络。

【方法】艾条温和灸法，点燃艾条一端，放入艾灸盒内，对准施灸的穴位固定，距皮肤2~3cm进行温和灸法，产生温热感而无灼痛，至局部皮肤红晕为度，施灸时及时将艾灰弹入弯盘中，防止灼伤皮肤及烧坏衣物，灸10~15min。

（二）艾灸双侧三阴交

【定位】足内踝尖上3寸，胫骨内侧后缘。

【功效】健脾益气，活血化瘀，疏肝补肾。

【方法】艾条温和灸法，点燃艾条一端，放入艾灸盒内，对准施灸的穴位固定，距皮肤2~3cm进行温和灸法，产生温热感而无灼痛，至局部皮肤红晕为度，施灸时及时将艾灰弹入弯盘中，防止灼伤皮肤及烧坏衣物，灸10~15min。

（三）艾灸大椎

【定位】项部，当后正中线上，第七颈椎棘突下凹陷中。

【功效】清热散寒，肃调肺气，镇静安神。

【方法】艾条温和灸法，点燃艾条一端，放入艾灸盒内，对准施灸的穴位固定，距皮肤2~3cm进行温和灸法，产生温热感而无灼痛，至局部皮肤红晕为度，施灸时及时将艾灰弹入弯盘中，防止灼伤皮肤及烧坏衣物，灸10~15min。

### 六、中药足浴

（一）升白方（夏小军教授经验方）

【组成】党参、白术、黄芪、当归、鸡血藤等。

【制法】将中药装入砂锅内，先用自来水浸泡20~30min，以浸泡过药面3~5cm为宜。再用大火煎至沸腾，然后改用小火煎煮。一般为30min左右。每剂药煎煮2次，将两次煎的药液混合后分2次。

【用法】将中药水放入内套塑料袋的足浴盆（一人一袋，防止交叉感染）中，加入适量热水（没过小腿下2/3），用水温计调试好温度后再将双足浸入中药水中进行足浴30~40min。

【功效】益气养血，健脾补肾。

（二）升板方（夏小军教授经验方）

【组成】人参、黄芪、当归、熟地、山药等。

【制法】将中药装入砂锅内，先用自来水浸泡 20~30min，以浸泡过药面 3~5cm 为宜。再用大火煎至沸腾，然后改用小火煎煮 30min 左右。每剂药煎煮 2 次，将两次煎的药液混合后分 2 次。

【用法】将中药水放入内套塑料袋的足浴盆（一人一袋，防止交叉感染）中，加入适量热水（没过小腿下 2/3），用水温计调试好温度后再将双足浸入中药水中进行足浴 30~40min。

【功效】健脾补肾、益气摄血。

（三）升血方（夏小军教授经验方）

【组成】黄芪、党参、当归、鸡血藤、熟地等。

【制法】将中药装入砂锅内，先用自来水浸泡 20~30min，以浸泡过药面 3~5cm 为宜。再用大火煎至沸腾，然后改用小火煎煮 30min 左右。每剂药煎煮 2 次，将 2 次煎的药液混合后分 2 次。

【用法】将中药水放入内套塑料袋的足浴盆（一人一袋，防止交叉感染）中，加入适量热水（没过小腿下 2/3），用水温计调试好温度后再将双足浸入中药水中进行足浴 30~40min。

【功效】益气养血、健脾补肾。

**七、预防与生活调护**

（一）饮食护理

指导患者多食高蛋白、丰富维生素、低脂肪、易消化的食物，如奶类、瘦肉、动物肝脏、红枣、河蟹、黄鳝等有助于升高白细胞的食物。

（二）保护性隔离

病房限制陪员人数，禁止患者去嘈杂的公共场合，避免交叉感染；注意气温变化，及时增减衣物，预防呼吸道感染。

（三）口腔护理

注意口腔卫生，餐后用生理盐水漱口，刷牙选用软毛或海绵牙刷，动作轻柔；避免刺激性饮食，鼓励多饮水，保持口腔清洁、湿润。

（四）皮肤护理

在实施各种护理操作时动作要轻柔，静脉输液时扎止血带不宜过紧，时间不宜过长；肌肉注射或皮下注射后，用干棉球压迫针眼 5min 以上。严格遵守无菌操作，注意个人卫生,预防皮肤感染。

（五）密切观察病情

观察体温变化、皮肤黏膜有无出血、大便颜色的变化。

## 八、情志调护

1.向患者讲解放射性骨髓抑制的相关知识、饮食、生活注意事项,使其减轻因知识缺乏而产生的焦虑、恐惧心理,积极配合治疗。

2.帮助患者建立良好的心理状态,保证吃好、睡好、休息好,增强自身免疫力,有利于治疗与康复。

（张小钰）

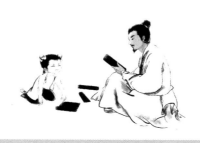

# 第三篇

## 中西医结合肿瘤适宜护理技术

# 第一章
# 科室学科简介及护理特色

甘肃省肿瘤医院始建于 1972 年,是集医疗、科研、教学、肿瘤防治、康复、卫生信息化为一体,面向西北地区最大的医学科研及肿瘤防治机构。医院设有 19 个临床科室和 7 个医技科室,亚专业学科完善,覆盖病种齐全。在肿瘤治疗方面,形成手术、放疗、化疗、中医中药、介入、免疫、生物治疗、分子靶向、整形微创、核素治疗等综合体系。在临床诊疗护理过程中实行主管医生与责任护士为一体的医护小组模式,为患者进行无缝隙的治疗护理,促进患者身心全方位康复。

## 第一节　血液科

### 一、学科简介

甘肃省肿瘤医院血液科成立于 1985 年 1 月,是集医疗、教学、科研于一体的甘肃省医疗卫生重点学科,现为国家级抗肿瘤药物临床研究基地(GCP),甘肃省第七批重点中医药专科(中西医结合)创建单位,系中国中西结合学会血液学专业委员会常委单位、中华中医药学会血液学分会常委单位、中国抗癌协会淋巴瘤专业委员会委员单位、中国抗癌协会肿瘤临床化疗专业委员会委员单位、甘肃省抗癌协会淋巴瘤专业委员会主任委员单位、甘肃省中西医结合学会血液病专业委员会主任委员单位、甘肃省中医药学会血液病专业委员会主任委员单位。

科室先后派人到法国居里研究所血液中心、中国医学科学院、协和医科大学血液病医院、庆阳市中医医院进修学习。学科带头人夏小军,主任医师、教授,硕士研究生导师,国务院政府特殊津贴享受者,全国首批优秀中医临床人才,是国家临床重点专科(中医类)学科带头人、国家"十一五"重点中医药专科学科带头人、甘肃省"333人才工程"跨世纪学术技术带头人、甘肃省卫生系统领军人才、甘肃省名中医、中国中西医结合血液病专业委员会常务委员、中华中医药学会血液病分会常务理事、中国民族医药学会血液病分会常务理事、甘肃省中西医结合学会血液病专业委员会主任委员、甘肃省中医药学会血液病专业委员会主任委员、甘肃省中医药学会肿瘤专业委员会副主任委员。科主任崔杰,主任医师,曾赴法国巴黎居里研究所研修。是甘肃省卫健委中青年学术技术带头人、中国抗癌协会淋巴瘤专业委员会委员、中国抗癌协会肿瘤临床化疗专业委员会委员、中国中西医结合血液病专业委员会委员、中国民族医药学会血液病分会理事、甘肃省抗癌协会淋巴瘤专业委员会主任委员、甘肃省医学会血液病专业委员会副主任委员、甘肃省中西医结合学会血液病专业委员会副主任委员、甘肃省中医药学会血液病专业委员会副主任委员、甘肃省中医药学会肿瘤专业委员会委员。

科室开展恶性淋巴瘤、白血病、多发性骨髓瘤、贫血、出血性疾病及恶性肿瘤的规范化治疗。目前科室在学科带头人夏小军主任医师及崔杰主任医师的带领下,已形成一套独具特色的血液恶性肿瘤中西医结合的防治专业体系。特别是在血液恶性肿瘤的规范化治疗方面,专业水平已处于全省先进,西北领先地位。科室功能涵盖血液恶性肿瘤咨询、筛查、诊断、治疗、康复、护理、GCP试验及相关临床与基础研究。如:恶性淋巴瘤——化疗+美罗华放疗;急性淋巴细胞白血病——大剂量甲氨蝶呤巩固强化治疗;急性早幼粒细胞白血病——三氧化二砷诱导治疗;慢性粒细胞白血病——伊马替尼靶向治疗;多发性骨髓瘤——硼替佐米+地塞米松治疗;免疫性血小板减少性紫癜——大剂量丙种球蛋白+大剂量地塞米松冲击治疗;恶性血液病——自体造血干细胞移植;恶性肿瘤——生物免疫治疗。

采用中西医结合治疗方法,应用辨证论治的原理,在临床使用回生汤系列三步辨治急性白血病,消核汤系列辨治恶性淋巴瘤,骨痹汤系列辨治多发性骨髓瘤,生血汤系列辨治贫血性疾病,摄血汤系列辨治免疫性血小板减少性紫癜。

**二、护理特色**

科室实行主管医师与责任护士为一体的医护小组工作模式,为患者进行无缝隙的诊疗护理,注重患者身心全方位康复。以优质护理服务为准则,为生活不能自理的患者承担生活护理,减轻家属的负担;发放爱心联系卡、各种治疗前温馨提示卡、治疗后健康指导卡,形成患者入院–检查–治疗–康复–出院指导为一体的全程无缝隙护理模式,责任护士全程负责患者住院期间的照护工作,促进早日康复。

开展中医适宜技术,应用复方紫草液涂擦、金黄散湿敷防治化疗后静脉炎,复方银菊漱口液含漱防治化疗后口腔溃疡, 磁疗贴穴位贴敷防治化疗后胃肠道反应,中药周围神经病变方水疗防治化疗后周围神经病变,中药矿盐包外敷防治肿瘤癌性疼痛。重视患者出院指导,分病种执行。

(一)恶性淋巴瘤患者出院指导

1.生活起居有节,注意天气变化,春季防风,夏季防暑,秋季防燥,冬季防寒。

2.保证休息和睡眠,应根据身体状况,病情较轻者可以散步,以不感觉累为标准,可打太极拳、扫地、洗衣,动静结合,增强代谢,促进血液循环,增加食欲,易于入睡。病情较重者应卧床,床旁轻微活动。

3.合理搭配饮食,增强营养,补充能量,食高蛋白、高热量、富含维生素、易消化食物。如猪肝、豆类、蛋类、新鲜蔬菜、水果,食物不宜过热,忌辛辣刺激食品及酒类。

4.室内阳光充足,空气新鲜,外出戴口罩,避免到人员聚集的公共场所,预防感冒。

5.保持心情舒畅,家属可陪患者聊天、散步。

6.教会患者自查淋巴结的方法。

7.定期复诊。

(二)白血病患者出院指导

1.防护感染,感染是诱发急性白血病患者死亡的主要因素之一。急性白血病患者免疫功能下降,化疗药物能抑制骨髓使成熟中性粒细胞下降或匮乏,让免疫功能进一步降低。粒细胞缺少或匮乏也是免疫功能下降易感染的主要原因。粒细胞减少持续时间越长,感染的风险愈大。

2.要注意适当安排活动量,适量的活动能辅助诊疗,急性白血病患者要卧床休息;减轻期患者可适当起床活动,若感觉心慌、气短应停止活动。不能下床活动者,可在床上活动或按摩。

(三)出血性疾病患者出院指导

1.保持心情平静,避免情绪激动,减少活动,以免继续出血。

2.饮食原则为高热量、高维生素、足够蛋白质、易消化的少渣软食,合并有消化道出血者按消化道出血管理饮食。

3.积极预防感染,消除诱发因素。

4.家中要常备冰袋,血液病的患者机体抵抗力低下,常易发热,发热时,家属应采用物理降温法,可在枕后、腋下放置冰袋达到降温的目的;血液病患者不主张酒精擦浴,防止因毛细血管扩张引起皮下出血,一般不用阿司匹林制剂。

## 第二节　呼吸肿瘤内科

### 一、学科简介

呼吸肿瘤内科是以甘肃省"333"科技人才、省医疗卫生中青年学术技术带头人杨磊主任医师、刘喜婷副主任医师为专家团队的肿瘤内科专业科室。省医疗卫生重点学科,国家级抗肿瘤新药临床研究基地,中国医药生物技术协会生物技术临床应用专业委员会委员单位,首批省级癌痛规范化治疗示范病房,甘肃省抗癌协会肿瘤临床化疗专业委员会主委单位、分子靶向治疗专业委员会副主委单位,中华慈善总会及中国医药工业科研开发促进会非小细胞肺癌分子靶向治疗援助项目注册定点科室。科室以癌痛规范化治疗为特色,擅长肺癌、肺转移癌、消化系统肿瘤、血液淋巴系统肿瘤、乳腺癌等常见肿瘤的化疗、生物免疫治疗及分子靶向治疗、内分泌治疗。开展支气管镜、胃镜及超声胃镜、结肠镜、骨髓检查等多项诊疗操作技术,肿瘤内科治疗水平处于省内领先水平。承担并完成多项药物临床研究(GCP)项目及科研课题。

### 二、护理特色

科室实行主管医师与责任护士为一体的医护小组工作模式,为患者进行无缝隙的诊疗护理,注重患者身心全方位康复。以优质护理服务为准则,为生活不能自理的患者承担生活护理,减轻家属的负担;发放爱心联系卡、各种治疗前温馨提示卡、治疗后健康指导卡,形成患者入院-检查-治疗-康复-出院指导为一体的全程无缝隙护理模式,责任护士全程负责患者住院期间的照护工作,促进早日康复。开展中医适宜技术,减轻患者治疗后的不良反应。重视患者出院指导,以肺癌为例。

(一)心理指导

多数患者患病后,表现忧郁、恐惧、烦躁,甚至绝望而放弃治疗,其实肺癌是有可能治愈的,因此对自己的病情和治疗期间的反应要有正确的认识,保持乐观开朗的情绪,调整心态,树立信心,积极配合治疗,才能调动身体内部的抗病机制。良好的心态也有助提高机体的免疫功能。

(二)饮食指导

肺癌患者由于呼吸系统的损伤,可能会或多或少导致消化系统的吸收能力减弱和食欲的下降。但是肺癌患者的营养是必须补充足够的,故肺癌患者的食物搭配和营养均衡等,对于治疗疾病是关键的一部分。

1.合理选择饮食:避免食用含有致癌物质的食物,如含有亚硝酸盐的腌制蔬菜、肉类,发霉、烟熏、腐败不新鲜、含有食品添加剂的食物,农药污染严重的农作物。应经常食用有利于毒素排泄和具有解毒作用的食物,如绿豆汤(粥)、赤豆汤、冬瓜、西瓜等。还可以选择具有抗肿瘤作用的食物,如蕈类中的香菇、蘑菇、灵芝、冬虫夏草、木耳等。

2.努力提高食欲:中晚期肺癌患者的主要心理反应是焦虑和抑郁,这会导致不同程度的食欲不振,要帮助患者树立信心,解除患者的思想顾虑,提供安静、整洁的饮食环境,尽可能离开病床,坐在餐桌前就餐。中医抗癌专家建议餐前可以少量饮酒(含酒精较低),或给以开胃醒脾的中药,餐后给予水果等。

3.饮食搭配要注意多样化:多菜谱,忌单调,营养成分要平衡,注意饮食结构,不能偏食,避免日复一日总吃一种食物。注意食物的感官性状,在色香味上多下功夫。进食时如有恶心,则餐前在口中滴入几滴生姜汁,或按压内关穴位,或服用降逆止呕的中药。

(三)支气管镜检查

1.检查前

(1)检查前 6~8h 禁食水。

(2)用温水反复清洗鼻腔,并告知有无鼻腔手术、外伤史。

(3)行气道麻痹时,如有心慌、气短、心前区不适等症状,立即告知医护人员。

(4)携带近期 CT 片、心电图报告单,血常规、乙肝三系统或乙肝表面抗原(HBsAg)检查报告单等相关资料,交检查医生参考。

2.检查中

(1)检查时有护理人员陪同,请家属放心。

(2)平卧位,肩部垫小枕,保持气道通畅,禁止将氧气吸入管拔出,不可取下遮挡眼睛的 1 次性治疗巾,以防操作时药液滴入眼睛。

(3)检查时尽力放松,做深呼吸,检查中按操作医师的口令,配合医生做相应的咳嗽或吸气,将痰液努力咳出,减轻检查时的痛苦。检查过程中如不能耐受,抬起右手示意。

3.检查后

(1)需观察 10min,如有不适,请及时告诉检查医生。

(2)检查 2h 后可进温凉半流饮食。

(3)取过活检者,如有大量鲜血喷出,及时到医院就诊。

(4)检查后及时可取内镜检查报告单,活检组织病理报告单领取时间请询问病理科。

（四）运动

适当的运动有利于肿瘤患者的康复。肿瘤患者容易感到疲劳,应多注意休息,体力恢复后可以适当运动,包括散步、太极拳、体操锻炼等,不可疲劳锻炼,注意劳逸结合。

（五）保养

要重视呼吸道的保养,注意气候冷暖变化,尽量避免感冒,如发生呼吸道感染,应及时就医用药,彻底治疗,避免发生肺炎。不要在空气污浊的场所停留,避免吸入二手烟。如咳嗽有痰一定要及时咳出来,若痰较为黏稠,可服用一些祛痰药物如沐舒坦等,咳嗽较严重影响休息者,可服用一些镇咳药物如复方甘草合剂、止咳露等。

（六）预防感染

肿瘤患者接受放化疗后免疫力低,应注意个人和饮食卫生,建立清洁、舒适、安全的生活环境,注意开窗通风,尽量少去人员聚集的公共场所。

（七）定期复查

定期复查白细胞,在化疗周期内,要按照化疗的周期按时入院,随访的间隔时间是先短后长,化疗周期结束后 2~3 月复诊 1 次,1 年后每半年复诊 1 次。

（八）疼痛护理

癌症患者的自觉症状中,疼痛发生率最高,至少 40%伴有疼痛。晚期癌症患者至少 80%有中度至重度的疼痛。疼痛不仅不利于疾病的治疗,也明显地降低了患者的生存质量。因此准确及时地给药是癌痛护理工作的主要内容之一。在实际给药过程中,应根据患者病情和疼痛程度,采取个体化的给药方案,才能使癌痛治疗达到满意的效果。护理人员应引导患者如实说出其真实感觉,并向患者介绍按时足量使用止痛药物的重要性、止痛药物的副作用、成瘾性等问题。及时做好癌痛患者的心理疏导工作,对有效控制癌痛起着至关重要的作用。

1.如疼痛已经平稳的患者,可告知患者在家里如果出现疼痛,可及时回院复诊,或打电话咨询医生,千万不要独自忍痛,或擅自换药,或加减剂量。

2.可在甘肃省肿瘤医院院办理"麻卡",出院后需遵医嘱按时服药。

3.如疼痛控制仍不平稳,需告知患者密切与医护人员保持联系,遵医嘱调整剂量。

4.在家服药过程中出现任何不适,随时到医院就诊。

# 第三节　中西医结合科

## 一、学科简介

中西医结合科是甘肃省重点中医专科，甘肃省中西医结合肿瘤临床研究基地，甘肃中医药大学硕士研究生培养基地，国家级名老中医学术继承人培养点，中国中医科学院博士生培养点；甘肃省中西医结合学会肿瘤专业委员会主委单位。科室创建人是著名中西医结合专家裴正学主任医师，为中国中医科学院博士生导师、甘肃省名中医、国务院政府特殊津贴享受者、甘肃省肿瘤医院首席专家。在裴正学主任医师及硕士生导师、甘肃省名中医、科主任薛文翰主任医师等专家的带领下，发挥中西医结合优势，以裴正学教授提出的"西医诊断、中医辨证、中药为主、西药为辅"十六字方针为指导，运用中西医结合理论治疗恶性肿瘤、肝病、血液病及其他疑难病症等。在肿瘤中西医结合防治、科研、教学领域，居国内先进、省内领先水平。

科室现有病床 48 张，包括一个中医康复中心，现有医生 12 人，首席专家 1 人，主任医师 3 人，副主任医师 2 人，主治医师 4 人，住院医师 2 人。其中博士 1 人，硕士研究生 5 人，甘肃省名中医 4 人。近年来，完成科研课题 16 项，在国家级和省级学术刊物上发表论文 130 余篇，出版医学专著 16 部，获省市科技奖励多项。

根据国家及甘肃省卫健委的要求，医院以全省肿瘤发病普查的结果为依据，结合多年来形成的中西医结合治疗肿瘤优势，成立甘肃省肿瘤医院中西医结合治疗肿瘤临床研究团队。目前初步确立甲状腺癌、原发性支气管肺癌、食管癌、乳腺癌、原发性肝癌、胃癌、胰腺癌、大肠癌、宫颈癌、恶性淋巴瘤为研究对象，编写了《甘肃省肿瘤医院常见恶性肿瘤的中西医结合治疗方案》，开展这些病种的中西医结合治疗研究。在这些研究中，一是在肿瘤的西医恶性肿瘤诊断和治疗肿瘤规范化上突出了中医治疗；二是强调综合治疗理念，内容除西医手术、放疗、化疗和中医辨证治疗外，还包括各种综合及心理治疗。

## 二、护理特色

科室实行主管医师与责任护士为一体的医护小组工作模式，为患者进行无缝隙的诊疗护理，注重患者身心全方位康复。以优质护理服务为准则，为生活不能自理的患者承担生活护理，减轻家属的负担；发放爱心联系卡、各种治疗前温馨提示卡、治疗后健康指导卡，形成患者入院-检查-治疗-康复-出院指导为一体的全程无缝隙护理模式,责任护士全程负责患者住院期间的照护工作,促进早日康复。开展中医适宜技术,减轻患者治疗后的不良反应。重视患者出院指导,分病种执行。

(一)心理指导

多数患者都认为癌症是不可治愈的,表现为忧郁、恐惧、烦躁,少数患者甚至绝望而放弃治疗。随着医学的发展,许多癌症可以好转、治愈,让患者恢复正常生活。

(二)积极完成治疗

肿瘤患者一般治疗周期较长,术后患者需根据不同的情况进行放化疗、内分泌治疗及免疫治疗,一定听从医生的建议,完成必要的治疗,出院后按医嘱按时服药。

(三)康复锻炼

康复是肿瘤治疗中非常重要的部分,出院后需要坚持锻炼。在家中应努力去做所有常规的日常活动,如盥洗、梳头、扫地等。

(四)出院须知

1.保持良好的心情,饮食起居有规律,保证充足的睡眠和休息。

2.均衡营养,戒烟戒酒,少食辛辣刺激食物,多食水果蔬菜,少饮咖啡、浓茶等刺激性饮料。

3.注意劳逸结合,适量运动。

4.注意个人卫生、饮食卫生,建立清洁、舒适、安全的生活环境,尽量少去人员聚集的公共场所。

5.定期复查血象,出院后按期复查

# 第四节　消化肿瘤内科

## 一、学科简介

消化肿瘤内科分内一科和内二科,在疾病诊治、专科特色等方面各有侧重。

(一)消化肿瘤内一科

消化肿瘤内一科是甘肃省医疗卫生重点学科,中国抗癌协会肿瘤消化内镜专业委员会委员单位,甘肃省抗癌协会化疗、分子靶向治疗专业委员会副主委单位,兰州大学硕士点,现有床位48张。在张毓升主任带领下,孙玉凤主任医师和李雪松副主任医师配合下对消化系统肿瘤如食管癌、胃癌、结直肠癌、肝癌、胰腺癌、胆囊癌、胆管癌,以及肺癌、乳腺癌和其他实体肿瘤的化疗、分子靶向、内分泌、免疫治疗、动脉介入治疗,内镜下消化道病变的诊断和治疗如腺瘤及息肉切除、微波治疗等有着丰富的临床经验。擅长支气管镜下的诊断及治疗,支架植入治疗食管癌、胃癌及直肠癌等所致的消化管狭窄,消化道腺瘤和息肉的内镜下切除以及肾囊肿等的微创硬化治疗等。

（二）消化肿瘤内二科

消化肿瘤内二科是由甘肃省抗癌协会化疗专业委员会委员杨燕主任及多名具有专业技术人员组成的专业化队伍。是国家级抗肿瘤新药临床研究基地,是集医疗、科研、教学为一体的学术性综合内科。现有医护人员 26 人,其中主任医师 1 人,副主任医师 1 人,主治医师 2 人,住院医师 2 人,其中硕士研究生 5 人,具有科学的人员梯队建设。在胃癌、肺癌、结直肠癌、肝癌、食管癌、晚期乳腺癌、恶性淋巴瘤、多发性骨髓瘤、黑色素瘤等多种实体瘤的诊治,尤其在化学治疗,生物治疗及分子靶向治疗等方面具有丰富的临床经验。在肿瘤内科诊治方面与国际及国内保持一致,处于省内领先水平。拥有一支服务优良、业务熟练的护理团队。每年诊治患者千余人。还承担国家重大公共卫生服务项目——甘肃省城市癌症消化系统肿瘤筛查工作,每年筛查量达 2000 余例。

（三）内镜中心检查

内镜检查及活检是确诊消化道肿瘤的关键方法,甘肃省肿瘤医院院自 70 年代初由北京医疗队来甘专家率先开展胃镜检查,现具有一支由消化科等科的主任及副主任医师以上专家及专职的内镜护理人员组成的、具有丰富经验的内镜医护人员队伍。

配备有国际上先进的各种高端内镜如：奥林帕斯 GF-UE260 电子超声胃镜、奥林帕斯 GIF H260 电子胃镜（带 NBI 电子染色功能）、OLYMPUS GIF-H260Z 放大电子胃镜、OLYMPUS GIF-Q260J 治疗电子胃镜、日本富士能 EG-270N5 电子超细胃镜、奥林帕斯 CF-H 260AI 电子结肠镜、奥林帕斯 BFP 150 电子支气管镜、奥林帕斯 ENFVT 2 电子鼻咽喉镜、奥林帕斯 ESG 100 高频电凝电切仪及内镜下微波治疗仪等设备。配备先进的电脑控制的内镜洗消设备,按照内镜清洗消毒技术规范操作,实现了内镜的清洗、消毒一体化,还配备有 $C^{14}$ 幽门螺杆菌检测仪。

开展的项目有：超声胃镜检查；胸膜及肺组织活检术；胃镜、肠镜检查诊断；支气管镜检查；鼻、咽、喉镜检查；内镜下早癌的染色诊断技术；幽门螺杆菌（HP）检查；食管、胃、十二指肠及直肠良恶性狭窄的支架置入术；食管、贲门、直肠等良恶性狭窄的内镜扩张术；胃肠道息肉内镜下行切除术（电凝电切、微波）；内镜下胃肠营养管置入术；内镜下消化道及气管内异物取出术；内镜下黏膜下层剥离术（ESD）；内镜下黏膜切除术(EMR)。还长期承担甘肃省城市上消化道癌及结直肠癌症早诊早治的国家重点项目。

## 二、护理特色

科室实行主管医师与责任护士为一体的医护小组工作模式,为患者进行无缝隙的诊疗护理,注重患者身心全方位康复。以优质护理服务为准则,为生活不能自理的患者承担生活护理,减轻家属的负担;发放爱心联系卡、各种治疗前温馨提示卡、治疗后健康指导卡,形成患者入院-检查-治疗-康复-出院指导为一体的全程无缝隙护理模式,责任护士全程负责患者住院期间的照护工作,促进早日康复。

护理团队业务精湛,擅长肿瘤患者心理护理、疼痛护理、化疗护理、PICC置管以及肿瘤患者的营养评估及支持;制定内镜检查前、中、后的温馨提示,指导患者更好地配合治疗与检查,减少并发症。开展中医适宜技术,如应用复方紫草液防治化疗后静脉炎,金黄散湿敷防治化疗后静脉炎,复方银菊漱口液含漱防治化疗后口腔溃疡,磁疗贴穴位贴敷防治化疗胃肠道反应,中药周围神经病变方水疗防治化疗后周围神经病变,中药矿盐包外敷防治肿瘤癌性疼痛。重视患者健康教育,分病种执行。

(一)胃镜检查

1.检查前

(1)检查前1d晚进无渣饮食,检查前8~10h禁食水。

(2)怀疑有幽门梗阻者,检查前1d禁食水。

(3)检查前3~5min含服利多卡因胶浆1支,头部向后仰,以较好地麻醉咽喉部;如出现心慌、气短、胸部不适等,立即告知医护人员。

(4)提供乙肝三系统或乙肝表面抗原检查报告单,必要时查丙肝抗体及HIV。

(5)糖尿病患者,告知医护人员以便安排提前检查。

(6)高血压和心脏病患者,须告知检查医生,以便考虑可否行内镜检查或检查时采取必要的注意事项。

(7)当天做过CT检查者,30min以后可做胃镜。做过钡餐透视检查者,3d后胃镜检查。

(8)超细鼻胃镜检查的患者,需告知鼻腔手术、外伤史。

(9)检查时取下假牙,右侧卧位,咬紧牙垫。

2.检查中

(1)胃镜进入口腔后平静呼吸,不要憋气,可减轻不适,有利于胃镜插入。

(2)检查过程中将口腔分泌物流出,避免误吸引起呛咳。

（3）保持安静，不可躁动，以免划伤食道和胃黏膜。

（4）检查时有护理人员陪同，请家属放心。

3.检查后

（1）需留观 10min，如有不适及时告知医护人员。

（2）未取活检的患者，检查 1h 后进半流饮食。

（3）取活检组织的患者，2h 后进温凉流质饮食，48h 内忌烟酒，并注意观察大便颜色，如出现柏油样黑便，须及时到医院检查。

（4）行支架置入术后的患者，即刻进温水，2h 后进半流或软食，禁止进冰凉食物和饮料水；避免进食大块食物，以免堵塞支架；饭后必须饮温热水冲洗食道内支架。

（5）行电凝电切息肉切除的患者，2h 后进温凉流质饮食，卧床休息 1~2d，3~5d 进少渣半流质饮食，避免进坚硬刺激性食物；观察有无腹胀、剧烈腹痛及大便颜色改变，如有柏油样便（黑便）须及时到医院就诊。

（6）行食道狭窄扩张术的患者，2h 后进温凉流质饮食，避免进坚硬刺激性食物；观察有无剧烈疼痛、呕血、腹胀、腹痛及大便颜色改变，如有柏油样便（黑便），及时到医院就诊。

（7）检查后即时可取报告单，活检组织病理报告单领取时间请询问病理科。

（二）肠镜检查

1.检查前

（1）肠道准备：检查前一日需进无渣半流质饮食（如稀饭、蛋花等）。

（2）检查当日禁食，饥饿者可进糖水；糖尿病患者可进少量牛奶，对不能忍受空腹者尽量安排在上午行肠镜。

（3）检查前 6h 口服 20%甘露醇 250~500ml 并饮大量温开水（不少于 3000ml），或按说明稀释聚乙二醇电解质散（和爽）2~3 袋，以清洁肠道，至大便为黄色清水为止。

（4）口服泻药后呕吐或尿多、不排大便者，告知主管医生，更改清洁肠道的药物。

（5）提供乙肝表面抗原检查（HBsAg）报告单，必要时需查丙肝抗体和 HIV。

（6）有糖尿病、高血压或心脏病患者，须告知检查医生，以便考虑可否行肠镜检查或检查时采取必要的注意事项。

（7）既往曾有腹部或盆腔手术史者，应向检查医师说明。

（8）做过钡剂灌肠或钡餐透视检查者，3d 后才能做肠镜检查。

2.检查中

（1）左侧卧位，双膝向腹部收紧，全身放松，深呼吸，感觉腹胀时向外排气，以减轻检查不适。

（2）如有腹痛加重应告诉医生，检查过程需要变化体位，请听从医务人员的安排，医务人员会尽力保护好隐私部位。

（3）检查时有护理人员陪同，请家属放心。

3.检查后

（1）需观察 10min，如有不适及时告医护人员。

（2）腹胀减轻或消失后进温热半流饮食，出现剧烈腹痛须及时到医院就诊。

（3）取活检组织的患者，注意观察有无腹胀、剧烈腹痛及大便颜色改变，如有柏油样便（黑便），须及时到医院就诊。

（4）行电凝电切息肉切除的患者，2h 后进温凉流饮食，卧床休息 1~2d，3~5d 进少渣半流质饮食，避免进坚硬刺激性食物；观察有无腹胀、腹痛及大便颜色改变，如有柏油样（黑便），须及时到医院就诊。

（5）检查后即时可取报告单，活检组织病理报告单领取时间请询问病理科。

（6）行肠道支架置入的患者，保持大便通畅，防止便秘，观察有无腹胀、腹痛及大便颜色改变，如有柏油样便（黑便），须及时到医院就诊。

（三）出院指导

1.食管癌患者的出院指导：保持乐观开朗的心情，树立信心、积极配合治疗；出院后可继续半流质饮食，注意少量多餐，根据需要每天可进餐 5~8 餐，进食时需要细嚼慢咽，不吃辛辣刺激的食物。质硬的药片可碾碎后服用；应避免疲劳，充分休息；化疗患者，按疗程定期到医院接受治疗；定期复查：1 年内每 3 个月复查 1 次，2 年内每 4~6 月复查 1 次，之后每年复查 1 次，如有异常不适，需随时复诊。

2.胃癌患者的出院指导：养成定时、定量、细嚼慢咽的饮食习惯。不吃生、冷、硬、过烫、过辣、油炸、刺激的食物；切忌酗酒、吸烟，改变不良的生活习惯；劳逸结合，加强体育锻炼，养成规律、健康的生活方式，提高自身免疫力；保持乐观的心态，积极参加各种抗癌俱乐部活动，与病友一起共同战胜病魔；化疗患者，按疗程定期到医院接受治疗；定期复诊。1 年内每 3 个月复查 1 次，2 年内每 4~6 月复查 1 次，之后每年复查 1 次，如有异常不适，需随时复诊。

3.肝癌患者的出院指导：可适当活动，以不感觉疲劳为度。应严格戒烟、忌酒。保持乐观的心态；选择低脂肪、优质蛋白易消化食物，定时、定量、少食多餐，每日 5~6 餐。如果有肝性脑病症状的患者应限制蛋白质食物的摄入；要保持大便通畅，多食富含纤维素的食物，如韭菜、芹菜、香蕉、猕猴桃等，晨起每天喝一些蜂蜜；化疗患者，按疗程定期到医院接受治疗；定期复诊：1 年内每 3 个月复查 1 次,2 年内每 4~6 月复查 1 次,之后每年复查 1 次,如有异常不适,需随时复诊。

4.胰腺癌患者的出院指导：饮食宜清淡,少量多餐。进高蛋白、高维生素、高热量、易消化的食物,忌油腻,勿暴饮暴食,禁烟酒,禁刺激性食物。严格控制碳水化合物的摄入量,并检测血糖、尿糖；患者如有消化功能减退、腹泻、腹痛等,应及时就医；化疗患者,按疗程定期到医院接受治疗；定期复诊：1 年内每 3 个月复查 1 次,2 年内每 4~6 月复查 1 次,之后每年复查 1 次,如有异常不适,需随时复诊。

5.大肠癌患者的出院指导：少渣易消化的饮食,避免辛辣刺激性食物；参加适量活动：合理安排日常生活、休息与活动,适当户外活动,可学打太极拳、气功、散步等。建议患者加入造口患者联谊会,交流彼此的经验和体会,获得自信；化疗患者,按疗程定期到医院接受治疗；定期复诊：1 年内每 3 个月复查 1 次,2 年内每 4~6 月复查 1 次,之后每年复查 1 次,如有异常不适,需随时复诊。

# 第五节　放疗科一病区

## 一、学科简介

甘肃省肿瘤医院放疗科成立于 20 世纪 80 年代,是甘肃省卫健委设立的甘肃省放射治疗研究中心,承担着全省放射治疗的推广应用和人员培训。2010 年科室扩大后分为了头颈、胸部、腹部三个亚专业学科,是甘肃省目前唯一区分了放射治疗亚专业学科的三级甲等医院,治疗更加专业化。

放疗科一病区为腹部亚专业学科,专业方向为腹部肿瘤、妇科肿瘤和骨与软组织肿瘤的临床放射治疗及综合治疗。主要治疗病种包括胃癌、结直肠癌、肝癌、胆囊胆道癌、胰腺癌、肾癌、膀胱癌、睾丸癌、前列腺癌、宫颈癌、子宫内膜癌、骨肉瘤、软骨肉瘤及各种软组织肉瘤等。

目前开展的放射治疗技术包括：图像引导的放射治疗；调强放射治疗；适形放射治疗；术中放射治疗；X-刀治疗；常规放射治疗；三维近距离放射治疗；近距离组织间插植放射治疗；同步放化疗；重离子治癌临床研究等。

## 二、护理特色

科室实行主管医师与责任护士为一体的医护小组工作模式,为患者进行无缝隙的诊疗护理,注重患者身心全方位康复。以优质护理服务为准则,为生活不能自理的患者承担生活护理;发放爱心联系卡、各种治疗前温馨提示卡、治疗后健康指导卡,形成患者入院-检查-治疗-康复-出院指导为一体的全程无缝隙护理模式,责任护士全程负责患者住院期间的照护工作,促进早日康复。开展中医适宜技术,减轻患者治疗后的不良反应。重视患者出院指导,分病种执行。

(一)消化道肿瘤患者康复指导

1.注意休息,可适当参加一些力所能及的工作和活动,严格戒烟,忌饮酒,保持愉快的心情和良好的心态。

2.合理饮食

(1)定时、定量、少食多餐,以减轻胃肠道负担,每日 4~7 餐。

(2)选择低脂肪、优质蛋白、易消化饮食,如瘦肉、鸡蛋、酸奶、鱼等。

(3)多食富含维生素 A、C、E 和有抑癌作用的食物,如芥蓝、包心菜、胡萝卜、大蒜等。

(4)食物要新鲜、不吃发霉、变质、熏烤的食物。

(5)保持大便通畅,便秘患者应吃富含纤维素的食物,如韭菜、芹菜、香蕉等,还可每日喝一杯蜂蜜水。

3.出院后 1 月复查血常规、生化、AFP 定量等。

4.出院后半年内每月复查 1 次肝功能、B 超、AFP 定量,0.5~1 年每隔 2~3 月复查 1 次,2~5 年每隔 3~4 月复查 1 次。

(二)骨与软组织肿瘤患者康复指导

1.定期(3~6 个月)复查骨骼及肺部情况,如患者出现胸闷、咳嗽、咳痰或发热应及时就诊,以便排除肺部转移的可能。

2.指导患者制定活动计划,锻炼生活自理能力,活动时量力而行,防止病理性骨折。

3.保持均衡饮食,鼓励患者增加优质高蛋白、丰富维生素、高钙食物,少量多餐并注意色、香、味以增进食欲。

4.积极鼓励患者保持开朗平和的心态面对以后的生活和治疗。

(三)泌尿系统肿瘤患者康复指导

1.注意休息,适当运动,劳逸结合,保持生活规律,戒烟忌酒,加强营养,每日进食足够的热量、蛋白质、维生素、多食蔬菜、水果。

2.内分泌治疗患者定期来院治疗。

3.出院后 3 个月门诊复查,定期检查,尤其注意有无血尿,若出现血尿,及时就医。

4.多饮水,不憋尿,告知患者尿频、尿急等症状须过较长时间才能恢复。

（四）妇科肿瘤患者康复指导

1.出院后应注意休息。6周内禁止盆浴，防止逆行感染，3个月内禁止性生活。

2.鼓励患者出院后参加一些社会活动，以调节情绪。

3.妇科肿瘤放疗引起放射性膀胱炎、放射性直肠炎，故应多进食粗纤维、低脂、低乳糖饮食，可有效地降低放疗所引起的严重腹泻。

4.妇科肿瘤患者放疗后，肿瘤组织脱落坏死，放疗后阴道冲洗是防止感染的重要措施。放疗后坚持冲洗2年以上，以防止阴道狭窄、粘连。

5.患者出院后，护士经常与患者及家属保持联系，充分了解患者病情，让患者心理治疗与药物治疗相配合，以达到最佳效果，为持续治疗创造条件。

# 第六节　放疗科二病区

## 一、学科简介

放疗科二病区为胸部肿瘤放射治疗团队。年均收治病人约1000余人次，床位使用率达130%。

目前开展的放疗技术：图像引导放射治疗（IGRT），调强放疗（IMRT），三维适形放疗（3D-RCT），后程加速超分割放疗，近距离放疗，热疗。团队在胸部肿瘤的放射治疗和综合治疗方面积累了丰富的经验，尤其在肺癌图像引导的精确放疗、肺部放疗并发症的防治、食管癌后程加速超分割放疗、同步放化疗及保乳术后乳腺癌的精确放疗、纵膈肿瘤的综合治疗、中医康复功能锻炼等方面独具特色。多年来在长期的临床实践研究中积累宝贵的资料，撰写了数篇有学术价值的论文。团队开展的部分技术达到国际先进、国内领先水平，填补了甘肃省的空白。科室医护人员以服务病人为宗旨，以减轻患者痛苦、取得最佳疗效为己任，不断进取，努力为广大肿瘤患者提供高效、优质、人性化医疗服务。

## 二、护理特色

科室实行主管医师与责任护士为一体的医护小组工作模式，为患者进行无缝隙的诊疗护理，注重患者身心全方位康复。以优质护理服务为准则，为生活不能自理的患者承担生活护理，减轻家属的负担；发放爱心联系卡、各种治疗前温馨提示卡、治疗后健康指导卡，形成患者入院—检查—治疗—康复—出院指导为一体的全程无缝隙护理模式，责任护士全程负责患者住院期间的照护工作，促进早日康复。开展中医适宜技术,减轻患者治疗后的不良反应。重视患者出院指导,分病种执行。

(一)心理指导

多数患者都认为癌症是不可治愈的,表现为忧郁、恐惧、烦躁,少数患者甚至绝望而放弃治疗,随着医学的发展,许多癌症可以好转、治愈,让病人恢复正常生活。应指导病人不要因为手术、化疗或放疗引起乳房缺失、脱发及皮肤色素沉着等而自卑,尤其乳腺癌患者出院后可佩戴义乳、假发,或经医生安排行乳房重建术。应该使日常生活更丰富愉快些,看电影、听音乐、做运动等,走入社会,多与亲戚朋友交流,也可以继续工作。良好的情绪,坚定的信心,能提高机体的免疫功能,帮助战胜疾病。

(二)皮肤护理

放疗结束后不要急于将画线洗掉,最好是自然消退,千万不可用力擦洗,否则会损伤皮肤。照射结束后可以洗澡,但需对照射部位皮肤加以保护,待皮肤完全恢复正常后再与其他部位同样清洗。对于放疗引起的肤色变深,不可用外力或美容方法除去,随时间的推移会自然消退。注意保护照射野局部皮肤的清洁,避免物理和化学的刺激(包括药物等)。照射过的部位,不宜注射、穿刺置管,即使疑有局部复发,也不可轻易取活检,否则伤口不易愈合。

(三)饮食指导

出院后仍需加强营养,少食多餐,注意休息,避免过劳。戒烟酒,远离二手烟污染。养成良好的饮食习惯,少食腌、熏、炸、烤食品,适当增加蛋白质,如瘦肉、牛奶、豆制品、鸡蛋清等,多吃富含维生素 C 的蔬菜和水果,保证营养的全面摄入,防止营养不良,增强机体免疫力。

食管癌患者进食时速度宜缓慢,尽量进软食,进食后饮温开水 30~50ml 以冲洗食管,所有药片及胶囊均宜磨碎去壳用水溶化后吞服,防止发生哽噎症状。少吃过烫、过硬或刺激性食物,如火锅、辣椒等。若出现胸、背部疼痛,进食时呛咳、呕血、黑便等,是并发食管穿孔和大出血的征象,应及时返院治疗。

(四)康复锻炼

乳腺癌患者出院后应坚持做有氧运动康复操。在家中或工作单位应努力去做所有常规的日常活动,如盥洗、梳头、扫地等。生活和工作中应注意:不在患侧肢体静脉注射、输液、抽血、量血压;不用患肢提重物;不在患肢戴过紧的戒指、镯子等饰品;不用患肢长时间背包;避免蚊虫叮咬,避免搔抓、避免外伤;家务时佩戴手套、有破损及时处理;避免患肢长时间下垂;睡觉时垫以小枕抬高患肢;乘坐公共交通工具时,不用患肢抓握扶手,以免猛烈刹车造成拉伤;注意患肢保暖,内衣以全棉、宽松为宜。

肺癌和食管癌患者出院后需继续进行适量运动,并坚持做呼吸训练。放射治疗在杀灭癌细胞的同时,对正常组织(尤其肺组织)也有损伤。因此,通过强化呼吸肌群的舒缩改变胸腔容积,从而增加胸廓活动,增大肺活量,提升心肺功能。

(五)定期复查

定期复查极为重要,随访的间隔是先短后长,最初 3 年,每 3~6 月复诊 1 次,3 年后每年复诊 1 次,具体安排可向主管医师咨询。注意不要着凉,防止感冒。如有不明原因的咳嗽、发热、胸背部疼痛等不适,及时来院就诊。

# 第七节　放疗科三病区

## 一、学科简介

放疗科三病区为头颈部肿瘤放疗专业组，负责人是放疗科主任高力英主任医师。病区常年床位使用率在 105% 以上。主要治疗的恶性肿瘤包括头颈部肿瘤、中枢神经系统肿瘤、淋巴瘤、儿童肿瘤等。

以高力英主任医师为首的医疗团队重视规范化、综合治疗肿瘤的原则,在鼻咽癌、脑瘤、恶性淋巴瘤的诊治方面达到国内先进、西北地区领先水平。在头颈部肿瘤、颅脑中枢神经肿瘤的适形调强放疗、影像引导的调强放疗及综合治疗独具特色,尤其在鼻咽癌精确调强放射治疗技术、同步放化疗及分子靶向治疗的应用;头颈部肿瘤近距离组织间插植放射治疗技术;脑肿瘤、脊髓肿瘤放化疗配合中医针刺疗法促进患者的肢体功能康复及神经康复训练；淋巴瘤的多学科综合会诊和规范化治疗；中医中药防治头颈部放疗患者的涎腺损伤等方面形成了完整的治疗模式,积累了丰富的临床经验。医疗团队关心、关注头颈部放疗患者的生存质量,从治疗前认真仔细的制定治疗计划的健康宣教、治疗中的严密观察、详细体查、治疗后的长期随访、定期指导等各环节入手,保证了患者能得到更好的疗效并提高生活质量。

## 二、护理特色

病区实行主管医师与责任护士为一体的医护小组工作模式,安排高年资护士与主管医生共同为患者进行无缝隙的诊疗护理,注重患者身心全方位康复。坚持提供优质护理服务,患者到机房定位、放疗都有专人陪送;为生活不能自理的患者、危重患者、肿瘤晚期体弱患者承担生活照护,提高了患者满意度;开展微笑服务活动,规范护士言行,要求护士微笑迎接每一位来访者,尊重每一位服务对象,让患者有"家"

的感觉;发放爱心联系卡、放化疗前温馨提示卡、放化疗后健康指导卡,形成患者入院、检查、治疗、康复、出院指导为一体的全程无缝隙护理模式,责任护士全程负责患者住院期间的照护工作;成立心理康复治疗小组,针对性地进行个体化干预;成立功能康复室,重视脑瘤放疗患者的功能康复;开展中医适宜技术,缓解放化疗引起的各种不适,促进患者早日康复。重视患者的出院指导。

（一）心理指导

多数患者都认为癌症是不可治愈的,表现为忧郁、恐惧、烦躁,少数患者甚至绝望而放弃治疗。随着医学的发展,许多癌症可以好转、治愈,让患者恢复正常生活。应鼓励患者树立战胜疾病的信心,注意休息,避免情绪波动。同时应该使日常生活更丰富愉快些,看看电影、听听音乐、做做运动等,走入社会,多与亲戚朋友交流,也可以继续工作。良好的情绪,坚定的信心,能提高机体的免疫功能,帮助战胜疾病。

（二）积极完成治疗

鼻咽癌放疗后,还要进行序贯化疗,一定要听从医生的建议,完成必要的治疗。

（三）张口训练与颈部锻炼

张口训练与颈部锻炼是鼻咽癌治疗中非常重要的部分,出院后需要坚持张口训练与颈部锻炼。每日做最大幅度的张口训练,再练习咀嚼、鼓腮、微笑、屏气 4~6 次/d,5~15min/次。练习伸舌、后缩、卷动等每日数次,并配合头向左右侧弯、旋转,动作宜缓慢,幅度不宜过大。一旦发生张口困难与颈部水肿,应立即咨询专科医生和护士。

（四）生活护理

应避免体力上的过劳,如重体力劳动、熬夜、过度的体育锻炼等,均可使机体的内环境失衡,抵抗力下降,促使癌症复发或转移。应注意保持生活环境卫生,室内空气应保持清洁干燥。头颈部不要受日晒和寒风的刺激,三年内避免拔牙。注意休息,劳逸结合,适当参加户外活动,以增强机体的免疫力。根据个人的身体条件及爱好,选择运动项目,如散步,打太极拳,钓鱼等,不仅可提高身体素质,且能改善心情;白细胞低的患者减少户外活动,避免去人多的公共场所。

（五）定期复查

嘱咐患者要定期检查,一般前 3 年每 2~3 个月复查 1 次,如 3 年内无复发,以后可延长至 6 个月复查一次。5 年未复发的可每年复查 1 次。如出现原有症状加重,应及时来医院复查,以免延误病情。积极预防感冒及头部感染,以免诱发急性蜂窝组织炎。育龄妇女要避孕 2~3 年,待病情稳定,3 年后再考虑婚育问题。

（六）预防肿瘤复发的饮食和营养原则

1.提高蛋白质的摄入量,多吃优质蛋白质,如豆类蛋白、鱼类、鸡或禽类食物。

2.坚持每天吃新鲜蔬菜水果,大量补充天然维生素和纤维素。

3.多吃海产食品,包括小鱼、小虾、海带等,以补充碘、硒、钼、锌等微量元素。

4.不吃霉变、腌制、油炸、醺烤、不易消化、生冷、干硬、辛辣或刺激性的食品,禁忌吸烟饮酒。

5.祖国医学对于治疗和预防癌症的复发有不可磨灭的建树,其主要特点是着眼于整体,注意保护和调动机体的内在抗病能力。中医中药的食疗对于预防癌症的复发有着很重要的作用,可以经常性地在膳食中加入一些中药制成美味可口的保健食物,常用中药根据作用可以分为:①具有抗癌作用的:人参或参须、芦荟、冬虫夏草、百合、薏苡仁、灵芝、黄芪、大蒜、大豆等;②具有提高机体免疫功能的:灵芝、当归、芦笋、刺五加、苦瓜、黄芪等;③具有补血和提高白细胞功能的:当归、川芎、三七、银耳等。

（七）脑瘤患者的功能康复

脑瘤患者的功能康复尤其重要。首先是生活自理能力康复。对于训练肢体乏力的脑瘤患者,家属应引导患者练习各种捏握方法,进而学习使用刷子、梳子,练习自己洗脸、洗澡、用手拿取食物等,使脑瘤患者获得归属和情感上的满足以及生活自理的满足感。其次是语言康复护理训练,要帮助患者建立起足够的自信心,要有耐性,从简单的单音、双音到句子,每进步一点都要给予表扬和鼓励。多在脑瘤患者身边回忆往事,多谈一些开心事情,要像大人哄孩子一样对待他们,要有爱心并有尊重的意愿,使他们愉快地过好每一天。

1.主动运动:体质较好,可以自由活动者,应采取主动运动模式。在肿瘤患者的运动中,首先值得推荐的是散步或步行。散步运动量不大,且简便易行,不受时间、空间等条件限制,可提精神,调气血,练筋骨。散步时间可以选择清晨、饭后或睡前 30min左右。步行是最佳的有氧代谢运动,最好每天中速步行 3000m,每次 30min 以上,每周步行 5 次。当然,在有限的时间内走完这段路程,有一定的速度要求。常用的主动运动还有做操、打太极拳、跳舞、游泳、骑自行车和打乒乓球等。体力好的话,还可以加大运动量,如练哑铃、拉力器等,酌情选择。

2.被动运动模式:适用于卧床不起瘫痪、无自主活动能力者。要全靠外力进行一些康复运动。如家属或医护人员按摩患者肢体、促进血液循环;活动四肢,防止关节僵直与肌肉萎缩;捶揉躯体,协助翻身,避免褥疮发生等。被动运动注重全部关节与肌肉的活动与锻炼,包括头、颈、肩、肘、腕、手各关节,以及腰、骶、髋、膝、踝、足各关节,注意各个方向的活动,定时、定量训练,全面顾及。

3.助动运动:以自力为主,外力为辅,内外结合。主要用于癌症患者术后,肌肉无力或肌肉麻痹的功能锻炼。外力借助自身健肢、别人的肢体或器械进行练习。如肩关节功能障碍,先自己外展至一定幅度,无力再举时,可由健肢或别人协助,再借力向上伸展至有痛感为止。

# 第八节　头颈科

## 一、学科简介

头颈科主要收治甲状腺、涎腺、口腔颌面、鼻咽、口咽、喉、鼻腔鼻窦、颅底、头、面、颈部皮肤、软组织等部位肿瘤及颈动脉体瘤。开展头颈部肿瘤的各种联合根治术,尤其在器官功能保全性手术、喉癌术后发音重建、I期肌皮瓣修复、甲状腺肿瘤、涎腺肿瘤及颈动脉体瘤的治疗、介入治疗及动脉化疗等方面独具特色。形成了以"甲状腺肿瘤的系列研究、甲状腺癌细胞增殖转移相关基因筛选的研究,涎腺肿瘤细胞增殖及相关基因研究,口腔癌综合序贯治疗的临床研究和肿瘤术后缺损I期修复重建"为主攻方向。牵头组建了临床头颈外科–医学生物分子研究中心,形成了一个以头颈肿瘤专业为主导的多学科临床医学中心,头颈外科、放疗科、肿瘤内科、放射科、核医学科、口腔修复科、病理科医师、康复师以及社会工作者共同参与的头颈部肿瘤诊断、治疗、科研协作体。

西北地区是甲状腺肿瘤的高发地区,科室在成立初期就致力于甲状腺肿瘤的诊治和基础研究工作,十余年来在甲状腺肿瘤的综合治疗、随访、基础研究等领域形成了一套完整的专业体系。特别是在甲状腺癌的规范化治疗、个体化的保存功能性手术及甲状腺良性肿瘤小切口的微创手术等方面均达到国内先进水平。

## 二、护理特色

病区实行主管医师与责任护士为一体的医护小组工作模式,安排高年资护士与主管医生共同为患者进行无缝隙的诊疗护理,注重患者身心全方位康复。坚持提供优质护理服务,为生活不能自理的患者、危重患者、肿瘤晚期体弱患者承担生活照护,提高了患者满意度;开展微笑服务活动,规范护士言行,要求护士微笑迎接每一位来访者,尊重每一位服务对象,让患者有"家"的感觉;发放爱心联系卡、手术前温馨提示卡、手术后健康指导卡,形成患者入院–检查–治疗–康复–出院指导为一体的全程无缝隙护理模式,责任护士全程负责患者住院期间的照护工作;成立心理康复治疗小组,针对性地进行个体化干预;开展中医适宜技术,缓解手术、化疗引起的各种不适,促进患者早日康复。重视患者的出院指导。

（一）心理指导

多数患者都认为癌症是不可治愈的,表现为忧郁、恐惧、烦躁,少数患者甚至绝望而放弃治疗。随着医学的发展,许多癌症可以好转、治愈,让患者恢复正常生活。应指导患者不要因为手术引起疤痕而自卑,个别患者不要因为声音嘶哑感到担忧,指导患者此类症状属正常现象,逐渐会恢复。同时应该使日常生活更丰富愉快些,看看电影、听听音乐、做做运动等,走入社会,多与亲戚朋友交流,也可以继续工作。良好的情绪,坚定的信心,能提高机体的免疫功能,帮助战胜疾病。

（二）积极完成治疗

口腔颌面肿瘤患者一般治疗周期较长,术后患者需根据不同的情况进行放疗、化疗等治疗,一定听从医生的建议,完成必要的治疗。

（三）康复锻炼

康复是甲状腺癌或腮腺癌治疗中非常重要的部分,出院后需要坚持锻炼有氧运动康复操。在家中,工作单位应努力去做所有常规的日常活动,如盥洗、梳头、扫地等。

（四）药物

甲状腺肿瘤术后患者需要服用左甲状腺素钠片,一定按照医生的指导坚持服用。甲状腺激素如用量适当无任何不良反应。使用过量则引起心动过速、心悸、心绞痛、心律失常、头痛、神经质、兴奋、不安、失眠、骨骼肌痉挛、肌无力、震颤、出汗、潮红、怕热、发热、腹泻、呕吐、体重减轻等类似甲状腺功能亢进的症状。如出现这些症状,告知患者不必担忧,定期复查甲状腺功能,调整最佳的药物剂量。

（五）鼻咽喉镜检查

1.检查前

（1）高血压患者需将血压控制在正常范围方可进行检查。

（2）检查前用温水反复清洗鼻腔,并告知有无鼻腔手术、外伤史。

（3）提供乙肝三系统或乙肝表面抗原（HBsAg）检查报告单。

（4）行气道麻痹时,如有心慌、气短、心前区不适等症状,立即告知医护人员。

（5）每次麻醉鼻咽部时说长音"啊"字。

2.检查中

（1）检查时有护理人员陪同,请家属放心。

（2）坐在检查椅上，头部禁止摆动，防止损伤鼻黏膜，不能耐受时抬起右手示意。

（3）配合医生说长音"一"字，张口呼吸，痰液及时咳出，睁眼。

3.检查后

（1）需要观察 10min，如有不适请及时告知医护人员。

（2）检查结束 1h 后进温凉无刺激饮食。不可用力擤鼻子，以免引起鼻腔出血，如有鲜血持续流出，及时到医院就诊。

（3）检查后及时可取内镜检查报告单，活检组织病理报告单领取时间请询问病理科。

（六）生活护理

若需要行放疗的头颈部肿瘤，请注意保持放疗区的皮肤清洁干燥，避免搔抓皮肤，避免使用沐浴露等，宜穿宽松的全棉内衣；注意休息，劳逸结合，适当参加户外活动，以增强机体的免疫力。根据个人的身体条件及爱好，选择运动项目，如散步，打太极拳，钓鱼等，不仅可提高身体素质，而且能改善心情；白细胞低的患者减少户外活动，避免去人多的公共场所。

（七）定期复查

定期复查极为重要，随访的间隔是先短后长，最初半年每月 1 次，然后每 3~6 月复诊 1 次，3 年后每年复诊 1 次，具体安排可向主管医师咨询。出院后在二楼头颈门诊复查，每周三、四全天专家门诊，平时门诊也可。并应注意观察自己颈部、腋窝以及锁骨上淋巴结是否肿大，是否有头痛、神志改变，有异常情况及时就诊。

# 第九节　乳腺科

## 一、学科简介

乳腺科（甘肃省乳腺病诊治中心成立于 1995 年，）是全国较早成立的乳腺病诊治中心之一（为甘肃省第一）。创始人李玉田教授为科室打下了坚实的基础，在学科带头人杨碎胜教授的带领下，科室自成立以来就致力于乳腺癌的基础与临床研究，已形成一套独具特色的乳腺癌防治结合的专业体系。特别是乳腺癌的规范化治疗方面，专业水平处于全国先进，西北领先地位。科室功能涵盖乳腺肿瘤咨询、筛查、诊断、治疗、整形美容、康复、GCP 试验及相关临床与基础研究。

乳腺癌传统手术方式为乳腺癌改良根治手术和根治手术，术后形体缺损严重，给患者造成心理障碍,降低了生活质量。科室自 20 世纪 90 年代中期在全省率先开展保乳手术,占同期治疗病例的 10%。

乳腺癌传统的根治术后缺损十分明显,严重降低患者生活质量,科室外派多名专家先后到中国医科院整形美容医院、北京肿瘤医院和协和医院整形美容科学习乳房整形美容技术,在省内率先开展背阔肌转移乳房成形术,横行腹直肌转移乳房成形术、假体植入乳房成形术、巨乳缩小术等手术,修复了患者术后形体缺损,使患者术后功能及形体得到恢复,提高了术后生活质量,专业技术水平居国内先进,省内领先。

在全省率先开展乳腺癌空芯针穿刺活检(CNB),该项技术是目前乳腺癌最为直接、简单、损伤小、确诊率高的确诊手段,已成为国际乳腺癌专家组推荐的常规、标准的检查方法。提前获取了患者乳腺癌的病理及分子生物学信息,优化了乳腺癌诊治流程,为乳腺癌的规范化、个体化诊治奠定了基础。缓解了患者本人及家属在术前等待冰冻结果的焦虑,也为局部晚期乳腺癌开展新辅助化疗提供了病理依据,同时也提高了乳腺癌保乳手术比例,使部分乳腺癌患者避免了失去乳房的痛苦。

乳腺癌腋窝前哨淋巴结活检手术应用同位素示踪与探测技术,获取腋窝前哨淋巴结进行严格的病理学检查,了解腋窝淋巴结是否存在癌转移。前哨淋巴结活检技术(SLNB)应用以前,由于不能在手术治疗前判断腋窝淋巴结是否存在癌转移,故而标准的乳腺癌手术要包含"腋窝淋巴结清扫"的内容,手术后部分患者会发生上肢淋巴水肿、上肢感觉与运动功能异常。对于腋窝淋巴结阴性的患者而言,腋窝淋巴结清扫的作用仅为证实没有淋巴结转移,代价是发生上肢功能障碍的风险。科室于 2012 年率先在省内开展 SLNB 在早期乳腺癌中的应用研究,完成了学习曲线阶段病例,积累了丰富的操作经验,得到了 CBCSG-001 课题组的肯定与许可,获得前哨淋巴结活检替代腋窝淋巴结清扫临床操作资质,率先在省内开展了此项技术。目前该技术已经成为科室一项常态工作。同时经过潜心研究,筛选出了经济可靠、稳定性好、具有特色的 SLNB 理想示踪剂亚锡植酸钠载体,成功开展手术近千例,成功率达百分之百,避免了术后患侧上肢水肿和功能障碍,提高了患者生活质量,增强了自信心。

乳腺癌的分子靶向治疗是继手术、放疗和化疗三大传统模式之后的一种全新的生物治疗模式,已经成为乳腺癌治疗领域研究的热点。传统的乳腺癌分子靶向治疗主要指 HER-2 阳性乳腺癌的靶向治疗,开展 HER-2 阳性晚期乳腺癌的靶向解救治疗、辅助治疗和新辅助治疗。科室为中国癌症基金会指定的靶向药物(赫赛汀)甘肃省定点赠药审批机构,已有百余人通过参加慈善赠药活动,获得了靶向治疗的机会,取得了良好的社会和经济效益。此外科室参加的 T-DM1 国际多中心临床研究启动,这又是甘肃省广大 HER-2 阳性乳腺癌患者的福音。

**二、护理特色**

科室实行主管医师与责任护士为一体的医护小组工作模式,安排高年资护士与主管医生共同为患者进行无缝隙的诊疗护理,注重患者身心全方位康复。坚持提供优质护理服务,为生活不能自理的患者承担生活照护,减轻家属的负担,也解决了家属在正常生活工作与看护患者之间的矛盾;开展微笑服务活动,规范护士言行,要求护士站立、微笑迎接每一位来访者,尊重每一位服务对象,让患者有"家"的感觉;发放爱心联系卡、各种治疗前温馨提示卡、治疗后健康指导卡,形成患者入院-检查-治疗-康复-出院指导为一体的全程无缝隙护理模式,责任护士全程负责患者住院期间的照护工作;成立心理康复治疗小组,针对性地进行个体化干预;成立功能康复室,重视乳癌术后患者的功能康复锻炼,实行责任护士和专人指导双模式;开展中医适宜技术,缓解患者因手术、化疗造成的各种不适,促进早日康复。重视患者的出院指导和延伸护理,促进患者早日康复。

**(一)心理指导**

多数患者都认为癌症是不可治愈的,表现为忧郁、恐惧、烦躁,少数患者甚至绝望而放弃治疗,随着医学的发展,许多癌症可以好转、治愈,让患者恢复正常生活。应指导患者不要因为手术、化疗引起乳房缺失、脱发等而自卑,出院后可佩戴义乳、假发,或经医生安排行乳房重建术。同时应该使日常生活更丰富愉快些,看看电影、听听音乐、做做运动等,走入社会,多与亲戚朋友交流,也可以继续工作。良好的情绪,坚定的信心,能提高机体的免疫功能,帮助战胜疾病。

**(二)积极完成治疗**

乳腺癌患者一般治疗周期较长,术后患者需根据不同的情况进行放化疗、内分泌治疗及免疫治疗,一定听从医生的建议,完成必要的治疗。

**(三)康复锻炼**

康复是乳腺癌治疗中非常重要的部分,出院后需要坚持锻炼有氧运动康复操。在家中,工作单位应努力去做所有常规的日常活动,如盥洗、梳头、扫地等。生活和工作中注意:不在患侧肢体静脉注射、输液、采血、测血压;不用患侧肢体提重物;不在患侧肢体戴过紧的戒指、镯子等饰品;不用患肢长时间背包;避免蚊虫叮咬,避免搔抓、避免外伤;家务时佩戴手套、有破损及时处理;避免患肢长时间下垂;睡觉时垫以小枕抬高患肢;乘坐公共交通工具时,不用患肢抓握扶手,以免猛烈刹车造成拉伤;注意患肢保暖,内衣以全棉、宽松为宜。一旦发生患侧上肢水肿时,应立即咨询专科医生和护士。

（四）药物

放化疗结束后医生会要求某些患者服用三苯氧胺等对抗雌激素的药物，一定按照医生的要求坚持服用。三苯氧胺可引起潮热、阴道松弛、干燥、月经不规则，如果出现异常的阴道流血应立即告诉医生。服用三苯氧胺的患者应每年定期做子宫 B 超和妇检。使用芳香化酶抑制剂如来曲唑等，会引起骨质疏松等不良反应，要服用一些钙剂和促进钙吸收的药物如钙尔奇和骨化三醇等，同时经常多运动和晒太阳。

（五）生活护理

若需要行放疗，请注意保持放疗区的皮肤清洁干燥，避免搔抓皮肤，避免使用沐浴露等，尽量不穿乳罩，宜穿宽松的全棉内衣；注意休息，劳逸结合，适当参加户外活动，以增强机体的免疫力。根据个人的身体条件及爱好，选择运动项目，如散步，打太极拳、钓鱼等，不仅可提高身体素质，而且能改善心情；白细胞低的患者减少户外活动，避免去人多的公共场所。

（六）定期复查

学会乳房自查技能，每月自查乳房一次（选择每月固定的时间），以便及早发现复发征兆。定期复查极为重要，随访的间隔是先短后长，最初 3 年，每 3~6 月复诊 1 次，3 年后每年复诊 1 次，具体安排可向主管医师咨询。出院后在乳腺科门诊复查，并应注意观察自己胸壁、腋窝，以及锁骨上淋巴结是否肿大，是否有头痛、是否神志改变，若有异常情况及时就诊。见图 1-1。

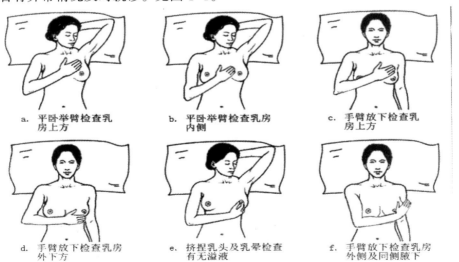

a. 平卧举臂检查乳房上方　　b. 平卧举臂检查乳房内侧　　c. 手臂放下检查乳房上方

d. 手臂放下检查乳房外下方　　e. 挤捏乳头及乳晕检查有无溢液　　f. 手臂放下检查乳房外侧及同侧腋下

图 1-1　乳房自查图

（七）预防乳腺癌复发的饮食和营养原则

1.控制膳食中总热量和脂肪的摄入，脂肪以植物油摄入较好，这是维持正常体重，避免肥胖的基础。

2.每日饮水（淡绿茶）2000ml 以上，并经常饮用酸奶，以餐后 2h 饮用为佳。

3.提高蛋白质的摄入量，多吃优质蛋白质，如豆类蛋白、鱼类、鸡或禽类食物。

4.坚持每天吃新鲜的蔬菜水果，大量补充天然维生素和纤维素。

5.多吃海产食品，包括小鱼、小虾、海带等，以补充碘、硒、钼、锌等微量元素。

6.不吃霉变、腌制、油炸和醺烤的食品，一般不吃不易消化、辛辣或刺激性的食品，禁忌吸烟饮酒。

7.祖国医学对于治疗和预防乳腺癌的复发有不可磨灭的建树，其主要特点是着眼于整体，注意保护和调动机体的内在抗病能力。中医中药的食疗对于预防乳腺癌的复发有着很有意义的作用，可以经常性地在膳食中加入一些中药制成美味可口的保健食物，常用具有抗癌作用的有人参或参须、芦荟、冬虫夏草、百合、薏苡仁、灵芝、黄芪、大蒜、大豆等；具有提高机体免疫功能的有灵芝、当归、芦笋、刺五加、苦瓜、黄芪等；具有补血和提高白细胞功能的有当归、川芎、三七、银耳等。

（八）性生活

专家提醒，对于乳腺癌患者，历经手术的创伤和化疗的刺激，出院后半年内体质比较虚弱，处于身体的恢复期。这个时期，应相对禁止性生活。手术后 1~3 年内，也应控制性生活次数。倘若患者体质较好，病情相对稳定，可以有适度轻松的性生活，但要注意行房时，不要过于激动、剧烈，更不能多欲，尤其要做好避孕，因为，妊娠对乳腺癌的复发有一定的影响。尤其是有腋窝淋巴腺转移的乳腺癌患者，妊娠可增进乳腺癌的复发和转移。总而言之，乳腺癌患者房事要谨慎，既不能随心所欲，又不能绝对禁止。适时适度，有益身心，利于康复。适度的性生活即指性行为过后，自身不感到困乏，次日也不会出现头昏脑涨、精神不佳、腰痠腿痛等征兆，患者可根据自身情况自行把握。假如癌症治疗结束、病情稳定、体力渐渐恢复、患者也适应了由疾病带来的种种变化，便可以恢复正常的性生活。

# 第十节　腹部肿瘤外科

## 一、学科简介

腹部肿瘤外科分腹外一科、二科和三科,在疾病诊治、专科特色等方面各有侧重。

### (一)腹外一科

腹外一科(胃肠外科)是甘肃省胃肠道肿瘤的医、教、研基地。中国癌症基金会、中华慈善总会等慈善机构的一系列患者援助项目的定点合作单位,中国抗癌协会胃癌专业委员会和大肠癌专业委员会委员单位。甘肃省抗癌协会胃癌专业委员会和大肠癌专业委员会主委单位,甘肃省医学会肠外肠内营养专业委员会副主委单位。甘肃中医药大学外科学专业硕士培养点。

在西北地区率先开展胃肠道肿瘤术前介入治疗,显著提高肿瘤的手术切除率与治愈率。开展以 D2、D3 为主的胃癌根治术,采用术中照相,彩色打印来控制手术质量,达国内先进水平。采用全直肠系膜切除术,最大限度地为直肠癌患者提高保肛率,保护患者的排便功能和性功能。成功开展腹膜后巨大肿瘤的切除,联合胰头十二指肠在内的联合脏器切除术以及腹腔镜下辅助直肠癌根治术、右半结肠切除术、左半结肠切除术,全腹腔镜下胃癌根治术,有效提高患者的生存率。在胃肠间质瘤和胃肠胰神经内分泌肿瘤的综合治疗方面达省内领先水平。承担着胃癌患者赫赛汀、胃肠间质瘤患者格列卫、胃肠胰神经内分泌肿瘤患者索坦、胃癌患者阿帕替尼等援助项目。

### (二)腹外二科

腹外二科(肝胆肿瘤外科)以消化道各类肿瘤的规范治疗为研究方向,是甘肃省原发性肝癌、胆囊癌、胰腺癌的医疗、科研、教学基地,是甘肃省抗癌协会肝癌专业委员会主委单位。

开展肝癌切除术、左右半肝切除术、肝不规则切除术、胆囊切除术、胆囊癌扩大根治术、肝门部胆管癌切除术、肝内胆管-空肠吻合内引流术、胰十二指肠切除术、胰体尾肿瘤联合脾切除术、胰管空肠吻合术、脾切除术、贲门周围血管离断术、胃癌根治术、全胃切除术、各部位结肠癌根治术、直肠癌根治性前切除术、经腹-会阴联合直肠癌根治术等手术;近年来已成功开展经腹腔镜胃癌根治术、结直肠癌根治术、脾脏切除术等腔镜手术。运用微波、射频消融治疗系统联合肝动脉灌注化疗(TACE),三维适形放射治疗,免疫治疗,中医中药等多种技术综合治疗肝癌。在肝胆肿瘤防治领域居省内领先水平。

### (三)腹外三科

腹外三科为中国抗癌协会甘肃省分会胆道肿瘤专业委员会副主委单位。科室配备有德国 Storz 全高清腹腔镜系统、高清电子胆道镜及进口超声刀等。常规开展腹腔镜下胃癌根治术,腹腔镜下结、直肠癌根治术,腹腔镜联合胆道镜胆道探查取石术,腹腔镜下脾脏切除术,腹腔镜下胆囊切除、阑尾切除、无张力腹股沟疝修补等各项腹外专业腔镜手术。开腹常规开展胰头十二指肠切除术、扩大胰体尾癌切除术、解剖性肝切除、肝门部胆管癌根治术、胆囊癌根治术,肿瘤联合脏器切除术,取得了良好的临床治疗效果和社会效益。科室与院内兄弟科室合作实施肿瘤术前、术后放化疗,介入治疗,内镜治疗,生物治疗,分子靶向治疗及中医中药治疗,达到综合治疗规范化、个体化、合理化。科室与北京、上海等国内多家知名医院建立了长期合作关系。

## 二、护理特色

开展医护小组为一体的工作模式,合理安排高年资护士与医生共同为患者进行治疗护理,率先开展 PICC 置管术,建立了造口康复室、肠外静脉营养配制室。在专科方面显示护理优势,如进行胃肠内营养食谱指导、造口护理、中医适宜技术、肿瘤康复护理等。重视患者的出院指导和延伸护理,分病种执行。

### (一)胃癌患者的出院指导

#### 1.心理指导

术后化疗根据不同情况一般需要半年以上的时间,这是一个漫长的过程,术后每月一次的化疗往往会使患者感到身心疲惫。良好的心态就是治疗因素,不良的心态则为癌症的"活化剂"。因此,我们在指导患者自我护理时,首先要做好心理指导,调动患者的主观能动性,激发其心理潜能。向患者说明只要坚持化疗和护理得当,大部分病情是可以控制的,指导患者掌握音乐疗法、行为疗法、放松疗法等自我心理疏导方法,保持情绪稳定、心情愉快。同时向家属传授有关的卫生保健常识和自我心理平衡技巧,协助患者做好自我护理。

#### 2.饮食指导

(1)要养成良好的饮食习惯。若饮食不定时定量,暴饮暴食、进食过快过烫,对胃是一个损伤性的刺激,与胃癌的发生有一定关系。

(2)不吸烟、少饮酒。吸烟能诱发肺癌已引起人们的共识。同样,吸烟与胃癌也有一定的关系,烟雾中含有多种致癌或促癌物质,是食管癌和胃癌的病因之一。酒精本身虽不是致癌物质,但烈性酒会刺激胃黏膜,损伤黏膜组织,促进致癌物质的吸收,如果饮酒同时吸烟,其危害性更大。因为酒精可增强细胞膜的通透性,从而加强对烟雾中致癌物质的吸收。

(3)改变饮食结构:少吃或不吃盐腌、烟熏、油炸和烘烤食物,如咸鱼、火腿、腊肉等盐腌食品均含有较多的盐,有损胃黏膜的完整性,同时这些食物在制作过程中可使致癌物质 3-4 苯并芘含量增加而促进胃癌发生。

(4)不吃霉变食物,少吃或不吃腌菜。因此类食物中含有或能产生大量亚硝酸盐和二级胺,进入机体后在一定条件下能合成亚硝胺类化合物,这类化合物是很强的致癌物质。

(5)多吃新鲜蔬菜和水果,多饮牛奶。新鲜的蔬菜、水果和牛奶富有维生素,可参与修复机体的天然屏障,阻止化学致癌物质在体内的合成。

3.药物指导

需服药者,请严格按照说明书或遵医嘱按时服药,不要自行停服或不按规定时间服用,注意用药时间、方式、剂量及副作用,以免影响疾病康复。避免服用对胃黏膜有损害性的药物,如阿司匹林、消炎痛、皮质类固醇等。

4.康复锻炼

做好患者的康复指导,及时指导患者加强综合治疗,进行必要的体育锻炼,嘱患者出院后一月内注意休息,二个月后参加轻微劳动,三个月后可根据自己的恢复情况从事轻便工作。

5.定期复查指导

肿瘤手术的成功并不能一劳永逸,一定要定期复查,定期化疗,以获得彻底治愈。胃癌手术后 1 年内,每隔 3 个月门诊复查,第 2 年每隔半年 1 次,以后每年 1 次,化疗患者定期检查血常规,积极治疗与胃癌发生有关的疾病。如萎缩性胃炎伴肠上皮化生、异常增生、久治不愈的胃溃疡、胃息肉等。

(二)肠癌患者的出院指导

1.饮食指导

肠蠕动恢复后方可进食。结肠癌术后的患者,要遵医嘱给予饮食,饮食要以稀软开始到体内逐步适应后再增加其他饮食。应注意不要吃过多的油脂,要合理搭配糖、脂肪、蛋白质、矿物质、维生素等食物。直肠癌患者以易消化食物为主,避免太稀或粗纤维太多的食物。不要吃产生渣滓的,如坚果、纤维太长的蔬菜等,容易刺激直肠。高营养的汤可以多喝,防止便秘非常重要。多食豆制品、蛋、鱼类等,使大便干燥,便于清洁处理,饮食禁忌烈性酒、辛辣、燥热、刺激性食物、高脂肪饮食及低纤维食物,尽量少吃产气、油炸、熏烤及腌制食物。

2.生活指导

生活有规律,注意饮食卫生,不吃生、冷、坚硬食物,防止消化不良和腹泻,养成定时排便习惯。穿纯棉质宽松衣服,指导患者掌握人工肛门的护理,定时扩肛,若发现狭窄或排便困难,及时给予处理。术后3个月忌肛门指检或肠镜检查,以免损伤吻合口。

3.康复锻炼

应有计划、有目的、有规律地进行,合理安排锻炼和间隔的时间。因人、因病、因地制宜。根据实际情况选择自己的锻炼项目,利用一切可利用的条件、适量、适度、量力而行,避免过于劳累。锻炼应由简到繁,由轻到重,循序渐进,持之以恒。人工肛门坚持扩肛,1~2次/周,持续2~3个月;适当地掌握活动强度,避免过度增加腹内压的动作,如剧烈咳嗽、提重物等,防止人工肛门的黏膜脱出。

4.指导患者正确应用人工肛门袋

用肛袋前应先以清水将周围皮肤洗净,肛袋松紧适宜,不要装太满,每次用肥皂水清洗干净,避免感染和减少臭气。

5.复查指导

注意观察有无腹胀、腹痛、呕吐、停止排气、大便颜色及形状的改变,发现造瘘口狭窄征象时应及时到医院就诊。化疗的患者定期复查白细胞总数和血小板计数。定期对患者进行随访,告诉患者每3~6个月复查1次。

6.心理指导

参与正常人的生活和社交活动,保持心情舒畅,增强自信心。对消极绝望的患者,要给予他们精神安慰,做好精神调养和生活指导,并且给患者讲述一些治愈病例的治疗过程和疗养方法,使患者树立信心,在精神上得到鼓励,在治疗上看到希望。鼓励患者参加造口联谊会或造口患者协会,学习交流彼此的经验和体会。在此,患者可以获得完全的人格尊严,互相鼓励,重拾生活的信心,以促进生活质量的提高。

7.用药指导

需服药者,请严格按照说明书或遵医嘱按时服药,不要自行停服或不按规定时间服用,注意用药时间、方式、剂量及副作用,以免影响疾病康复。

# 第十一节　骨与软组织肿瘤科

## 一、学科简介

骨与软组织肿瘤科是国内建科较早、规模较大的集医疗、教学、科研于一体的专业科室。是全国热灌注化疗培训研究中心，中国抗癌协会肉瘤专业委员会常务委员、软组织肿瘤学组组长单位，中华医学会肿瘤学分会骨肿瘤学组委员单位，中国骨科医师协会骨肿瘤工作委员会委员单位，甘肃省抗癌协会肉瘤专业委员会主委单位，甘肃省医学会骨科专业委员会副主委单位。

科室开展的主要业务有骨肉瘤、骨转移瘤、软组织肉瘤、恶性黑色素瘤、血管瘤以及各种瘤样病变的治疗与研究。对复杂创伤、骨质疏松的微创治疗方面有丰富经验。在骨转移瘤的诊治，肢体恶性肿瘤的保肢治疗，骨与软组织肿瘤切除、组织瓣修复软组织、人工材料重建骨关节结构，以及脊柱脊髓肿瘤的手术治疗方面特色突出。尤其肢体隔离热灌注化疗术、恶性黑色素瘤的治疗，达国内领先水平。

对于四肢骨与软组织恶性肿瘤，尽量减少截肢，积极保肢治疗。首先，在严格的肿瘤外科分期的基础上，采用新辅助化疗、肢体隔离热灌注化疗、术中放疗、后装放疗等先进技术，创造保肢条件。然后，按照规范的肿瘤切除边界，广泛或根治性切除肿瘤。最后，应用现代骨科生物材料技术、组织修复技术重建肢体形态和功能。

脊柱脊髓肿瘤，积极切除肿瘤，防止瘫痪。对局限于椎体的肿瘤，通过颈椎前后路、经胸腔、腹膜外入路行椎体切除，采用人工椎体置换，取得了良好的效果。对难以广泛切除的肿瘤利用院内放疗中心的优势，进行术中加速器放射治疗、术后分割放疗提高治疗效果。对于晚期患者，应用经皮椎体成形术、微波射频、介入化疗药物或放射元素，既加固椎体，又杀灭肿瘤，消除患者痛苦，减轻家属的护理负担。

骨盆骶骨肿瘤，采取"无血切除"重建术。骶骨肿瘤的手术切除一直被认为是骨盆肿瘤的禁区甚至死亡线，术中出血常常几千甚至过万毫升，科室采用腹主动脉临时阻断技术，"无血"切除骶骨肿瘤，既安全又彻底，同时也为患者节省了大量医疗费用。以3D打印等数字化骨科技术，进行骨盆肿瘤的切除与重建，取得满意疗效。

骨转移瘤，采取积极手术，防止骨折，改善生活质量。目前骨转移瘤越来越多，已成为威胁患者生命与生存质量的主要问题。科室对骨转移瘤采取积极外科干预，利用骨科与肿瘤治疗的微创新技术，切除肿瘤，进行人工假体置换等骨骼重建技术恢复形态与功能。结合放化疗控制肿瘤的发展,极大地提高了患者的生存质量。其经验已参与达成全国行业共识。2015年10月"甘肃省骨转移瘤诊治中心"在甘肃肿瘤医院挂牌成立,中心的成立将有利于缩小全省各地市骨转移瘤诊治水平的差距,将大大地推动甘肃省肿瘤学科向规范化、专科化、规模化发展,为广大骨转移瘤患者带来福音。

肢体恶性黑色素瘤,采取灌注化疗,提高疗效。对恶性黑色素瘤通过手术切除、引流区淋巴结清扫术加肢体隔离热灌注化疗联合术后化疗、免疫治疗、生物治疗等有效控制恶性黑色素瘤的复发和转移。自2001年学习并改进肢体隔离热灌注化疗技术至今,科室共收治肢体恶性肿瘤150余例,其中皮肤恶性黑色素瘤100余例,外省市患者30余例,保肢率达98%。作为恶性黑色素瘤学组组长单位,2013年6月中国抗癌协会肉瘤专业委员会"热灌注化疗培训研究中心"在甘肃肿瘤医院挂牌成立,以期向全国各大医院推广此项治疗技术。

**二、护理特色**

形成了以功能康复、中医综合治疗、无痛病房、人文关怀为主的专科护理特色。建立了中医适宜技术、功能康复临床护理路径,按患者个体化需求,确定实施项目、介入时机、方法,并将操作流程进行规范,制作图文并茂的宣教手册,便于床旁指导和患者参照练习。重视患者的出院指导。

(一)心理、生活方面

适当进行活动锻炼,保持心情愉悦,避免过喜过悲。生活起居要规律,早睡早起,戒烟戒酒,注意休息,劳逸结合。适当参加户外活动,以增强机体的免疫力。根据个人的身体条件及爱好,选择运动项目,如散步、打太极拳、钓鱼等,不仅可提高身体素质,而且能改善心情;化疗后白细胞低的患者减少户外活动,注意预防感冒,避免去人多的公共场所。

(二)饮食方面

为防止肿瘤复发,增强机体免疫力。多食优质蛋白质,如豆类、鱼类、鸡或禽类食物。坚持每天吃新鲜的蔬菜水果,大量补充天然维生素和纤维素。多吃海产食品,包括小鱼、小虾、海带等,以补充碘、硒、钼、锌等微量元素。饮食要清淡,易消化,不吃过咸过热的食物,少吃盐和腌制食物,忌油腻、油炸、干硬、辛辣的刺激性食物。此外,中医中药的食疗对于预防骨肿瘤的复发有很重要的作用,可以经常性地在膳食中加入一些中药制成美味可口的保健食物,常用中药根据作用可以分为:

1.具有抗癌作用:人参或参须、芦荟、冬虫夏草、百合、薏苡仁、灵芝、黄芪、大蒜、大豆等。

2.具有提高机体免疫功能:灵芝、当归、芦笋、刺五加、苦瓜、黄芪等。

3.具有补血和提高白细胞功能:当归、川芎、三七、银耳等。

（三）药物方面

出院后请按时服用医生开具的药物,不要自行停药或不按时服药,服药期间若出现药物反应或不适感应立即咨询主管医师。以免影响病情。

（四）功能锻炼方面

术后功能锻炼在治疗中有非常重要的作用,按照住院期间掌握的康复锻炼方法持续进行功能锻炼。

（五）定期复查

出院后定期复查极为重要,随访的间隔是先短后长,出院后前 3 年,每 3~6 月复诊 1 次,3 年后每年复诊 1 次,具体安排可向主管医师咨询。

患者出院后,如症状再次发作或化疗后血象下降,及时向主管医师咨询。出院后在骨与软组织肿瘤科二楼门诊复查,每周一、周二上午专家门诊,平时门诊也可就诊咨询。

# 第十二节　妇瘤科

## 一、学科简介

妇瘤科是甘肃省妇科肿瘤的临床、研究中心。是全国宫颈癌防治协作组委员、中国抗癌协会妇科肿瘤专业委员会委员、中华医学会肿瘤专业委员会妇科专业组组委单位,甘肃省抗癌协会理事、中华医学会甘肃分会妇科专业委员会常务委员单位。开展宫颈癌、子宫内膜癌、外阴癌、卵巢癌等手术;微创肿瘤手术及保留女性生理生育功能的手术。率先在甘肃省开展妇科恶性肿瘤的新辅助化疗、动脉化疗、腹腔化疗、腹膜后淋巴化疗。特别在卵巢恶性肿瘤腹腔其他脏器转移及外阴恶性肿瘤的处置上居国内先进、省内领先水平。

开展宫颈癌前病变及早期癌的筛查、诊断,依托医院在肿瘤专科诊治方面的全能性,科室在妇科肿瘤领域能够精确诊断,准确治疗,依个体特点,选择恰当的综合手段治疗,以达到最经济、最有效的目的。

### 二、护理特色

开展中医适宜技术,促进患者康复。重视患者的出院指导。

**(一)心理**

保持豁达开朗的心情,以减少术后并发症的发生和促进早日康复。生活宜规律,劳逸结合多休息,避免重体力劳动。待身体逐渐康复起来后,可循序渐进参加适当的运动,如慢跑、散步、打太极拳等,有助于增加食欲及改善精神状态,亦可做一些力所能及的家务劳动,以身体感到不疲劳为宜。加强体格锻炼,增强机体抵抗力,多与人交流,适时参加一些喜欢的文体活动。

**(二)饮食**

除医生特别指定外不需任何禁忌,建议多摄取高蛋白、高纤维食物。饮食宜补气养血、生精填精为主。忌烟、酒及辛辣刺激性食物;忌肥腻、油煎、霉变、腌制食物,忌辣椒、咖啡、海鲜等。

**(三)生活指导**

1.术后 3 月内避免提重物、抱小孩、拖地板、登高取物等动作,以防止正在愈合的腹肌受损。半年内避免从事增加骨盆充血的活动,如久坐、跳舞等。

2.月经:术后 2~6 周内若有少量阴道出血,是由于腹腔内伤口缝线溶解的原因,可在如厕后处置干净,以免造成感染。子宫切除术后患者不会再有月经,可能产生一些不适感,如皮肤潮红等。

3.性生活:术后 3 个月内避免性生活和阴道灌洗,避免增加腹压的活动,以防止损伤新生组织而引起感染。

4.复诊:手术后半年内应每月定期随诊,至少坚持 1 年。1 年后 3~6 个月复查 1 次,第 3 年开始每半年查 1 次。如有腹痛、腹胀、高热、阴道流血等不适,或化疗后白细胞低,要尽快回院检查和处理。

# 第十三节　胸外科

### 一、学科简介

胸部肿瘤外科分胸外一科和二科。

**(一)胸外一科**

胸外一科是甘肃省肺癌诊治中心。是全国肺癌专业委员会委员单位,甘肃省抗癌协会肺癌专业委员会主委单位，甘肃省医师协会胸外科医师分会副会长单位，甘肃省医学会胸心血管外科专业委员会胸腔镜学组组委单位。开展食管癌、肺癌、纵膈肿瘤、胸壁肿瘤的规范化治疗和胸腔镜(video-assisted thoracic surgery，VATS)胸部微创手术，技术水平居国内先进、省内领先水平。

(二)胸外二科

胸外二科与中国医学科学研究院、中国协和医科大学肿瘤医院(国家癌症中心)著名专家长期协作。近年来完成几千例各种肺癌根治术、食管癌切除术、贲门癌根治术、复杂纵膈肿瘤切除术。在省内率先开展气管隆突切除重建手术等治疗局部晚期肺癌，达国内先进水平。开展全胸腔镜肺叶(癌)切除术、纵隔肿瘤切除等微创手术。

已开展的手术包括：①气管手术：气管肿瘤切除术，隆突切除成形术。②肺手术：肺叶切除术；支气管肺动脉袖式成形肺叶切除术；全肺切除术；肺段切除术等。③食管手术：食管、贲门癌切除，胃食管吻合术；食管癌切除，结肠代食管术；Hellers术；食管平滑肌瘤摘除术；食管破裂修补术；食管憩室切除术等。④膈肌及纵隔疾病手术：外伤性膈疝修补术，食管裂孔疝修补术，纵隔肿瘤切除术，胸腺瘤切除术，胸腺扩大切除术等。⑤胸壁及胸膜腔疾病手术：胸壁良性肿瘤切除术；胸壁恶性肿瘤切除、胸壁修补重建术；肺结核、支气管扩张症肺切除术；纵隔肿瘤切除术；重症肌无力全胸腺切除术；食管肌层切开术。⑥纵隔镜手术：纵隔镜下对不明原因肿大淋巴结活检术。

**二、护理特色**

开展医护一体化整体医疗服务模式，为患者围术期治疗提供高质量的快速康复服务。重视患者的出院指导，分病种执行。

(一)肺癌患者的出院指导

1.心理指导：良好的心态是战胜一切疾病的基础。只有调整心态，树立信心，才能调动身体内部的抗病机制，消极悲观对康复是非常不利的。务必保持乐观开朗的情绪，面对术后后续治疗中的一些不适和症状，并且坚信肺癌经过手术切除等综合治疗是可以治愈的。

2.饮食指导：维持正常饮食，无需忌口，各种食物只要是清淡、新鲜、富于营养、易于消化的都可以吃，不吃或少吃辛辣刺激的食物，禁烟酒。

3.呼吸道的保养：注意气候冷暖变化，尽量避免感冒，如果发生上呼吸道感染，应及时就医用药，彻底治疗，以免发生肺炎。不要在空气污浊的场所停留，避免吸入二手烟。

4.坦然对待一些不适:切口区的麻木和刺痛以及紧缩感较为常见,与手术时切断了胸壁的神经有关,数月后,这种不适感才会慢慢消退。另一较为常见的现象是一部分人会有一些刺激性咳嗽,因为肺切除后,支气管残端在愈合过程中可能会引起咳嗽,注意有痰一定要及时咳出来。如果痰较为黏稠,可以服用一些祛痰药物如沐舒坦等;如果咳嗽较为严重影响休息,可以服用一些镇咳药物如复方甘草合剂、联邦止咳露等。

5.术后辅助化疗:如术后需要接受化疗,一般于术后 3~4 周开始。化疗前 30min 可注射止吐药物减少胃肠道反应。每次化疗前应验血查白细胞和肝、肾功能,若白细胞计数<3.5×10⁹/L 或肝肾功能异常,则应暂时中止化疗。

6.术后辅助放疗:根据病情一般于术后 3~4 周开始,疗程大约需要 2~6 周时间。

7.中药的扶正与调理:中医中药治疗是肺癌患者术后的一种辅助治疗方法,但不能替代化疗或放疗。可以在放、化疗的同时服用中药,包括中成药和中药汤剂。一定要做在有经验的中医师的指导下用药,不要随便服用一些所谓的秘方或偏方,以免毒副作用的危害。必要时,可以在医生的指导下应用一些免疫调节药物和生物制品如胸腺肽、干扰素等,以增强机体内的抗癌机制。

8.随访:坚持长期定期随访。术后 2~3 年内每 3 月复查 1 次,之后每半年复查 1 次,至第 5 年后可延长至每年复查 1 次。医生会要求复查胸片、胸部 CT、腹部 B 超等,根据需要还可能行全身骨扫描、磁共振等其他检查。

(二)食管癌、贲门癌患者的出院指导

1.心理指导:保持乐观开朗的情绪,坚定能够战胜疾病的信心。只有调整心态,树立信心,积极配合治疗,才能调动身体内部的抗病机制,消极悲观对康复是非常不利的。

2.饮食指导:出院后可继续半流质饮食,如藕粉、蒸蛋、麦片粥、大米粥、烂糊面等,逐渐由稀变稠,从首次进食开始,约半个月左右可过渡到软食乃至正常饮食。术后饮食原则是高蛋白、高维生素、高纤维素,适当高脂饮食(有利体重恢复和胆囊排空)、低糖(减轻泛酸);最初 3 个月注意少食多餐,根据需要每天可进餐 5~8 顿,进食时要细嚼慢咽。不要忌口,各种食物只要是新鲜、富含营养、易于消化的都可以吃,不要过于清淡,而且还要适当进食一些红烧肉之类的高脂食物,以利于胆囊的排空,少吃辛辣刺激的食物(但绝不是不能进食辣椒等食物,可根据术前个人饮食习惯而定,一般进食 3 月后逐渐恢复到和术前一样的饮食结构),禁烟酒。

3.体位:不能躺卧进食,饭后不要马上平卧,可适当散步约 30min 后再睡觉,睡觉时可将上半身垫高 30°,右侧卧位可能更有利于胃排空。

4.不适：如有返酸、易饱胀、呛咳等不适感，不必紧张。由于贲门被切除，加上胃肠排空功能减弱，所以胃肠内的食物和胃液有时会返流到食管引起不适，经过上述的饮食和体位的调整措施后，一般可以缓解，仍不能缓解，可服用一些药物如奥美拉唑、吗叮啉等加以控制。如果有腹泻症状，往往与手术后胃肠功能紊乱有关，除了注意食物要清洁以外，应避免进食油腻食物，以免加重腹泻症状，经过饮食调理后，仍不能控制腹泻，可服用一些止泻药物。如果感觉手术伤口有针刺样疼痛和麻木感，与手术时切断了胸壁的神经有关，数月后，这种不适感会慢慢消退。

5.滋补：可以服用一些保健品来加快恢复，提高免疫力，减轻放、化疗的毒副作用。但要注意，目前保健品市场较为混乱，不要轻信一些不法厂商的不实宣传，警惕上当受骗。如需服用某些保健品，最好事先征求一下医生的意见。

6.工作：因手术创伤较大，术后常辅以化疗或放疗，需要一段时间的休养和恢复，待这些治疗结束，再休息 2~3 个月，可视体质情况逐步恢复工作，一般可以胜任除较重体力劳动以外的任何工作。

7.随访：坚持长期定期随访。术后两年内每 3 月复查 1 次，之后每半年复查 1 次，至第 5 年后可延长至每年复查 1 次。医生会要求复查胸片、胸部 CT、腹部 B 超等，根据需要还可能行全身骨扫描、磁共振等其他检查。

# 第十四节　重症医学科

## 一、学科简介

重症医学科是医院集中监护、救治生命和脏器功能维护的重要基地。

科室目前开展多项技术，包括气管插管术、动静脉穿刺置管术、呼吸机治疗技术、血流动力学监测技术、亚低温脑保护技术及床旁快速检测技术。强调以人为本，人性化管理，个体化施治，使抢救水平明显提高。为医院重大手术的成功开展及围手术期患者的安全提供保障。

科室每张床位均配置 Drager 多功能监护仪，对病人的心率、血压、呼吸、氧饱和度等多项生命体征进行 24h 持续监测，随时捕捉到病人病情变化，及时采取治疗措施。同时，各监护仪互相连接，形成一局域网络，与中央控制站相连，通过中央控制站，可同时观察到所有病人的监护信息。病房层流净化空调系统提供无菌环境，对危重病人继发院内感染有明显预防作用，病房结构、功能、环境满足医疗服务规范化、安全化和人性化的要求。科室实施半封闭管理模式,收治全院各科危重病人,具有快速反应和紧急处理能力。开展重症患者的诊治及生命支持、外科重大手术围手术期监测和复苏,以及手术后患者的安全恢复。

**二、护理特色**

科室实行主管医师与责任护士为一体的医护小组工作模式,实行 24h 无陪护制,坚持提供优质护理服务,为患者提供无缝隙的诊疗护理。开展 ICU 专职护士术前访视。通过术前 1 日与患者和家属有效沟通:重点了解患者的心理状况、对手术的认知状态、家庭支持体系;介绍监护室的环境、相关规章制度及所需准备的生活物品等;针对患者的具体情况,告知其术后入住 ICU 可能出现的情况、医护人员将采取的措施及需要患者配合的方法。最大程度缓解患者及家属对手术的恐惧及焦虑情绪。在提供专业、高效、安全的重症监护技术的同时,全方位为病人做好生活护理;同时针对患者需要,结合中医的整体观念和辨证施护,指导患者调节情志、平衡饮食、采取健康的生活方式,指导患者服药等,促进患者身心全方位康复。

# 第十五节　门急诊部

**一、学科简介**

门急诊部是集肿瘤专科诊治以及肿瘤咨询、肿瘤急诊、肿瘤体检、健康教育为一体的综合医疗部门。根据肿瘤专业分类,划分为肿瘤内科(呼吸内科、血液病科、消化内科)、肿瘤外科(胸外科、头颈外科、乳腺科、胃肠外科、肝胆外科、妇瘤科、泌尿外科、骨与软组织肿瘤科、腹部微创外科)、肿瘤放射治疗、肿瘤中西医结合治疗等门诊科室。同时根据不同系统的常见肿瘤特点,开设了肿瘤特色门诊(甲状腺癌、肺癌、胃癌、大肠癌、乳腺癌、宫颈癌、肝癌、骨肉瘤、膀胱癌、中西医结合、皮肤癌门诊和肿瘤咨询门诊),以便广大患者得到更直接、更准确、更规范、更合理的专科诊治。另外,门诊部还设有肿瘤体检中心、麻醉药品咨询门诊、止痛门诊、戒烟门诊、皮肤科、眼科、口腔科等。

**二、护理特色**

开展优质护理,简化就诊流程,提供便民服务,门诊留观病房及输液广场为门诊放、化疗病人提供方便经济的治疗环境,根据病情采取中西医结合治疗,在放、化疗的同时配合中医适宜技术减轻症状。

（一）积极开展健康教育

形式多样化：门诊护士的口头教育，通过门诊一、二、三楼候诊厅电子屏传播健康知识、在每个导医台摆放健康教育手册，以便患者随时翻阅。

内容广泛：针对患者需要，结合中医预防为主的整体观念，指导患者调节情志、平衡饮食、采取健康的生活方式，指导患者服药等。

（二）实行优质护理

1.留观病房实行责任护士负责制，8h 在岗，24h 负责，与临床科室护理接轨。

2.根据高峰时段病人需求，合理排班，护理人员相对固定，绝对流动服务。

3.简化就诊流程。

4.实行首问负责制，接诊护士对患者进行就医指导，解决患者在就医过程中提出的各类问题。

5.门诊换药室开展伤口换药、静脉导管维护等护理。

6.人性化护理：门诊一楼大厅和二三楼候诊厅设置安全提醒标识、禁烟标识等；开展多种形式的预约挂号（电话、网络、现场），二三楼开展预约挂号分层就近取号、分流患者、减少就诊等待时间；所有诊室启用了门诊分诊排队叫号系统，使患者候诊时既能看清排名、又能听到语音系统提示；在患者就诊过程中出现病情变化随时准备抢救；门诊预约挂号电话兼电话咨询服务。

（三）提供便民服务

1.实行一站式服务，对于年老体弱、行动不便的就诊患者提供轮椅担架，病情需要时护士陪同就诊。

2.导医台提供针线、开水、便签、老花镜、雨伞等，以便患者不时之需。

3.输液广场冬天为患者提供热水袋、毛巾被等。

# 第二章
# 常用中医适宜技术

　　中医适宜技术也称"中医传统疗法"、"中医保健技能",是祖国传统医学重要组成部分,历史悠久,内容丰富,其特点为"简""便""效""廉",易于患者接受。甘肃省肿瘤医院常用中医适宜技术有耳压疗法、艾灸、中药矿盐包、超短波治疗、磁疗贴穴位贴敷疗法、药棒穴位按摩治疗、足疗法、中药超声波雾化吸入疗法、中药外敷、拔罐疗法、头部按摩、刮痧疗法、手指点穴、穴位按摩、中药汤剂内服、针刺疗法、手指按摩等17项。

## 第一节　耳压疗法

### 一、针对的症状和体征

1.术前紧张,失眠,血压升高等。

2.化疗后恶心、呕吐、腹泻、便秘、食欲差等。

### 二、中医原理

　　耳压疗法是在耳针基础上发展起来的一种新疗法。是用形圆而质硬的药物及制品贴在耳廓表面的穴位上,并施加一定的压力以达到刺激耳穴,是防治疾病的一种方法。通过穴位与经络的传感联系、疏通气血、平衡阴阳,使脏腑及人体各个部位的功能保持相对的协调,提高人体组织相应的抗病能力,从而达到有病治病,无病健身之目的。

### 三、方法

（一）评估与告知

1.核对医嘱,了解患者主要症状、发病部位及相关因素,了解患者体质及压豆部位皮肤情况。

2.告知患者压豆局部有痠、麻、胀、痛感,有可能出现辅料过敏现象。

（二）操作

安置合理体位,选准穴位处,先以75%酒精棉球擦耳廓皮肤,再用干棉球擦净,用镊子夹起中间黏有压物的小方胶布,置于所选之穴区,并将其黏牢压紧。待各穴贴压完毕,即予以按压,直至耳廓发热潮红。

1.点压法:术者用指尖一压一松,间断地按压耳穴,每次间隔0.5s。本法不宜用力过重,以患者感到胀而略感沉重刺痛为度。视其体质、病症和术者要求,每穴每次可点压27下。本法属补法,是一种弱刺激手法,适用于各种虚证、慢性病,如神经衰弱、失眠、心悸、头昏等。图2-1。

2.轻揉按摩法:用指腹轻轻将压贴的穴丸压实(贴牢,不宜损伤皮肤为原则),然后顺时针方向带动穴丸皮肤旋转,以患者有胀、痠、痛或轻微刺痛为度。一般每穴轻擦按摩27次。此法属于补法,具有补虚的作用。适用于久病体弱,年老体衰及耳穴过敏者。

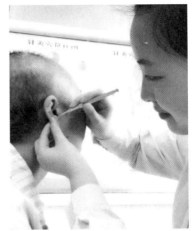

（三）配穴

1.治疗失眠配穴:心、肝、脾、肾、神门。

2.治疗恶心呕吐和纳差配穴:口、胃、脾、神门、交感、食道。

图2-1　耳压疗法

3.治疗腹泻或便秘配穴:肺、脾、胃、大肠、小肠。

## 四、注意事项

1.严格掌握禁忌证,皮肤敏感、过敏,耳廓有炎症、溃疡或皮损者,不宜采用贴压法。

2.有皮肤过敏者可选用脱敏胶布,按压时不可采用使劲搓动压豆的方法,否则易引起皮肤破损,造成感染。

3.当皮肤破损时应取下压物,局部涂消炎软膏,在治疗感染期间暂停耳穴压豆,单次疼痛过重时,可放松胶布或取下耳豆,以免造成其他不适。

# 第二节 艾 灸

## 一、针对的症状和体征

化疗后恶心、呕吐、腹泻、便秘、纳差等。

## 二、中医原理

艾灸疗法是以艾绒或以艾绒为主要成分制成的灸材如艾条,点燃后悬置或放置在穴位或病变部位,借灸火的热力和药物的作用,激发经气,达到防治疾病的目的。常用艾灸疗法有:隔物灸、悬灸两大类。中医子午流注学说指出,人体在一昼夜中十二经脉的气血流注与十二地支有着固定的对应关系,辰时(早7~9时)流注胃经,巳时(早9~11时)流注脾经。气血迎时而至为盛,过时而去为衰。选择早上施治,以求更有效的调和阴阳,纠正机体的偏盛偏衰。

## 三、方法

操作时间:从化疗前1日开始,每日早上7~9时施灸1次,每个穴位灸15min,灸毕各穴位轻轻按摩3~5min,3次为1个疗程。常用取穴:神阙、中脘、内关(双)、足三里(双)。

1.评估:了解患者对热的耐受程度,有无治疗禁忌证,艾灸局部皮肤情况和心理状态。

2.告知:艾条点燃后会出现较淡的中药燃烧气味;治疗过程中局部皮肤产生烧灼、热烫的感觉,应立即停止治疗。

3.定位:①神阙:人体的腹中部,脐中央;②中脘:脐上4寸,腹中线上,仰卧取穴;③内关:患者采用正坐或仰卧,仰掌的姿势,从近手腕之横皱纹的中央,往上约三指宽的中央;④足三里:由外膝眼向下量4横指,胫骨旁量1横指。采用同身寸取穴,定位后用标记笔做标记。

4.协助患者取适当体位,暴露施灸部位,帷幔遮挡,关闭门窗,注意保暖。

5.充分暴露已标识腧穴部位,取0.3cm厚鲜姜片数片,用针刺出数个小孔,将带孔姜片置于所选穴

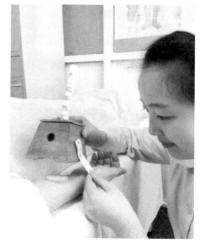
图2-2 艾灸

位上,点燃艾条一端后,距皮肤约 2~3cm,采用温盒悬灸法,时间 15min,以患者感局部温热而不灼痛,局部皮肤呈红晕为度。

6.施灸过程中应随时询问患者有无灼痛感,以便及时调节距离,防止灼伤,注意观察病情变化,了解患者的心理和生理感受。

7.施灸过程中应及时将灸灰弹入弯盘中,防止灼伤皮肤及烧坏衣物。图 2-2。

8.施灸完毕,立即熄灭艾火,将艾条插入小口瓶中。用纱布清洁局部皮肤,协助患者着衣,整理床单元。安排舒适体位。视情况通风换气。

#### 四、注意事项

1.严格掌握禁忌证:中暑、高热、高血压危象、肺结核晚期大量咯血者等禁用;颜面部、大血管处、孕妇腹部及腰骶部不宜施灸。

2.施灸部位宜先上后下;先阴后阳;先灸头顶、背腰部;后灸胸腹、四肢。

3.观察:施灸过程中密切注意观察患者的病情、生命体征及对施灸反应。

4.施灸后,注意艾灸温度,以感知既不烫伤皮肤,又能收到好的效果为佳。若皮肤局部出现灼热微红,是正常现象,无须处理。施灸过量,时间过长,致使局部出现小水疱,注意勿擦破,可自然吸收。若水疱较大,可用消毒针刺破水疱,放出水液,或用无菌注射器针头抽出水液,覆盖消毒纱布,保持干燥,防止感染。

5.瘢痕灸者,在其灸疮化脓期间,要加强营养,注意适当休息,并保持灸疮局部清洁,防止感染,也可用无菌敷料保护灸疮,待其自然愈合。若因护理不当,灸疮表面呈黄绿色或有渗出液者,应用消炎膏或生肌玉红膏涂敷。

6.使用温针灸时,针柄上的灸绒团必须捻紧,防止灸灰脱落灼伤皮肤或烧坏衣物。艾灸、艾炷灸的施灸过程中,同样要防止灸火灼伤皮肤或者烧坏衣物。

7.施灸用过的艾条熄灭后,必须装入小口玻璃瓶内,要注意安全,防止艾条复燃,发生火灾。

8.注意晕灸的发生,如发生晕灸现象,按晕针处理:使患者平卧,注意保暖,轻者仰卧片刻,给饮温开水或糖水后,即可恢复正常。重者在上述处理基础上,可刺人中、素髎、内关、足三里、百会、关元、气海等穴,即可恢复。若仍不省人事,呼吸细微,脉细弱者,可考虑配合其他治疗或采用急救措施。

9.要注意保暖和防暑:因施灸时要暴露部分体表部位,在冬季要保暖,在夏天高温时要防止中暑,同时保持室内空气新鲜。

10.艾灸后 30min 内不要用冷水洗手或洗澡。

11.平常多饮温开水(不能喝冷水或冰水)有助排出体内毒素。

12.饭后 1h 内不宜艾灸。

13.极度疲劳、过饥、过饱、酒醉、大汗淋漓、情绪不稳、身体发炎部位或妇女经期忌灸。

14.在艾灸治疗过程中，保持艾灸部位固定，以防灸火灼伤皮肤。

15.偶有灸后身体不适，如身热感、头昏、烦躁等，可适当活动身体，饮少量温开水，症状会逐渐缓解。

# 第三节　中药矿盐包

**一、针对的症状和体征**

1.肩背部疼痛、疲困不适。

2.肩背部冰冷不适。

3.化疗后胃脘部不适、恶心、呕吐等。

**二、中医原理**

矿盐包以艾盐和中药等成分，通过加热敷在人体体表穴位实行热疗。借其湿热的作用，渗透肌肤层，通过经络的传导，起到扶正祛邪、温通经络、调畅脏腑气血，通络止痛的作用。它是一种对机体毫无损伤且具有独特保健功能的中医外治法。

**三、方法**

（一）评估与告知

1.了解患者是否有外伤史、皮肤过敏史、女性患者月经期、局部皮肤有无破损、炎症及知觉的敏感度。

2.取合理体位，协助大小便。

3.注意盐包温度，防止烫伤。

4.治疗后若皮肤出现红疹、瘙痒等过敏现象，及时告知医务人员。

（二）操作方法

1.将药袋表面用喷壶均匀打湿，置于微波炉中加热 3~5min，温度至 50℃左右。见图2-3。

2.敷包之前先轻提药袋，使其间断接触

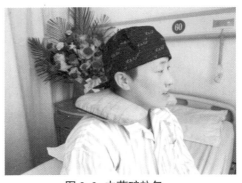

图 2-3　中药矿盐包

皮肤,至温度适宜时将盐包热敷于穴位处。

3.每日 1~3 次,每次 30min,可重复加热使用,用后晾干。

**四、注意事项**

1.使用前应评估患者的症状、临床表现、药物过敏史及局部皮肤情况。告知患者使用过程中可能出现烫伤的情况,若觉得出现烧灼、热烫的感觉应立即停止外敷并告知护士。

2.矿盐包温度不宜过高,50℃~60℃为宜,应告知患者 2 次使用的间隔须大于 5h,以防止腹部敏感性下降而降低疗效。

3.热敷时保持室内温暖,无风,治疗部位也要注意保暖,治疗中适当补充水分。若用毛巾包裹,包裹的毛巾垫应平整,使热力能够均匀渗透;患者使用矿盐包过程中,护士应定时询问患者感受,以便出现不适时及时处理。如果治疗过程中发现局部皮肤出现皮疹、瘙痒应立即停止治疗,严重者报告医生处理。

4.严格掌握禁忌证

(1)孕妇、严重的糖尿病、偏瘫、截瘫、脊髓空洞等感觉神经功能障碍的患者禁止使用。

(2)皮肤破溃、过敏、炎症、不明肿块及出血倾向的患者禁止使用。

(3)脉搏超过 90 次/min 以上不宜使用。

(4)过饥、过饱、醉酒者不宜使用。

# 第四节　超短波治疗

**一、针对的症状和体征**

1.肩背部疼痛、疲困不适。

2.肩背部冰冷不适。

**二、治疗原理**

治疗板受热产生出的各种元素的振荡信号,随红外线进入机体后,与机体相应元素产生共振,使元素所在的原子团、分子团的活性得以大幅度提高,激活体内各种酶的活性,增强对缺乏元素的吸收,调整体内元素的相对平衡,抑制体内自由基的增多、修复微循环通道等。提高人体自身免疫功能和抗病能力,能有效地疏通被阻塞或阻滞的微循环通道,促使机体对深部瘀血块和深部积液(水分子)的吸收。

具有镇痛、活血化瘀、舒筋活络,促进微循环系统的通畅,改善和促进血液循环等功效。

### 三、方法

1.接通电源、打开开关,时间设为 35min。安置患者体位为健侧卧位,摆放好患侧手臂及各引流管。

2.向患者交代配合要点和注意事项,预热 5min 后对准患者颈肩部。

3.照射治疗时,照射部位皮肤应裸露,距离约 30cm,皮肤感觉温度 40℃效果最好。或以患者自感舒适为宜,温度过低疗效差,温度太高易灼伤皮肤。

4.照射时间通常每次为 30min,每日 3 次,3d 为 1 个疗程,也可根据病情确定照射时间,也可作长期保健性照射。

5. 切勿在过高或过低温度和潮湿环境下使用,也勿在刺激性化学品及腐蚀性气体环境中使用,在清洁环境中使用。

6.使用时,不可剧烈转动、摇晃和强烈震动。调节支臂伸缩及转动时不得超过技术指标规定的范围。

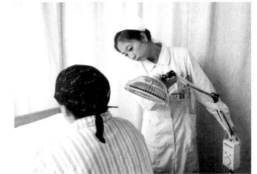

图 2-4 超短波治疗

7.较长时间不使用时,应置于干燥、清洁和无腐蚀性气体环境中保存。图 2-4。

### 四、注意事项

1.合理安排患者体位,避免术侧上肢受牵拉。

2.严格掌握禁忌证:高热、开放性肺结核,严重动脉硬化、出血等不适于此治疗。

3.本治疗器配用的单相三线插头,必需接好地线,以确保使用安全。用后即关闭电源,归位,自然晾凉,远离易燃物品。防止强烈震动、受潮、注意保护板面。

4.照射部位必须完全裸露,否则影响疗效。对准肩背部,避免照射面部,以免引起眼球干涩。

5.照射距离不宜过近,否则容易发生皮肤灼伤(如发红或起水疱),误触照射头而被烫伤,但距离过远,也会影响疗效。

6.使用时,要放平稳,防止倾倒。

7.使用中不得用金属物品接触远红外片以防触电。

8.请勿接触灯罩外壳,以防烫伤。

9.使用中随时检查照射距离及温度,观察照射部位,以防烫伤。

10.对生活不能自理者,应在他人帮助监护下使用。

# 第五节　磁疗贴穴位贴敷疗法

## 一、针对的症状和体征

1.肩背部疼痛、疲困不适。

2.肩背部冰冷不适。

3.化疗后胃脘部不适、恶心、呕吐。

## 二、中医原理

在穴位上贴敷药物,通过药物和腧穴的共同作用以治疗疾病的一种方法。常用于疼痛、恶心呕吐、咳喘、痹症、喉喑、口疮等症。

## 三、方法

（一）评估与告知

1.评估主要症状、既往史、药物过敏史及贴敷部位的皮肤情况。

2.选择离病变局部器官最近、最直接的相应穴位贴敷。也可选择阿是穴贴敷。阿是穴是指病变的局部或内脏病理现象在体表的反映,也称病理反应穴。

3.贴敷后若出现皮肤红疹、瘙痒等过敏现象,及时告知医务人员。

（二）贴敷方法

1.根据所选穴位,采用适当体位。

2.贴敷药物之前,定准穴位,用温水将局部洗净,或用酒精棉球擦净,然后贴敷。图 2-5。

3.贴敷时间:根据患者身体状况而确定贴敷时间。老年、病轻、体质偏虚者贴敷时间宜短,出

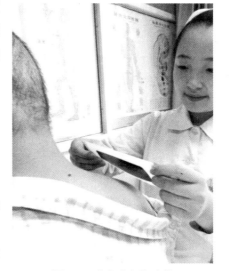

**图 2-5　磁疗贴穴位贴敷**

现皮肤过敏如瘙痒、疼痛者应即刻取下。颈肩部一般情况下贴 2~3 次,每天更换。敷脐疗法每次贴敷的时间可以在 3~24h,隔日 1 次。

## 四、注意事项

1.操作前要向患者做好解释,以取得合作,注意保暖,防止受凉。

2.注意消毒隔离,避免交叉感染。

3.治疗过程中观察局部皮肤反应,如出现苍白、红斑、水疱、痒痛或破溃等症状时,立即停止治疗,报告医生,配合处理。

4.注意保持敷料与创面清洁。

5.大疱性皮肤病及表皮剥脱者不宜使用;孕妇慎用;皮肤局部有疱疹、破损、溃疡、严重的荨麻疹患者禁用。

## 第六节　药棒穴位按摩治疗

### 一、针对的症状和体征

1.肩背部疼痛、疲困不适。

2.肩背部冰冷不适。

### 二、中医原理

特制的木棒蘸上配好的药液,或经药液浸泡后的木棒在病变的局部和相适应的穴位进行点叩(按揉)。用于治疗寒湿痹阻、气滞血瘀或痰瘀互结型等各类病症,如痹症、痿症、痛症等。

### 三、方法

1.根据医嘱制作药液。

2.患者取舒适体位,选准阿是穴(肩背部)、患侧肩井、尺泽、合谷穴等。

3.使用小号药棒锐头蘸药后用腕力叩击,均匀用力,每穴约 10~20 次,皮肤面接触小,使患者自感有针刺样放射感和灼热感,叩击部位出现潮红、充血或疹样斑块。

4.选准肩前部、肩后部、颈背部,手持钝头药棒进行按揉,比例为一按三揉,均匀用力,至局部皮肤略发红即可。

5.配合颈部康复操,配合热疗效果更好。

### 四、注意事项

1.严格掌握禁忌证,皮肤感染、溃疡、出血性疾病,靠近心脏处及开放性损伤处等部位禁用。

2.体质过度虚弱、过度饥饿、疲劳,醉酒后,孕妇要慎用。

# 第七节 足疗法

## 一、针对的症状和体征

紧张、焦虑、恶心、血象低、双下肢发凉、腰腿痠软无力、化疗后体虚引起的四肢发凉、乏力、缓解静脉曲张等。

## 二、中医原理

运用手或者借助某些特定的工具在人体双足相应的反射区施以按、压、刮等手法,以调节人体各脏腑器官的生理功能,从而达到防病保健、诊治疾病的目的。中药足浴选配适当的中草药方,通过中药热水液对双足浸泡、浴洗,使双足经络得到疏通,使足部反射区得到良性刺激以及中草药物离子通过足部皮肤表层、穴位、反射区的吸收,所引起的机体整体药理效应和对病灶局部的药理效应,从而使机体各组织器官、部位的气血运行通畅,功能相应增强。

## 三、方法

(一)足浴

1.评估患者有无糖尿病,双下肢有无病灶、破溃、出血、感觉障碍。

2.告知患者使用目的及注意事项,并取得患者同意。

3.将中药水放入内套塑料袋的足浴盆(一人一袋,防止交叉感染)中,加入适量热水(没过小腿下 2/3),用水温计调试好温度后再将双足浸入中药水中进行足浴。图 2-6。

4.水温(40℃~45℃)一般不超过 45℃,逐次加水维持水温,以全身舒展、放松、出汗为适宜(时间 30~40min)。

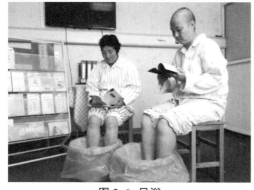

图 2-6 足浴

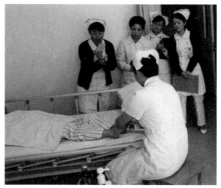

图 2-7 足反射区按摩

（二）足反射区按摩方法

足浴结束后，指导患者足部穴位按压（大敦穴、太冲穴、太白穴、太溪穴、涌泉穴）；足部经络推拿（由内向外：足少阴肾经、足太阴脾经、足厥阴肝经、足阳明胃经、足少阳胆经、足太阳膀胱经）；足部反射区按摩。图 2-7。

1.用拇指或食指第一指间关节或按摩棒，按摩反射区，力度以使反射区产生疫痛为度，每个反射区按摩 30~70 次，病变反射区可按摩 5min（如胃病处方中胃反射区就是病变反射区）。

2.双足有人体全部的反射区，当发生不适时，也可只按摩病变器官反射区。

3.每天按摩 1 次或 2 次，也可每 3d 按摩一次。15~30 次为 1 疗程。疗程间可不休息。

4.按摩顺序

从左脚开始，按脚底→脚内侧→脚外侧→脚背，然后按摩右脚。

（1）自上向下移动按摩基本反射区，（在肾反射区位置多停几秒钟再往下移动）从肾→输尿管→膀胱共 3~4min 后结束。

（2）同时点压按摩足大拇趾（包括大脑、垂体、视觉中枢敏感点、额窦）1min 后，接着横向来回移动按摩 5 趾头（额窦）1min，共 2min 后结束。

（3）同时横向来回按摩足趾和足底交界处（包括小脑脑干、特效降压点、眼、耳、新失眠点、美容点）共 2min 后结束。

（4）点压按摩左足心脏、脾脏，右足肝脏、胆囊共 1min（可用两足一上一下点压方式）后结束。

（5）从上往下移动按摩胃、胰、十二指肠共 2min 后结束。

（6）自上向下点压按摩小肠 1min 后结束。

（7）回形旋转方式按摩，右足从横结肠外侧往内侧移动成回形。横结肠→盲肠→回盲肠→升结肠→横结肠。左足从横结肠内侧往外侧移动成回形。横结肠→降结肠→乙状结肠→直肠→肛门，3min 后结束。

**四、注意事项**

（一）足浴

1.进行足浴时注意温度适中（最佳温度在 40℃~45℃），最好能让水温按足部适应逐步变热。过高的温度可烫伤患者皮肤，而且血液循环速度过快，导致血液上冲，引起不适，甚至出现虚脱。

2.做足浴时间以 30~40min 为宜，只有保持一定的温度和确保规定的足浴时间，才能保证药物效力的最大发挥。

3.患者足部皮肤有破溃、出血、下肢静脉血栓等禁止使用。

4.饭前、饭后 30min 内不宜足浴。

5.药物的选择要适当,药物的性能要与疾病相适应。有强烈刺激性和腐蚀性的药物不应用作外洗药液。同时,足浴完毕后,应洗净患处,拭干。

6.老人、儿童和生活不能自理的患者,足浴时要有人帮助,以免发生意外。

7.糖尿病,双下肢感觉障碍者慎用,温度不能超过 40℃。

(二)足反射区按摩

1.严格掌握禁忌证。

(1)各种开放性软组织损伤。皮肤局部病变,如湿疹、癣、疮疡、脓肿、疱疹、疤痕等。

(2)足部有感染性疾患,如丹毒、脓肿、骨髓炎、蜂窝组织炎等。

(3)严重心脏病,肝病患者及精神病患者。

(4)饥饿,极度疲劳或酒醉后。

2.饭后 1h 之内不作按摩。

3.按摩前,应先检查心脏反射区,以确定对该患者用力的标准。

4.按摩后,注意双足保温(尤其冬天),夏天勿对按摩的双足直开风扇。

5.避免在皮下组织少的部位,施以重按,以免造成肿胀。

# 第八节　中药超声波雾化吸入疗法

**一、针对的症状和体征**

口腔炎、口腔溃疡、牙龈炎、急慢性扁桃体炎、咽喉炎、气管炎、支气管炎、肺炎,慢性阻塞性肺气肿,肺心病排痰不利,全麻气管插管术后咽喉肿痛等。

**二、中医原理**

中药超声波雾化吸入疗法,是利用超声波的声能,使中药药液变成细微的雾状颗粒(气溶胶),通过吸入直接作用口腔、呼吸道等病灶局部,达到治疗目的。

**三、方法**

1.治疗车上置超声波雾化器 1 套,中药液,冷蒸馏水,水温计等。

2.水槽内加冷蒸馏水 250ml,液面高度约 3cm,要浸没雾化罐底的透声膜。

3.雾化罐内放入药液,稀释至 30~50ml,将罐盖旋紧,雾化罐放入水槽内,将水槽盖盖紧。

4.接通电源,先开电源开关,红色指示灯亮。预热 3min,再开雾化开关,白色指示灯亮,此时药液成雾状喷出。

5.根据需要调节雾量(开关自左向右旋,分 3 档,大档雾量每分钟为 3ml,中档每分钟为 2ml,小档每分钟为 1ml),可根据病情选择,一般用中档。

6.患者吸气时,将口含嘴放入口中,嘱其紧闭口唇深吸气。

7.在使用过程中,如发现水槽内水温超过 60℃,可调换冷蒸馏水,换水时要关闭仪器。

8.如发现雾化罐内液体较少,影响正常雾化时,应继续增加药量,但不必关机,只要从盖上小孔向内注入即可。一般每次使用时间为 15~20min,重者每日两次,3~5d 为 1 疗程。

9.治疗完毕,先关雾化开关,再关电源开关,否则电子管易损坏。最后整理用物,倒掉水槽内的水,擦干水槽。

**四、注意事项**

1.支气管哮喘、急性肺气肿禁忌。

2.注意防止药物吸收后引起的毒副作用,以免刺激呼吸道导致不良反应。

3.雾化的药液应新鲜配制,低温保存,避免污染。

4.雾化的药液量过多或过少均不易起雾,且影响疗效。

5.患者接受雾化吸入治疗时,嘴巴自然张开,牙齿轻轻咬住含嘴,鼻腔自然呼吸,不宜深呼吸,以免刺激咽部,导致不良反应。

# 第九节　中药外敷

**一、针对的症状和体征**

化疗所致化学性静脉炎,化疗药外渗所致软组织损伤等。

**二、中医原理**

将中药散或鲜药调(捣碎)敷于患处,使药物通过皮肤渗透到病变部位而发挥作用。如意金黄散方中大黄清火泻热毒,活血消肿,行瘀血,治痈肿、疮疖等。黄柏清热燥湿,解毒消肿。姜黄行气破瘀,止痛。白芷散湿止痛,消肿排脓。苍术燥湿辟秽。厚朴燥湿消痰。陈皮燥湿化痰（橙皮甙类有抗炎作用）。天南星燥湿化痰、消肿散结,且有箍集围聚作用。天花粉排脓消肿。甘草缓急止痛、解毒,且能调和调药。全方清热解毒,燥湿化痰,消肿止痛。

### 三、方法

（一）制作药散

如意金黄散:姜黄 200g、大黄 200g、黄柏 200g、苍术 80g、厚朴 80g、陈皮 80g、甘草 80g、生天南星 80g、白芷 200g、天花粉 400g、薄荷 80g。

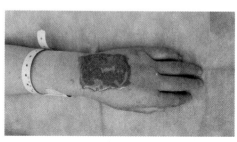

**图 2-8　中药外敷**

（二）备好敷料、赋形剂

透明薄膜、隔离纸、刮匙、蜂蜜。

（三）外敷

取金黄散适量,用蜂蜜调成膏状外敷患处,面积略大于患处,用隔离纸和透明薄膜覆盖。每日用凉开水清洗患处后更换药膏。图 2-8。

### 四、注意事项

1.操作前向患者做好解释,以取得合作,注意保暖,防止受凉。本品为外用药,不可内服。

2.用毕洗手,切勿接触眼睛、口腔等黏膜处。皮肤破溃处禁用。

3.治疗过程中观察局部皮肤反应,如出现苍白、红斑、水疱、痒痛或破溃等症状时,立即停止治疗,报告医生,配合处理。

4.清洗更换时动作轻柔,防止擦破皮肤而造成感染。

5.忌辛辣刺激性食物。

6.对本品过敏者禁用,过敏体质者慎用。

# 第十节　拔罐疗法

## 一、针对的症状与体征

急慢性疼痛如:腹痛、腰背痛、痛经、头痛等;还可用于感冒、咳嗽、哮喘、消化不良、胃脘痛、眩晕等脏腑功能紊乱的病症。

## 二、中医原理

拔罐法是以罐为工具,利用燃烧排除罐内空气,产生负压,使之吸附于腧穴或应拔部位的体表,产生刺激,使被拔部位的皮肤充血、瘀血,以达到防治疾病的目的。

## 三、方法

用卵圆钳或止血钳夹住95%酒精棉球,将其点燃,在罐内烧一圈后迅速退出,随即将罐口放在应拔部位。一个酒精棉球可连续拔4~5个火罐。

## 四、注意事项

1.操作前要检查罐口周围是否光滑,有无裂痕。

2.体位宜适当,局部肌肤如有皱纹、松弛、疤痕、凹凸不平及体位移动者,火罐易脱落,应加以注意。

3.根据不同的部位,选用大小合适的火罐。火罐口径大小要与拔罐局部面积相适应,局部面积大的用大火罐,反之则用小火罐。也应与体质相适应,体质弱者可应用小口径的火罐。图2-9。

4.拔罐时要注意保暖,勿使患者受风寒,以免影响疗效。

5.拔罐时防止烫伤,动作要稳、准、快。火罐一定要吸紧皮肤,否则会影响疗效。

6.如果上次拔罐后局部出现的瘀血尚未消退,则不宜在原处再拔罐。

7.起罐时手法要轻缓,以一手抵住罐边皮肤,轻按使气漏入罐内,火罐即能脱下,不可硬拉或转动火罐。

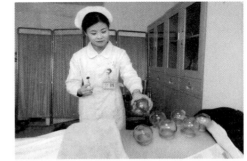

图2-9　拔罐疗法

8.起罐后皮肤上出现水疱可任其自然吸收,水疱较大或溃破者,则应以消毒针刺破,放出水液,消毒包扎以保护创面。

9.高热、抽搐、痉挛、出血性疾病禁忌;皮肤过敏或溃疡破损处不宜适用;孕妇的腰骶部及腹部慎用 。

# 第十一节　头部按摩

## 一、针对的症状与体征

肿瘤患者的失眠、植物神经功能紊乱、放化疗引起的疲乏、食欲下降,头晕、头痛、偏头痛、神经衰弱等。

## 二、中医原理

中医理论基础指导下,应用手法作用于人体穴位和部位,通过局部刺激,可疏通经络、调动机体抗病能力,从而达到防病保健、安全舒适、安神的作用。即使无病按摩也可以增强体质,起到预防保健作用。按摩同时还可改善脑部的血液循环,提高大脑的摄氧量,有益于大脑皮质的功能调节,可益智健脑,增强记忆、缓解疲劳、消除紧张、焦虑,使大脑重新获得充足的精力。

## 三、头部穴位按摩方法及功效

(一)太阳穴

在颞部,当眉梢与目外眦之间,向后约一横指的凹陷处。左右各一。按摩该穴位可治疗头痛、目疾、口眼歪斜、鼻流浊涕等疾病,还可以减缓眼睛疲劳,促进血液与淋巴的循环。图 2-10。

(二)印堂穴

在额部,在两眉头之间。按摩该穴位可治疗头痛、眩晕、失眠、小儿惊风、鼻塞、鼻流浊涕、鼻出血、眉棱骨痛、目痛等疾病。多用于治疗神经性头痛、鼻塞、高血压等疾病。

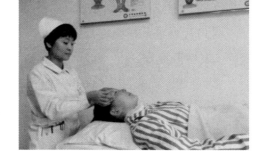

**图 2-10　头部穴位按摩**

(三)安眠穴

翳风与风池连线中点 , 压之有凹陷并敏感而胀。按摩该穴位可治疗失眠、后头痛、颈痛症。

(四)鱼腰穴

正坐或仰卧位。在额部,眼睛正上方,在眉毛尖。按摩该穴位可治疗目赤肿痛、目翳、眼睑蠕动、眶上神经痛、三叉神经痛等。多用于治疗急性结膜炎、面神经麻痹等疾病。

（五）百会穴

百会穴位于头顶正中央，用左手掌或右手掌紧贴百会穴旋转，一周为一拍，共做32拍。按摩此处可降血压、宁神清脑。

（六）风池穴

以双手拇指螺纹面按揉双侧风池穴，顺时针旋转，一周为一拍，约做32拍。

**四、注意事项**

1.操作者操作前应修剪指甲，防止损伤患者皮肤。

2.根据患者年龄、病情、体征等，选用适合的手法与刺激强度。

3.在治疗过程中要随时观察病情变化，如有胸闷不适、面色苍白、盗汗等情况，要停止操作并报告医生。

4.操作要持久、有力、均匀、柔和，禁用暴力。

# 第十二节　刮痧疗法

**一、针对的症状与体征**

1.肩背部疼痛、疲困不适。

2.肩背部冰冷不适。

3.腰背部疼痛、疲困不适。

4.风湿痹痛。

**二、中医原理**

刮痧是传统的自然疗法之一，它是以中医皮部理论为基础，利用刮痧器具，刮拭经络穴位或某处皮肤，通过良性刺激，使刮拭处充血，改善局部微循环，起到祛除邪气、祛风散寒、清热除湿、活血化瘀、通络止痛，以增强机体自身潜在的抗病能力和免疫机能，从而达到扶正祛邪、防病治病作用。

**三、方法**

（一）评估与告知

1.核对医嘱，了解病情及主要症状。

2.刮痧部位皮肤情况。

3.个体差异,心理状况。

4.告知患者刮痧部位出现紫红色瘀点或瘀斑,数日后方可消失。

5.告知患者刮痧部位皮肤有疼痛、烧灼的感觉。

(二)操作

核对患者,向患者解释,取得患者的理解及配合。确定相应的治疗部位,使患者取舒适体位,协助患者松开衣服,充分暴露刮痧部位,必要时屏风遮挡,关闭门窗,注意保暖。

(三)刮痧部位及要点

1.背部:两肩部、肩中线、脊椎旁两侧和肩胛内缘向下向外处。

2.胸部:胸中线和胸部两旁。

3.四肢:肘和下肢的屈侧面。

4.选用光滑而无缺损的刮具,以免划伤皮肤,用棉签蘸刮痧介质(刮痧油或植物油)在待刮拭的皮肤上涂抹。

5.操作者手持刮痧工具,与患者皮肤呈 45°角,从上向下、由内向外、朝单一方向刮动(不能来回刮)。通常头、背部刮治方向由上向下,上、下肢由近及远,面、胸部由里及外,腹部自上而下刮治。用力轻重以患者能忍受为宜。图 2-11

6.刮动数次后,当刮具干涩时,需再蘸刮痧介质,以皮肤出现紫红色痧点、斑疹为宜。治疗时间应根据疾病的性质和患者的体质等因素灵活掌握,一般每一部位刮 20次左右,不可强求出痧。

7.刮痧过程中应观察患者面色、局部皮肤颜色等变化。

8.两次刮痧需间隔 3~6d,以皮肤痧退为准。再次刮痧后,局部皮肤无斑块斑疹出现,病症即告痊愈。治疗根据疾病的缓急、病程的长短而定,一般 3~7 次为 1 疗程。

9.刮痧完毕,擦拭刮痧部位,协助患者穿衣,整理床单元,安置患者取舒适卧位,休息 20~30min。

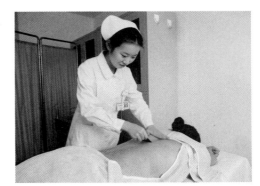

图 2-11 刮痧疗法

### 四、注意事项

(一)严格掌握禁忌证

1.有严重心血管疾病、肝肾功能不全、全身浮肿者。

2.患者体形过于消瘦、皮肤病变处、有出血倾向者均不宜用刮痧法。

3.凡体表有疖肿、破溃、斑疹和不明原因包块处。

4.急性扭伤、创伤的疼痛部位或骨折部位。

5.接触性皮肤病传染者。

6.有出血倾向者,如糖尿病晚期、严重贫血、白血病、再生障碍性贫血和血小板减少患者。

7.过度饥饱、过度疲劳、醉酒者不可接受大面积刮痧,否则会引起虚脱。

8.眼睛、口唇、舌体、耳孔、鼻孔、乳头、肚脐等部位。

9.孕妇的腹部、腰骶部。

10.精神病患者。

(二)操作要求

1.室内空气流通,温湿度适宜。

2.根据患者的年龄、病情、部位和体位,选择合适的手法和刺激强度。

3.刮痧过程中随时观察患者病情变化,如有胸闷不适、面色苍白、出冷汗等情况,应及时停刮并报告医生。

4.刮痧后嘱患者保持稳定情绪,避免发怒、烦躁、焦虑情绪。饮食宜清淡,忌生冷瓜果和油腻之品。

5.使用后的刮具,应清洁消毒处理后,擦干备用。

6.切忌用冷毛巾擦拭刮痧部位的皮肤。

# 第十三节　手指点穴开天门

**一、针对的症状与体征**

1.头痛、失眠。

2.神经衰弱。

**二、中医原理**

"开"有起始、发动、显露、扩大、发展、融化、使通之意。起手按摩,惟恐瘀滞无循行之路,易招痛苦,故对于闭塞一类疾患,必在一些可影响人体整体机能的部位,首先开而导之,以期气血通畅,开启闭塞之门户而愈诸疾。手指点穴是指刺激末梢神经,使机体产生感应,疏通气血、通经活络、促进血液循环,加强机体代谢功能,调和气血、平衡阴阳,从而起到预防保健、治疗疾病的作用。

三、方法

1.评估患者病情、头部皮肤情况、心理状况。

2.核对患者,告知患者治疗过程中会有痠胀的感觉。

3.协助患者取平卧位。

4.护士站于患者头部操作,次序为推上星:印堂-上星 36 次;推头维:印堂-头维 36 次;抹眉:攒竹-丝竹空 36 次;梳理太阳经:双手指端交替梳推头额 10~20 次,叩印堂 36 次,叩百会 36 次;揉太阳:顺、逆时针各 10 次;轻拍头部:前额、左太阳穴、前额、右太阳穴、前额、额顶;按双侧风池及肩井穴 5~10 次收工。图 2-12。

5.为患者梳头,整理床单元。

开天门的穴位:

上星-前发际正中直上 1 寸;

印堂-两眉头连线的中点;

头维-额角发际直上 0.5 寸;

攒竹-眉头凹陷处;

丝竹空-眉梢处凹陷中;

百会-后发际直上 7 寸(两耳尖直上、头顶正中);

太阳-眉梢与目外眦之间后约 1 寸处;

风池-胸锁乳突肌与斜方肌、风平府穴处;

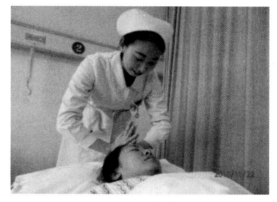

图 2-12 手指点穴

肩井-位于大椎穴与肩峰连线的中点处;

风府-后发际正中直上 1 寸。

四、注意事项

1.严格掌握禁忌证:头部有外伤,皮疹,血液病、过敏的患者禁用此法。

2.操作前修剪指甲,以免损伤患者皮肤。

3.操作时用力均匀、柔和持久,禁用暴力。

4.操作中随时询问患者的感觉。

# 第十四节　穴位按摩

## 一、针对的症状与体征

1.肩背部疼痛、疲困不适。

2.腰骶部疼痛、疲困不适。

3.胃痛、腹胀。

4.软组织损伤。

## 二、中医原理

按摩是在中医理论基础指导下,应用手法作用于人体穴位和部位,通过局部刺激,可疏通经络、调动机体抗病能力,从而达到预防保健、治疗疾病的目的。

## 三、方法

1.评估患者当前的主要症状、临床表现及既往史,体质及按摩部位皮肤情况,对疼痛的耐受程度,有无治疗的禁忌证,心理状态。

2.核对患者,安排合适体位,暴露操作部位,关闭门窗,屏风遮挡,注意保暖。

3.告知患者按摩时局部会出现疲胀的感觉。

4.根据患者的症状、发病部位、年龄及耐受性,选用适宜的手法和刺激强度进行按摩。图2-13。

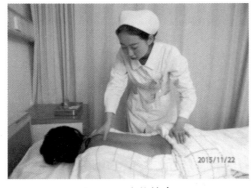

图2-13　穴位按摩

（1）摆动类手法:滚法由腕关节的伸曲运动和前臂的旋转运动复合而成。伸曲腕关节是以第2到第5掌指关节为轴来完成的；前臂的旋转运动以手掌的尺侧为轴来完成。因此滚法是以肘部为支点,前臂做主动摆动,带动腕部作屈伸和前臂旋转复合运动。此法适用于肩部、腰臀及四肢等肌肉较丰厚的部位。

（2）摩擦类手法:①推法:是用指、掌或肘部着力于一定的部位上进行单方向的直线移动。此法适用于全身各部。②搓法:是用双手掌面夹住一定的部位,相对用力做快速揉搓,同时作上下往返移动。此法适用于腰背及四肢部。③抹法:是用单手或双手拇指螺纹面紧贴皮肤,做上下或左右往返移动。此法适用于头面及颈项部。

（3）震动类手法：抖法是用双手握住患者的上肢或下肢的远端，用力作连续的小幅度的上下颤动。此法适用于四肢部，以上肢最为常用。

（4）挤压类手法：①按法：用拇指端或指腹按压体表称指按法。用单掌或双掌，也可用双掌重叠按压体表称掌按法。指按法适用于全身各部穴位；掌按法常用于腰背和腹部。②点法：是用拇指指端点压体表。常用于肌肉较薄的骨缝处。③拿法：捏而提起谓之拿。用大拇指和食、中两指，或用大拇指和其余四指作相对用力在一定和穴位上进行节律性地提捏。

5.在操作过程中观察患者对手法的反应，如果有不适要及时调整，防止意外发生。

6.操作完毕后，协助患者穿衣，取舒适体位，整理床单元。

**四、注意事项**

1.严格掌握禁忌证：各种出血性疾病、血小板减少症、急性扭伤、创伤骨折部位、接触性皮肤病、传染病、皮肤破损及瘢痕的部位、表皮有疖肿破损及不明原因包块等，妇女月经期、孕妇腰腹骶部禁止按摩。

2.操作前修剪指甲，防止损伤患者皮肤。

3.根据患者年龄、病情、症状选用适宜的手法和刺激强度。

4.治疗过程中，如有胸闷不适、面色苍白、盗汗等情况，立即停止操作。

5.操作时用力均匀柔和、持久有力，禁用暴力。

# 第十五节　中药汤剂内服

**一、煎煮中药的方法**

（一）煎药容器

砂锅、陶瓷缸为宜。

（二）提前浸泡

用自来水将药浸泡 20~30min，以浸泡过药面 3~5cm 为宜。

（三）煎药火候及时间

先用大火煎至沸腾，再用小火煎煮。一般为 30min 左右。每剂药煎煮 2 次，将 2 次煎的药液混合后分 2 次（早、晚）饭后 1h 服用。

（四）特殊药煎煮法

1.先煎药：煎煮群药前，先煮 10~15min，然后再入群药。如熟附子、龙骨、牡蛎等。

2.后下药：宜在群药煎好前 4~5min 投入，再煎煮 5~10min 即可。如沉香、合欢花等。

3.包煎药：用纱布包裹后再放入锅内同煎。如车前子、旋覆花、枇杷叶等。

4.烊化药：将胶类中药加入已煎好的药液或清水中加热溶化。如阿胶、鹿角胶等。

5.另煎药：将有些贵重中药材如人参、西洋参等单独煎煮取汁后，药渣并入其他群药共煎。

## 二、服药注意事项

1.在服用清内热的中药时，不宜食用葱、蒜、胡椒、羊肉、狗肉等热性食物；在治疗寒证时，应禁食生冷食物；服发汗药忌食醋和生冷食物；服补药忌食茶叶、萝卜等。

2.服药时间

（1）饭前服：一般在饭前 30~60min 服药。病位在下，应在饭前服药，以使药性容易下达，如肝肾虚损或腰以下的疾病。治疗肠道疾病，也宜在饭前服药，因为在胃空状态下，药液能直接与消化道黏膜接触，较快地通过胃入肠，从而较多地被吸收而发挥作用，不致受胃内食物稀释而影响药效。

（2）饭后服：一般在饭后 15~30min 服药。病位在上，应在饭后服药。如治疗心肺胸膈、胃脘以上的病症，在饭后服用，可使药性上行。

（3）空腹服：具有滋补作用的汤药，宜早晨空腹服用，以利于充分吸收。用于驱虫或治疗四肢血脉病的药物也宜空腹服，这样可使药物迅速入肠，并保持较高浓度而迅速发挥药效。具有泻下作用的汤药也亦如此，以增强药效。

（4）睡前服：一般在睡前 15~30min 服用。补心脾、安心神、镇静安眠的药物，以及有积滞、胸膈病等。

## 三、服药方法

1.温服：一般药物均宜温服，药煎好后放一会儿，待其不冷不热时服。如平和补益药物。

2.热服：凡伤风感冒的药，宜趁热服下，以达到发汗目的；祛寒通血脉的药也如此，以利于祛寒活血。

## 四、服药禁忌

喝中药前后 1h 左右最好不要喝茶、咖啡、牛奶或豆浆，以免中药成分与茶的鞣质、咖啡因及蛋白质等发生化学反应，影响疗效。

**五、饮食忌口**

1.辛辣类:此类食物多辛热,有通阳健胃之功效,若过多食用则易生痰动火,散气耗血,故该类饮食仅适合于寒证疾病者,而不适于阴虚阳亢之体及血证、温病、痔瘘、痈疖患者等。此类食物包括葱、蒜、韭菜、生姜、酒、辣椒等。如辣椒属热性,若有发热、便秘、尿短赤、口干渴、唇燥、咽喉肿痛、鼻衄、舌质红等热象者食用,必然会加重"上火"症状,从而抵消清热凉血及滋阴药物的功效,故热证患者就诊中医不可同食辣椒。

2.鱼腥类:此类食物多为咸寒而腥之品,且含有异性蛋白,易引起过敏反应,多食易伤脾胃并诱发疾病,故脾胃有病者不宜多吃,尤其是过敏体质者更不可食之。此类食物有黄鱼、鲤鱼、带鱼、蚌肉、虾、螃蟹等,而鲤鱼、沙丁鱼、鲇鱼、黄鱼、螃蟹、黄泥螺最易引起过敏。鱼腥类食物亦属发物。

3.发物类:此类食物均为动风生痰助火之品,由于疾病对食物选择程度的大小不同,其"发"亦有异。此类食物有蘑菇、香蕈、笋、芥菜、南瓜、公鸡肉、猪头肉、母猪肉等。如肝阳上亢、肝风内动患者当禁吃公鸡肉、猪头肉;疗、疖、疮、痈等皮肤疾患者,当禁吃香蕈、蘑菇、笋、公鸡肉、猪头肉、母猪肉,否则会加速红肿、生脓;有肠胃病者禁吃南瓜,因南瓜含有糖分,多吃会产生较多的酸,对胃肠有刺激。因此,"发"者,在很大程度上可以说有促进疾病恶化之意。

4.生冷类:此类食物性多寒凉,主要作用为清热解渴,故适合热证疾病。但却易影响胃肠功能,因此虚寒体质者及胃肠病患者,当禁忌。如白萝卜性寒,具有消食、化痰、理气之功效,若体质虚寒及胃肠病患者食之,岂不寒上加寒,胃肠功能更差。另外,在同时服用人参和其他滋补药时,由于药性相恶,可降低或消除补药之效力,故萝卜与人参不宜同服。

5.油腻类:此类食物包括动物的油脂及油煎、油炸的硬固食物。油腻有损脾胃健运,故凡外感疾病、黄疸、泄泻者当禁忌。油煎、油炸之食物质硬、燥热,不易消化,胃肠有病及上火者忌食。

6.酸涩类:酸过多则对肠胃有刺激,故胃酸过多、胃肠溃疡患者禁食。涩者,大多含鞣质。如茶叶含有鞣质,而浓茶含量更高,与中草药同服时,可与中草药中某些蛋白质、生物碱、重金属盐结合产生沉淀,这就会影响药物有效成分的吸收,同时对蛋白质等营养物质的吸收也有影响。因此,在服用中草药时,一般不宜与浓茶同服。

# 第十六节　针刺治疗

## 一、针对的症状与体征

胃部胀气,幽门梗阻,上腹隆起饱满,肠梗阻,腹部肿块,腹水和胸水等。

## 二、中医原理

针刺是在中医理论的指导下把针具(通常指毫针)按照一定的角度刺入患者体内,运用捻转与提插等针刺手法来对人体特定部位进行刺激,从而达到治疗疾病的目的。刺入点称为人体腧穴,简称穴位。根据最新针灸学教材统计,人体共有 361 个正经穴位。灸法是以预制的灸炷或灸草在体表一定的穴位上烧灼、熏熨,利用热的刺激来预防和治疗疾病。

## 三、方法

1. 体针得气后进行提插捻转补泻, 令针感传向病所或沿经络上下传导, 留针 20min。中间行针 2 次,或用 6805 治疗仪通电 20min。耳针进针后略加捻转 3min,留针 10~15min,最多不宜超过 30min。隔日治疗 1 次,20 次为 1 疗程。

2. 针加灸主穴:第一阶段分 6 组:①大椎、身柱;②神道、灵台;③八椎旁夹脊;④脾俞;⑤胃俞;⑥足三里。第二阶段分 2 组:①公孙、丰隆、照海、手三里、足三里、内关、列缺;②上脘、中脘、下脘。第三阶段;胸 11~12。图 2-14

3. 配穴:滴水不入,加金津、玉液、天突;发高热,加曲池、外关;吐血,加血海、膈俞、尺泽。

## 四、注意事项

1. 毫针刺法适用于肿瘤各期的治疗,其中尤以体针法效果为好,多用于肿瘤患者免疫功能低下,放、化疗副反应,癌性疼痛,以及癌瘤晚期虚损症状明显者。

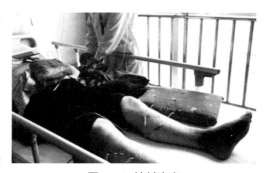

图 2-14　针刺治疗

2. 毫针刺法的常规操作方法中,针刺穴位皮肤必须严格消毒,针刺穴位快速进针后,行提插、捻转等手法至患者出现痠、麻、胀(或重)等得气感觉为度。将针留置腧穴内约 10~30min,即可出针。

3. 针刺期间,可间歇运针,以加强针感。由于癌瘤患者多正虚邪盛,毫针刺激量不宜过大,要以患者能够耐受为度。

4.体针针刺法运针中,要强调的是,必须注意监护,保持体位,以免折针,造成严重后果。

5.如无针灸用具,也可用食指(须修剪指甲,并洗净),垂直点压施针穴位,每次15s,然后放松,间隔15s后再按压,反复10~15次,以患者能够耐受为度。

# 第十七节  手指按摩

## 一、针对的症状与体征

胃癌患者化疗后的副作用(主要方案:FOLFOX、SOX、XELOX)表现为神经系统症状,以末梢神经炎为主要表现,患者感觉手足、四肢麻木,屈伸不利、运动不灵活,甚至疼痛,无力感,有蚁走感或针刺样感觉。轻者表现为指(趾)端麻木,重者可延伸至整个手掌及足部、四肢,甚至全身。

## 二、中医原理

舒筋活血,促进血液循环,触感舒适。对长时间电脑操作导致的精神不振,手部麻木,关节痠痛,亦有缓解作用。

## 三、方法

1.先按摩左手、右手的五指,再按压左手五指的两侧,感觉疼时再坚持10s。

2.双手交叉用力按压,再坚持30s。

3.按摩时对多数穴位和反射区要求在操作时给予一定的力度,但用力不可过重,要先轻后重,逐渐增加力度,以患者能接受为宜。图2-15。

## 四、注意事项

1.明确诊断,选用穴位,确定手法,做到心中有数,考虑全面,有中心有重点。

2.操作者的双手要保持清洁、温暖,勤修指甲,不要损伤被按摩手指部位的皮肤。

3.按摩后避免寒凉刺激,戴手套保暖为宜。

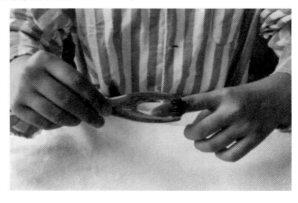

图2-15  手指按摩

4.手指皮肤破损处,禁止用手指按摩器按摩。

5.按摩手指的时间不宜过长,每次可以按摩 3~5min,每天按摩 1~2 次。

# 第三章
# 专科中医适宜技术

专科中医适宜技术是甘肃省肿瘤医院医护人员根据本科室的专业特色、治疗特点所开展的适用于本科室患者的中医适宜技术,有较强的针对性。根据肿瘤患者在治疗过程中可能出现或已经出现的不适症状使用相应的中医适宜技术,达到预防或减轻手术及放化疗不良反应的目的。

## 第一节　气压治疗

**一、针对的症状和体征**

1.上肢淋巴回流障碍性水肿。

2.静脉回流障碍性水肿。

3.预防下肢深静脉血栓形成。

**二、治疗原理**

通过对多腔气囊有顺序的反复充放气,形成了对肢体和组织的循环压力,对肢体的远端到近端进行均匀有序的挤压,促进血液和淋巴的流动及改善微循环的作用,加速肢体组织液回流,有助于预防血栓的形成、预防肢体水肿。

**三、方法**

1.将仪器放置于平稳的工作台上。

2.连接电源线,将治疗仪配备的电源线一端插入仪器的电源端口处,另一端接入接地良好的电源插座中。

3.连接充气气囊。(选择治疗位置的充气气囊,打开充气气囊拉链或魔术贴,放置于患者治疗部位,调整合适后,拉上拉链粘紧魔术贴即可)。

4.使用一个气囊时,将一分一充气管的一头插入治疗仪面板的充气导管插嘴中,另一头插入所用气囊的气囊嘴中。

5.使用两个气囊时,将一分二充气管的一头插入治疗仪面板的充气导管插嘴中,双头分别插入气囊的气囊嘴中,将充气气囊放置患者的治疗部位。图 3-1。

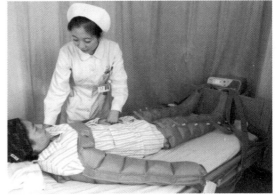

6.调节工作模式为 A1 模式,调节充气速度为 6s/腔,压力为 16kPa(具体根据患者的耐受情况而定),治疗时间为 20min。启动运行,仪器开始工作,同时开始倒计时。

7.运行时间到达后,仪器自动停止运行,恢复到待机状态。取下充气气囊,放置于预定处,关闭仪器电源,结束治疗。

图 3-1 气压治疗

### 四、注意事项

1.合理安置患者的体位,注意不能过度牵拉术侧上肢而致过度外展,影响皮瓣贴合。

2.严格掌握禁忌证

(1)严重主动脉瓣关闭不全,主动脉瘤及夹层动脉瘤,各种心律不齐或使用植入式电子装置的患者。

(2)肢体有深静脉血栓形成。

(3)骨肿瘤、骨关节结核者。

(4)有手术切口,创伤伤口者。

(5)对于有严重凝血机制障碍的患者,要根据临床评价来考虑是否进行治疗,因为肢体与充气气囊摩擦处有血肿的危险。

(6)大面积溃疡性皮疹。

(7)有出血倾向者。

(8)D-二聚体>0.5mg/L,绝对禁忌。

3.应在患者清醒状态下治疗,治疗过程中应注意观察患肢的肤色变化情况,并询问患者的感觉,根据情况及时调整治疗剂量;对老年、血管弹性差的患者,压力值从小逐步增大,到耐受为止;患者如果裸露肢体,应穿棉质隔离衣或护套,防止交叉感染。

4.凝血酶原时间(PT)(正常为 11~14s)如果低于正常值,但>9s 者,需要参考 D-

二聚体,若 D-二聚体正常(<0.55mg/L),可以执行。D-二聚体>0.5mg/L,申请做四肢血管 B 超。

5.仔细询问病史,及时与医生沟通,对有脑梗、心梗、血液病史者,申请做四肢血管 B 超。

6.使用注意事项

(1)开机前必须检查各处连接是否良好,接口处不松动、滑脱。

(2)开机后,治疗仪显示断电前设置状态,应根据实际需要重新设置各参数。

(3)治疗仪应避免空载运转,会影响气泵使用寿命。

(4)应避免机器过度震动,面膜键盘应轻柔操作。

(5)应防水、防火。禁止将任何物品放在治疗仪机壳上。

(6)使用时应避免强电磁干扰。

(7)使用前,仔细检查气囊的气密性,使用中,应避免尖锐或硬物接触气囊部,以防刺破气囊。

# 第二节　中药口腔护理

## 一、针对的症状与体征

高热、昏迷、禁食、留置胃管、口腔疾患、生活不能自理的血液病患者。

## 二、方法

1.护士按要求着装,洗手、戴口罩。

2.核对、解释、评估。

3.携用物至床旁,再次核对。

4.安置合理体位。

5.用棉签沾药涂于患处,或患者用药漱口数次,勿吞下,药液温度适宜。

6.进行口腔护理操作时,避免清洁、污染交叉混淆。

7.询问患者感受,并协助患者取舒适卧位。

## 三、注意事项

1.操作动作轻柔,避免金属钳端碰到牙齿,损伤黏膜及牙龈,对凝血功能差的患者应特别注意。

2.对昏迷患者应注意棉球干湿度,禁止漱口。

3.使用开口器时,应从臼齿处放入。

4.擦洗时需用止血钳夹紧棉球,每次 1 个,防止棉球遗留在口腔内。

5.如患者有活动假牙,应先取下再进行操作。

6.护士操作前应清点棉球数量。

7.漱口液勿吞咽。

# 第三节　中药直肠滴入

## 一、针对的症状与体征

治疗肠道疾病,如慢性结肠炎、急慢性痢疾;肾炎、尿毒症、前列腺炎;高热昏迷患者的给药降温;妇科疾病如:慢性盆腔炎、盆腔包块、带下等。

## 二、中医原理

将药液经肛门直达肠道,药物作用于局部患处,并经吸收,循行经络血脉,内达脏腑,进而产生效应。中药保留灌肠可起到活血化瘀、清热解毒、消肿散结、协调脏腑、排除毒素、抗炎等效应。

## 三、方法

1.直肠滴注法:将药液倒入一次性肠道冲洗器,试温,挂于输液架上,排气,润滑肛管前端,轻轻插入直肠 15~20cm,滴入药液。

2.直肠灌入法:药液于肠道冲洗器内,试温,挂于输液架上,液面距肛门低于30cm,排气,关闭调节器,润滑肛管前端,轻轻插入直肠 15~20cm,灌入药液。

3.直肠注入法:用注射器吸取药液,连接肛管,润滑肛管前端,排气,夹闭,轻轻插入直肠 15~20cm,松夹,缓慢注入药液,注射完毕后用 5~10ml 温开水冲管。

4.操作反折或夹闭肛管,轻轻拔出放于弯盘内,用卫生纸轻揉肛门处。撤去弯盘,保留小枕 20min。病变在结肠者,灌肠毕可取膝胸卧位。20min 后撤去小枕、治疗巾,协助患者着衣,取舒适体位,整理床单元,嘱患者保留 1h 以上。

## 四、注意事项

1.中药直肠滴入前,应了解病变部位,以便掌握灌肠的卧位及插管深度。

2.操作前嘱患者先排便,以利药物吸收。

3.肠道疾患在晚间睡前灌入为宜,以利于药液保留。

4.灌肠药液温度应保持在 39℃~41℃。

5.为使药液在肠道保留时间较长,应选择较细的肛管,每次灌入药液不应超过200ml。

6.禁忌证

(1)肛门、直肠和结肠手术后,大便失禁。

(2)下消化道出血,妊娠妇女。

# 第四节  穴位注射

## 一、针对的症状与体征

主要适用于腰腿痛、肩背痛、关节痛及软组织损伤、挫伤、高血压病、胃十二指肠溃疡、肝炎、胆绞痛、神经衰弱和脑震荡后遗症等。各种坐骨神经痛、肩关节炎、腰肌劳损、纤维组织炎、良性关节炎等。

## 二、中医原理

穴位注射达到调理脾胃、补中益气、通经活络、疏风化湿、扶正祛邪的作用。

## 三、方法

1.直刺法:直刺1~2寸。针刺感觉:有麻电感

2.斜刺法:向下刺入,进针2~3寸。针刺感觉:痠胀感向下扩散。图3-2。

## 四、注意事项

1.严格执行无菌操作,防止感染。注意药物性能,对存在过敏反应的药物需要经过皮试,才可以使用。

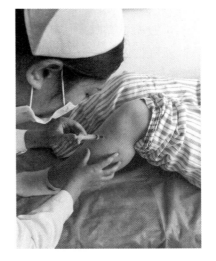

图3-2 穴位注射

2.孕妇不宜作腰骶部注射。

3.一般情况下,药液不宜注入关节腔内,以免引起关节红肿、痛。高渗葡萄糖不可注入皮下,一定要注入肌肉深部。

4.在神经干旁注射时,必须避开神经干,或浅刺以不达神经干所在的深度。如神经干较浅,可超过神经干之深度,以避开神经干。如针尖触到神经干,患者有触电感,就须退针,改换角度,避开神经干后再注射,以免损伤神经,带来不良后果。

5.躯干部穴位注射不宜过深,防止刺伤内脏。背部脊柱两侧穴位针尖可斜向脊

柱,避免直刺而引起气胸。

6.年老体弱者,注射部位不宜过多,用药剂量可酌情减少,以免晕针。

7.禁忌证:孕妇的下腹、腰骶部和三阴交、合谷等穴位,一般不宜作穴位注射,以免引起流产。

# 第五节　面部穴位按摩

## 一、针对的症状和体征

面瘫。

## 二、中医原理

通过按摩穴位,达到活血化瘀、舒经活络的作用,且手法简单易学,患者家属及本人在家也可以操作。

## 三、方法

1.协助患者取舒适卧位,清洁面部。

2.揉按四白穴(位于目直下 1 寸,眼眶下孔凹陷处)。图 3-3。

3.揉按阳白穴(位于前额眉毛中点上 1 寸处)。

4.按揉太阳穴(位于眉梢与目外眦连线中点外开 1 寸凹陷处)。

5.揉按翳风穴(位于两耳垂后,乳突与下颌骨之间的凹陷处)。

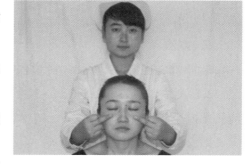

图 3-3　面部穴位按摩

6.点揉牵正穴(位于两耳垂前方 0.5~1 寸处)。

7.揉按颧髎穴(位于颧骨下缘凹陷处)。

8.掐揉人中穴(位于鼻柱下人中沟中点处)。

9.按揉地仓穴(位于口角旁开 0.4 寸处)。

10.按揉风池穴(位于颈后枕骨下,两筋外侧凹陷处)。

## 四、注意事项

1.面部术后患者,注意按摩力度。

2.凡患有血液病及有出血倾向者,严禁按摩,以防引起出血。

# 第六节　中药涂擦治疗

## 一、针对的症状与体征

1.水火烫伤、蚊虫叮咬等。

2.放疗引起的皮肤损伤。

## 二、中医原理

将各种中药直接涂于患处,达到活血化瘀、改善微循环、收敛创面、祛风除湿、解毒消肿、止痒镇痛等治疗效果。其剂型有水剂、町剂、油剂、膏剂等。

## 三、方法

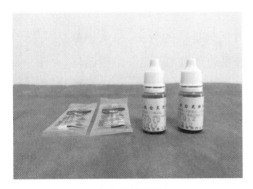

图3-4　中药涂擦药物

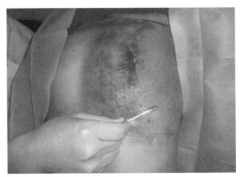

图3-5　中药涂擦方法

1.备齐用物,携至床旁,做好解释,核对医嘱。图3-4。

2.根据涂药部位,取合理体位,暴露涂擦部位,在其周围垫治疗巾。

3.清洁皮肤,将药物用棉签均匀地涂于患处。面积较大时,可用镊子夹棉球蘸药物涂抹,蘸药干湿度适宜,涂药厚薄均匀。图3-5。

4.必要时无菌纱布覆盖,胶布固定。

5.涂药完毕,协助患者着衣,安排舒适体位,整理床单元。

6.清理用物,做好记录签字。

## 四、注意事项

1.涂药前需清洁局部皮肤,并告知患者局部涂药后可出现药物颜色、油渍等污染衣物。

2.注意保暖,勿使患者受凉。遮挡患者,保护患者隐私。

3.涂药次数依病情、药物而定,水剂、酊剂用后需将瓶盖盖紧,防止挥发。

4.药液温度适宜,不能过热或过冷。

5.混悬液先摇匀再涂药。霜剂则应用手掌或手指反复擦抹,使之渗透肌肤。

6.涂药不宜过厚、过多,以防毛孔闭塞。

7.涂药后观察局部皮肤,如有丘疹、发痒或局部肿胀等过敏现象,立即停止用药,并将药物拭净或清洗,遵医嘱内服或外用抗过敏药物。

8.婴幼儿面部、有药物过敏史者禁用。

# 第七节　TDP 治疗

## 一、针对的症状与体征

1.具有消炎镇痛、活血化瘀、舒筋活络,增强脑啡肽的分泌,持久镇痛。

2.能迅速改善血液循环功能,促进微循环系统的通畅,促进血液循环。

3.能提高机体内各种酶的活性,增强缺乏元素的转换和吸收,增强胃肠功能。

4.能提高机体自身的免疫功能,增强人体的抗病能力。

5.能促进血液载氧率,增强脑细胞活力,改善睡眠质量,提高记忆力。

6.软组织损伤:肩周炎,腰肌劳损,网球肘,腱鞘炎,急性软组织拉伤、扭伤、挫伤。

7.骨骼病变:骨关节炎、风湿性关节炎、骨质增生、腰椎间盘突出。

8.神经系统及血液循环系统障碍性疾病,中风后遗症、坐骨神经痛、三叉神经痛、静脉曲张、前列腺炎、神经衰弱、头痛、失眠等。

9.健美、养生保健。

## 二、治疗原理

TDP 治疗仪的红外线热辐射对机体的治疗,能有效地疏通被阻塞或阻滞的微循环通道,促使机体对深部瘀血块和深部积液(水分子)的吸收。TDP 治疗器产生出的各种元素的振荡信息,随红外线进入机体的同时,被带入机体,与相同元素产生共振,使机体中各种元素的活性被激活,元素所在的原子团、分子团和体内各种酶的活性得到提高,增强机体对缺乏元素的吸收,提高机体自身的免疫能力和抗病能力。

## 三、方法

1.接通电源、打开开关。

2.预热 5min,对准所需照射的部位。

3.照射治疗时,照射部位皮肤应裸露,距离约 30cm,一般在病损区直接辐射,只用一个辐射头,如病损范围广,也可同时用 2~4 个辐射头。皮肤感觉温度 40℃治疗效果最好。或以患者自感舒适为宜,温度过低疗效差,温度太高易灼伤皮肤。对婴幼儿使用时,皮肤温度酌减。

4.照射时间通常每次约 30~60min,每日 1~2 次,7~10d 为 1 个疗程,也可根据病情确定照射时间,也可作长期保健性照射。

5.治疗器应在规定环境条件下使用,勿使其在过高或过低温度和潮湿环境下使用,也勿在刺激性化学品及腐蚀性气体环境中使用。

6.治疗器在使用时,不可剧烈转动、摇晃和强烈震动。调节支臂伸缩及转动时不得超过技术指标规定的范围。

7.治疗器在较长时间不使用时,应使其置于干燥、清洁和无腐蚀性气体环境中保存。

**四、注意事项**

1.本治疗器配用的单相三线插头,必需接好地线,以确保使用安全。用后即关闭电源。要防止强烈震动、受潮、注意保护板面。

2.辐射部位必须完全裸露,否则影响疗效。辐射面部时,患者应戴上有色眼镜或眼罩,保护双眼,以免眼球发生干涩现象,婴幼儿温度酌减。

3.辐射距离不宜过近,否则容易发生皮肤灼伤(如发红或起水疱)或误触辐射头而被烫伤,但距离过远,也会影响疗效。

4.使用时,要放平稳,防止倾倒。

5.使用中不得用金属物品接触远红外片以防触电。

6.请勿接触灯罩外壳,以防烫伤。

7.使用中随时检查照射距离及温度,以防烫伤。

8.生活不能自理的人,应在他人帮助监护下使用。

9.禁忌证

(1)高热、开放性肺结核,严重动脉硬化,出血症等症不适用于 TDP 治疗。

(2)其他已导致体温升高的病症及提升体温会导致病情加重的病症。

## 第八节　坐药法

**一、针对的症状和体征**

急、慢性前列腺炎。

**二、中医原理**

坐药疗法,是将药物塞入肛门内,或直接坐到药物上,以治疗疾病的一种方法。根据病情需要,配制对症的药物。一般是将药物制成栓制、丸制或散制,应用时将药物纳入肛门内,或直接坐在药物上,要视疾病的性质及部位而定。诸药合用具有清热活血散结之功能。

**三、方法**

1.紫草红花糊:紫草 30g,红花 10g,穿山甲(现已禁止使用)10g,乳香、没药各 5g。上药共研细末,过 120 目筛,加凡士林调成糊状。病人取胸膝位,以 0.1%新洁尔灭消毒会阴部 3 次,医生戴无菌手套。取药 3~5g,捏成圆团,蘸少许液体石蜡或植物油,以食指将药自肛门轻轻塞入,送至直肠前壁,涂于前列腺附近。嘱病人俯卧位休息 30min。每日或隔日 1 次。10 次为 1 疗程,疗程间隔 3~5d。

2.野菊花栓(成药):野菊花栓 1 枚,塞入肛内,每次 1 枚,每日 2 次,1 月 1 疗程。功能清热利湿。

**四、注意事项**

1.本方法应在专科医生指导下谨慎使用。

2.若采用纱布包裹药末塞入法时,应先对药物及纱布做消毒处理。

3.注意清洁卫生,无论是所用药物,还是治疗器械,都要经过严格消毒。塞药时要将手冲洗干净,或戴乳胶手套。

## 第九节　敷脐法

**一、针对的症状和体征**

慢性前列腺炎,腹泻、腹痛等病症。

## 二、中医原理

疏通腠理、活血止痛、消肿散结。

## 三、方法

将麝香 0.15g、白胡椒 7 粒分别研末,洗净脐部,常规消毒。先把麝香纳入神阙穴,盖上塑料薄膜,胶布固定,四周不能透气,7~10d 换药 1 次,10 次为 1 个疗程,每疗程间隔 5~7d。

## 四、注意事项

1.敷脐药物应少而精,尽量研为细末应用,以充分发挥药效。

2.敷药前应先将脐部擦拭干净,脐病或有感染者禁用。

3.注意保护皮肤,加用膏药烘烤不可太热,严防烫伤皮肤。

4.一旦敷药后出现局部红肿、痒痛等过敏现象,立即揩去药物。

5.对急症、急性病,在未确诊前不宜敷脐止痛,以免延误病情,确诊后再采取相应治疗措施。

# 第十节　氦氖激光治疗

## 一、针对的症状与体征

1.复杂难愈合创面、体内深层创面、溃疡、坏疽、窦道。

2.术后皮瓣移植、褥疮。

3.放射性组织坏死、放疗创面。

4.疼痛、炎症、腰肌劳损。

5.皮肤软组织损伤。

6.皮肤慢性溃疡。

7.静脉炎。

## 二、治疗原理

高能窄谱光动力治疗仪是对生物体产生光化学作用,使之产生相应的生物效应及治疗效果。细胞中线粒体对红光的吸收最大,在红光照射后,线粒体的过氧化氢酶活性增加,可增加细胞的新陈代谢,使糖原含量增加,蛋白合成增加和三磷酸腺苷分解增加,从而加强细胞的新生,促进肉芽组织生长及创面愈合;同时也增加白细胞的吞噬作用,提高机体的免疫功能,达到消炎、止痛的效果。

## 三、方法

1.准备用物。

2.检查治疗仪性能,评估环境及患者,并解释。

3.接电源,打开电源开关。

4.待仪器启动后,触摸显示屏上的中国国旗标志,按右上角"→"键,进入操作界面。

5.充分暴露治疗部位。

6.设置照射时间为 15~20min,调整治疗头高度,按"↑↓"键,距离设置为 15~20cm 为宜。

7.调整照射角度,使光斑中心正对治疗部位中心,触摸"开始"键,即可开始治疗。图 3-6.

8.讲解注意事项,密切观察患者皮肤的感觉,观察创面有无发红现象。

9.治疗结束后,在操作界面上触按"暂停"键,灯灭后,关闭电源开关,协助患者取舒适体位,注意保暖。

10.拔电源,整理用物。

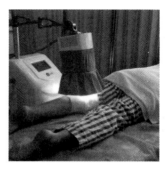

图 3-6 氦氖激光治疗

## 四、注意事项

(1)心脏病患者、凝血功能障碍者慎用;光过敏、血液病患者禁用。

(2)在使用过程中一旦出现紧急情况,迅速关闭电源,远离照射源。

(3)进行高能红光照射治疗时,控制照射面皮肤温度不超过 38℃。

(4)照射时应保持创面湿润,在医生指导下每隔 3~5min 向创面喷洒生理盐水。

# 第十一节　脉冲气压治疗

## 一、针对的症状与体征

预防深静脉血栓,创伤或手术后肢体水肿。

## 二、治疗原理

通过脉冲气体对足底静脉丛进行有次序有节律的挤压、放气,形成对机体组织的循环压力,达到促进静脉回流、动脉灌注、改善血液循环和淋巴回流,预防深静脉血栓的形成。

### 三、方法

1.准备用物。

2.检查脉冲仪性能,评估环境及患者,并解释。

3.接电源,打开电源开关。

4. 选择与患者所需治疗肢体尺码相符的充气脚垫与手垫,其中红色标记为左侧使用,蓝色标记为右侧使用,将充气垫包裹足或者手,直至覆盖足背或手背,并在足背或手背交叠,松紧合适,用安全带固定。图 3-7。

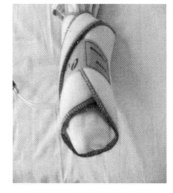

图 3-7 脉冲气压治疗

5.此时液晶显示屏发亮,待脉冲仪自我测试后,按压"R"或"L"键(R:右路、L:左路)右路或左路脉冲气路开始工作,每一侧气路工作时,液晶显示器将在相应一侧有箭头显示。

6.治疗结束后,关闭电源开关,取下手垫或足垫。

7.拔电源,整理用物。

### 四、注意事项

1.保证患者皮肤完整,无受损情况。

2.使用时在手垫或足垫上添加垫料。

3.皮肤易破损、肢体感觉迟钝、患者本身有糖尿病,以及组织存活能力不良的易感者,接受过抗凝治疗的患者,使用时应降低脉冲压力或慎用。

4.已发生深静脉血栓、血栓性静脉炎及肺栓塞的患者、手足严重感染的患者禁用。

## 第十二节　小夹板固定

### 一、针对的症状与体征

四肢闭合性骨折的外固定、长骨转移瘤的预防性固定。

### 二、方法

1.手法复位。

2.根据部位,选取适宜的夹板固定。图 3-8。

3.随时观察并调整夹板松紧度。

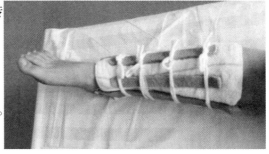

图 3-8 夹板固定

## 三、注意事项

1.严密观察患侧肢体血运情况,肢体有无肿胀、瘀血。

2.夹板固定带不宜过紧、过松,松紧度适宜。

# 第十三节　呼吸训练

## 一、针对的症状与体征

1.慢性阻塞性肺疾病。

2.放射治疗引起的肺功能障碍。

3.胸部手术前准备。

## 二、训练原理

通过强化呼吸肌群的舒缩,改变胸腔容积,从而增加胸廓活动,增大肺活量,提升心肺功能。

## 三、方法

1.选择舒适、放松的体位。

2.缩唇呼吸:由鼻深吸气至无法吸入为止;稍屏息 1~2s;缩唇,如口哨那样,由口缓慢呼出,吐气至完全排空;每天 6~8 次,每次 10min(每做 5 次深呼吸后休息一下)。图 3-9。

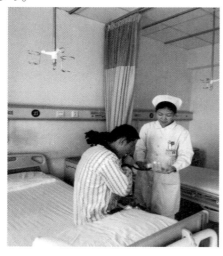

图 3-9　缩唇呼吸

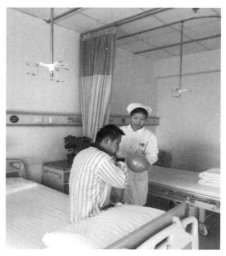

图 3-10　吹气球训练

3.腹式呼吸:患者取舒适卧位,全身放松,闭嘴用鼻深吸气至不能再吸,稍屏气或不屏气直接用口缓慢呼气。吸气时挺腹,胸部不动,呼气时腹部内陷,将气呼尽。吸:呼之比为 1:2 或 1:3,每分钟呼吸速度为 7~8 次,要求用鼻吸气用口呼气,深吸缓呼,每天锻炼 3~4 次。

4.咳嗽训练:患者取坐位或身体前倾,颈部稍微屈曲;进行深吸气,以达到必要的吸气容量;吸气后要有短暂的闭气,以使气体在肺内得到最大的分布;练习发"K"的声音以感觉声带绷紧、声门关闭及腹肌收缩;进一步增加胸内压及气道中的压力,这是在呼气时产生高速气流的重要措施;患者双手置于腹部,声门开放,且在呼气时做 3 次哈气以感觉腹肌的收缩。

5.抗阻呼吸器:利用各种管径不同的训练器,使在吸气时产生阻力,呼气时没有阻力。开始练习时,3~5min/次,3~5 次/d,以后可增加至 20~30min;并可采取逐渐缩小抗阻呼吸管直径的方法,以增加吸气时的阻力。图 3-10。

**四、注意事项**

1.训练时宜放松,避免情绪紧张。

2.各种训练每次一般为 5~10min,以免疲劳。

3.避免憋气和过分减慢呼吸频率,以防诱发呼吸性酸中毒。

4.胸部叩击和震颤治疗前必须保证患者有良好的咳嗽能力,以免痰液进入更深的部位,而更难以排出。

5.呼吸衰竭、临床病情不稳定、感染未控制者禁用。


# 第十四节　腮腺癌术后第一阶段康复训练


**一、针对的症状和体征**

1.患侧肩背部疼痛。

2.患肢无力。

3.患肢疲困、麻木等不适。

**二、治疗原理**

适用于患者术后第一阶段的康复,即:腮腺癌术后患者携带引流管至拔管期间。指导患者做患侧上肢肌、颈部肌群运动,配合穴位按压、手法按摩,促进血液和淋巴液回流,预防患肢僵硬,缓解颈、肩、手臂、背部等不适。

### 三、方法

1.穴位按压、手法按摩:患者取卧位或坐位,用拇指指腹轻轻按压、揉按合谷穴、内关穴、肩井穴 2~3min,由此反复 3~5 次,由近端至远端向心性按摩患侧上肢,也可环形揉压患侧上肢。见图 3-11。

2.上肢运动:取卧位或坐位,拳掌练习:两手紧握拳,拇指在外,稍停之后,五指充分用力张开。

(1)绕指:从小拇指开始依次屈曲,绕腕翻掌从小拇指开始依次伸展。

(2)扣十宣:两手自然屈曲,掌心相对,两手十指尖相互叩击。

(3)拔指:两手交叉相握,十指尽力夹紧,沿手指两侧相互按摩用力拔开。

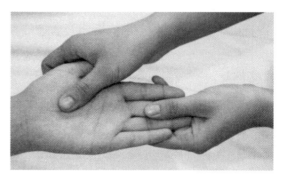

图 3-11　穴位按压

(4)振掌根:两手交叉相握,手腕用力振掌根,感觉前臂肌肉颤动。

(5)搓手:两手重叠,将健侧手掌指关节置于术侧手心,交替按摩手心、手背。

(6)屈肘:双臂体侧伸展、握拳,肘关节同时用力屈曲,稍停,体侧伸展。

3.颈部运动:取坐位或站位,用健侧手托住术侧手臂。轻微低头,下颌下底,稍停,还原;头轻微后仰,稍停,还原;头转向左侧,眼看左后方,稍停,还原;头转向右侧,眼看右后方,稍停,还原。

4.肩、胸、背部运动:取坐位或站位,用健侧手托住术侧上肢手臂。左肩向上提,右肩向下沉,稍停,还原;右肩向上提,左肩向下沉,稍停,还原;双肩同时上提,感觉要去碰耳朵,头颈保持正直,稍停,重复做上下提压;两臂自然下垂,双肩以肩关节为轴,由前向后做环绕动作。

### 四、注意事项

1.初始锻炼时间应在患者麻醉清醒,病情平稳的情况下,由专职护士床旁指导训练。

2.注意保持患者的体位和患肢的保护,麻醉清醒 6h 后采取半卧位,患肢垫软枕抬高,保持内收位(自然放于体侧,外展不能超过 15°)。

3.每日坚持锻炼至少 1 次。

4.在做扣十宣、拔指等锻炼时,要注意患肢的保护,外展不能超过 15°。

5.注意患者的感受,按摩的力度以患者能耐受为度。

# 第十五节　腮腺癌术后第二阶段康复训练

## 一、针对的症状和体征

1.患侧上肢活动受限。

2.患肢无力。

3.患肢疼痛、麻木不适等。

## 二、治疗原理

适用于患者术后康复第二阶段,即:术后拔出引流管 3d 以上患者。通过助力运动,用健侧上肢协助术侧上肢做上臂肌的收缩运动和肩关节的环绕运动,缓解术侧上肢无力、疼痛等不适,促进术侧上肢功能恢复。

## 三、方法

1.梳头锻炼法:术后指导患者站立或坐位,身体挺直,抬起患肢,以肩关节为支点,用梳子先从一侧开始梳头,然后是整个头部。

2.爬墙法:双脚分开,患侧对墙站直,将患侧手伸出放在墙上向上爬,在自己疼痛能够忍受的范围内坚持 3~5min,反复进行训练,每日 3~5 次,然后记下所爬的高度,力争每次练习都能较上次有所提高。

3.上肢旋转法:将健侧上肢放在椅子靠背上,额头轻微偏向健侧上肢,患侧上肢自然下垂,前、后、左、右摆动或画圆。当感到胳膊松弛下来时,可增加摆动幅度或画圆半径,直到胳膊完全松弛下来为止。

4.肩部旋转法:当坐姿时,将双手放松放在大腿上,耸起肩膀,靠近耳朵,然后向后向下旋转肩部,同时做深呼吸。向前向后重复做相同的次数。

## 四、注意事项

1.该阶段锻炼以恢复肩关节的活动为主,每个动作必须根据患者的疼痛耐受程度控制锻炼幅度(以患者有疼痛感但能耐受为度),动作幅度不要太大,不要操之过急,要循序渐进。

2.注意提醒患者保持自己的形体,每次活动前靠墙站立 2~3min,挺胸收腹,双肩平齐,或对着格子镜调整体态,防止不良姿势形成。

3.告知患者一定要坚持锻炼,每日 3~5 次,坚持半年以上。

# 第十六节　甲状腺肿瘤围手术期呼吸训练

### 一、针对的症状与体征

1.年老体弱者。

2.长期卧床患者。

3.心肺功能不全者。

### 二、训练原理

腹式呼吸是让膈肌上下的运动。由于吸气时横膈膜会下降,把脏器挤压到下方,腹部会膨胀,而非胸部膨胀。因此吐气时横膈膜将会比平常上升,从而可以进行深度呼吸,吐出较多易停滞在肺底部的二氧化碳。达到扩大肺活量,改善心肺功能,减少肺部感染,改善腹部脏器功能,安神益智的作用。

### 三、方法

1.取仰卧位或舒适的冥想坐姿,放松全身,先观察自然呼吸 2~3min。

2.右手放于腹部肚脐,左手放于胸部。

3.吸气时最大限度的向外扩张腹部(鼓起肚子),胸部保持不动。吸气时间保持在4~6s,体质好的患者可以屏息 1~2s。

4.呼气时最大限度的向内收缩腹部(回缩肚子),胸部保持不动。呼气时间保持在6~10s。

5.控制呼吸时间,一吸一呼掌握在 15s 左右,每分钟 6~10 次,每天 2 次,每次5min。如此循环往复,保持每次呼吸的节奏一致。

### 四、注意事项

1.做此项操作前要保持空腹状态。

2.呼吸要深长而缓慢。

3.呼吸时用鼻吸气,用口呼气。

4.身体好的患者,屏息时间可延长,呼吸节奏尽量放慢加深。身体差的患者可以不屏息,但气要吸足,每天练习 1~2 次。呼吸过程中如有口津溢出,可缓慢下咽。

## 第十七节 甲状腺肿瘤围手术期颈部综合运动训练

### 一、针对的症状与体征

1.颈椎病。

2.颈肩综合征。

### 二、方法

取垂头平卧位,在肩部垫一与肩部平10cm左右厚的软枕,保持颈部正中伸直,头向后仰。练习应循序渐进,逐渐增加时间,直到能坚持头颈过伸位2h。图3-12。

1.颈部伸展运动。

2.颈部弯曲训练。

3.颈部旋转训练。

4.颈部侧弯训练。

### 三、注意事项

1.颈部综合运动训练前,先打起床档,防止体位训练引起的眩晕使患者坠床、摔倒,起身时注意先更换至侧卧位,侧躺片刻无不适后再起身。

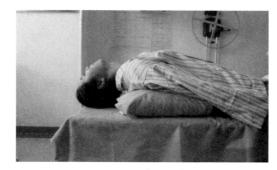

图3-12 颈部训练体位

2.有严重颈椎病、高血压Ⅲ度患者禁止训练。

## 第十八节 乳腺癌术后第一阶段康复训练

### 一、针对的症状和体征

1.肩背部痠痛。

2.患肢肿胀。

3.患肢痠痛、麻木不适等。

### 二、中医原理

适用于患者术后康复第一阶段,即:麻醉清醒后,携带引流管至引流管拔除2~3d内患者。指导患者做上肢肌、颈部肌群运动,配合穴位按压、辅助按摩,促进血液和淋巴液回流,预防水肿,缓解颈、肩、手臂、背部不适。

### 三、方法

1.穴位按压、辅助按摩:取卧位或坐位,用拇指指腹点压、揉按合谷穴、内关穴、肩井穴2~3min。由近端至远端向心性按摩术侧上肢,也可环形揉压术侧上肢。图3-13。

2.上肢运动:取卧位或坐位,拳掌练习:两手紧握拳,拇指在外,稍停之后,五指充分用力张开。

(1)绕指:从小拇指开始依次屈曲,绕腕翻掌从小拇指开始依次伸展。

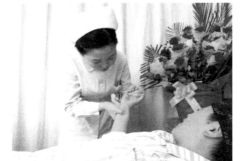

图3-13 乳腺癌康复穴位按压

(2)扣十宣:两手自然屈曲,掌心相对,两手十指尖相互叩击。

(3)拔指:两手交叉相握,十指尽力夹紧,沿手指两侧相互按摩用力拔开。

(4)振掌根:两手交叉相握,手腕用力振掌根,感觉前臂肌肉颤动。

(5)搓手:两手重叠,将健侧手掌指关节置于术侧手心,交替按摩手心、手背。

(6)屈肘:双臂体侧伸展、握拳,肘关节同时用力屈曲,稍停,体侧伸展。

3.颈部运动:取坐位或站位,用健侧手托术侧手臂。低头,下颌触胸骨,稍停,还原;头尽量后伸,仰望天,稍停,还原;头转向左侧,眼看左后方,稍停,还原;头转向右侧,眼看右后方,稍停,还原。

4.肩、胸、背部运动:取坐位或站位,用健侧手托住术侧上肢手臂。左肩向上提,右肩向下沉,稍停,还原;右肩向上提,左肩向下沉,稍停,还原;双肩同时上提,感觉要去碰耳朵,头颈保持正直,稍停,重复做上下提压;两臂自然下垂,双肩以肩关节为轴,由前向后做环绕动作。

### 四、注意事项

1.初始锻炼时间应在患者麻醉清醒,病情平稳的情况下,由专职护士床旁指导训练。

2.注意保持患者的体位和患肢的保护,麻醉清醒6h后采取半卧位,患肢垫软枕抬高,保持内收位(自然放于体侧,外展不能超过15°)。

3.每日坚持锻炼至少1次。

4.在做扣十宣、拔指等锻炼时,要注意患肢的保护,外展不能超过15°。

5.注意患者的感受,按摩的力度以患者能耐受为度。

# 第十九节　乳腺癌术后第二阶段康复训练

## 一、针对的症状和体征

1.患侧上肢活动受限。

2.肩背部痠痛。

3.患肢肿胀。

4.患肢痠痛、麻木不适等。

## 二、训练原理

适用于患者术后康复第二阶段,即:术后拔出引流管 3 日以上患者。通过助力运动,用健侧上肢协助术侧上肢做上臂肌的收缩运动和肩关节的环绕运动,逐步牵张患者腋底部瘢痕纤维组织的粘连,逐渐增加肩关节的活动度,促进术侧上肢功能恢复。

## 三、方法

1.梳头锻炼法:在医院就可以开始。将患肢肘部支在床头柜上,身体挺直,用梳子先从一侧开始梳头,然后是整个头部。图 3–14。

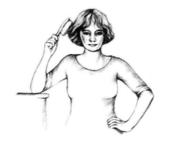
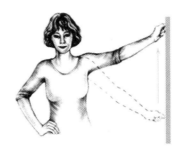

图 3–14　梳头锻炼法　　　　　　　图 3–15　爬墙法

2.爬墙法:双脚分开,患侧对墙站直,将患侧手伸出放在墙上向上爬,在自己疼痛能够忍受的范围内坚持 3~5min,然后记下所爬的高度,力争每次练习都能较上次有所提高。图 3–15。

3.上肢平移法:平躺在床上,用垫子或枕头垫在头肩部,双手插握在一起,肘关节伸直,抬上肢向头部靠近,缓缓放下,重复做。图 3–16。

4.系乳罩法:站立,双上肢平伸,然后曲肘关节,将双手置于后背系乳罩部位。图 3–17。

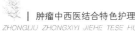

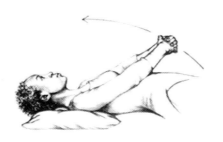

图 3-16　上肢平移法

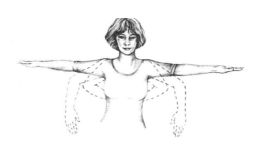

图 3-17　系乳罩法

5.上肢旋转法:将健侧上肢放在椅子靠背上,额头置于健侧上肢,患侧上肢自然下垂,前、后、左、右摆动或画圆。当感到胳膊松弛下来时,可增加摆动幅度或画圆半径,直到胳膊完全松弛下来为止。图 3-18。

6.肩部旋转法:当坐姿时,将双手放松放在大腿上,耸起肩膀,靠近耳朵,然后向后向下旋转肩部,同时做深呼吸。向前向后重复做相同的次数。图 3-19。

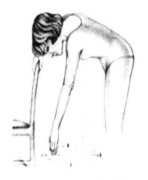

图 3-18　上肢旋转法

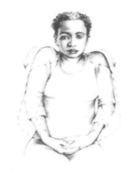

图 3-19　肩部旋转法

**四、注意事项**

1.该阶段锻炼以恢复肩关节的活动为主,每个动作必须根据患者的疼痛耐受程度控制锻炼幅度(以患者有疼痛感但能耐受为度),动作幅度不要太大,不要操之过急,要循序渐进。

2.注意提醒患者保持自己的形体,每次活动前靠墙站立 2~3min,挺胸收腹,双肩平齐,或对着格子镜调整体态,防止不良姿势形成。

3.告知患者一定要坚持锻炼,每日 1 次,坚持 1 年以上。

# 第二十节　乳腺癌术后第三阶段康复训练

**一、针对的症状和体征**

1.患侧上肢活动受限。

2.肩背部疼痛。

3.患肢肿胀。

4.患肢疼痛、麻木不适等。

**二、康复原理**

适用于患者术后拔出引流管时间较长的患者。通过器械助力运动,协助术侧上肢做上臂肌的收缩运动和肩关节的环绕运动,逐步牵张患者腋底部瘢痕纤维组织的粘连,逐渐增加肩关节的活动度,促进术侧上肢功能恢复。

**三、方法**

1.拉环运动:患者坐位,双臂上举拉环,以健侧手臂用力带动患侧手臂上举,以患者疼痛耐受度为限,维持 5s,还原,再重复以上动作约 30 次。图 3-20。

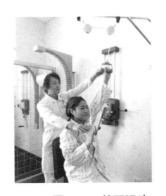 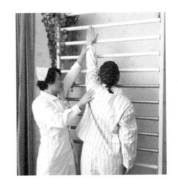

图 3-20　拉环运动　　　　　　图 3-21　肋木训练

2.肋木训练:以健侧手臂助力术侧手臂扶于相对能忍受疼痛的高度,坚持 5s,还原,如此反复多次,逐步抬高高度。图 3-21。

3.肩梯训练:以健侧手臂助力术侧手臂扶于相对能忍受疼痛的高度,坚持 5s,还原,如此反复多次,逐步抬高高度。图 3-22。

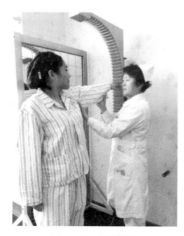
图 3-22　肩梯训练

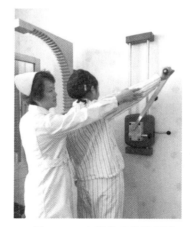
图 3-23　肩关节回旋器锻炼

4.肩关节回旋器锻炼：根据患者的臂力调整回旋器的重力，以健侧手臂协助患侧手臂做 360°大环绕，锻炼肩关节的活动度和上臂臂力。图 3-23。

**四、注意事项**

1.该阶段以锻炼肩关节的活动度和上臂臂力为主，患者多有术后长时间锻炼不够，因肩关节活动度差而着急，告知患者要循序渐进，不可操之过急，以免拉伤。

2.注意动作稳健，拉环时采取坐位，其他器械锻炼采取站位，确保坐稳站好，注意安全，防止因体位、姿势不当而拉伤。

# 第二十一节　腹部大手术术前康复训练

**一、针对的症状和体征**

1.活动后气短。

2.肺功能差、肺活量不足（无法耐受手术）。

**二、训练原理**

适用于术前提高患者的肺活量，改善肺功能，增强患者对手术的耐受性，达到健肺益肾之作用。

**三、方法**

1.简式呼吸器的锻炼：让患者在能耐受的情况下尽最大努力深吸一口气，然后用力吹动简易管道，从简易管道口吹出大量气泡，直到吹不出气泡为止，此为一个循环，每次 3~5 个循环，每日 4~6 次，在练习的间歇期配合爬楼梯（4~6 层，慢慢叠加），每日两次,以能耐受为原则。图 3-24。

2.推行一套简便有效的"呼吸健肺操",既可提高正常人的肺功能,还能促进慢性肺部疾病的康复。大部分患者练操 1 周后,肺功能检查有所改善,方能耐受手术。做"呼吸健肺操"时要注意以下要点:

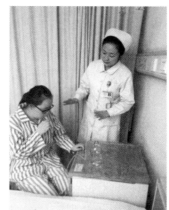

图 3-24　简易呼吸器锻炼

(1)伸展胸廓:站立且双臂下垂,两脚间距同肩宽,吸气,双手经体侧缓慢向上方伸展,尽量扩展胸廓。同时抬头挺胸,呼气时还原。

(2)转体压胸:站姿同上。吸气,上身缓慢向右后方转动,右臂随之侧平举并向右后方伸展。然后左手平放于左侧胸前向右推动胸部,同时呼气。向左侧转动时,动作相同,方向相反。

(3)交叉抱胸:坐位,两脚自然踏地。深吸气然后缓缓呼气,同时双臂交叉抱于胸前,上身稍前倾,呼气时还原。

(4)双手挤压胸:体位同上。双手放于胸部。深吸气,然后缓缓呼气。同时双手挤压胸部,上身前倾。吸气时还原。

(5)抱单膝挤压胸:体位同上。深吸气,然后缓缓呼气,同时抬起一侧下肢,双手抱住小腿,并向胸部挤压。吸气时还原。两侧交替进行。

(6)抱双膝压胸:直立,两脚并拢,深吸气。然后缓缓呼气,同时屈膝下蹲,双手抱膝,大腿尽量挤压腹部及胸廓,以协助排除肺部存留的气体。吸气时还原。

3.简式太极二十四式,在练习的过程中配合一吸一呼锻炼胸廓,来带动肺的起伏运动,增加肺活量。

**四、注意事项**

1.初始锻炼时,由专职护士床旁指导训练。

2.简易呼吸器每次吹气时一定要达到有效吹气的程度(瓶内见大量的气泡溢出并听见咕嘟嘟的水声),间歇期一定配合爬楼梯。

3."呼吸健肺操"各步骤应依次做完,每步骤重复 5~8 次;年老体弱者可选其中的 2~3 个步骤做,每步重复 5~10 次,每天做 2~3 遍。

4.做操时以腹式呼吸为主,要求吸气深长,尽量多吸;呼气缓慢,尽量呼尽。做完每一个动作,应保持原姿势数秒,再做下一个动作。注意患者的耐受,以患者能耐受为度。

# 第二十二节　全腹腔镜腹部术后初期康复训练

## 一、针对的症状和体征

1.肩背部疼痛。

2.下肢疼痛、麻木不适等。

## 二、训练原理

适用于全腹腔镜手术后二氧化碳未代谢完毕,加之手术时间长,给患者做颈肩部按摩、协助双下肢按摩,应用手法作用于人体疼痛的相应穴位,通过局部刺激,疏通经络、改善颈肩及下肢疼、痛、麻,防止静脉血栓的形成。

## 三、方法

1.穴位按压,患者取仰卧位或坐位,护士双手拇指分别置于两侧秉风、天宗穴上,各按揉 1~2min,然后立于患者头前,双手拇指置于两侧肩井穴,其余四肢抱定肩后部,按压肩井 1~2min,之后双手抱揉肩关节 1~2min。图3-25。

2.下肢前、内、外侧为足三阴、足阳明、足少阳经脉循行的部位,经常按摩不仅能改善脾胃、肝胆功能,还能促进消化、吸收,重要的是改善下肢血液循环,消除下肢疼软沉重和疲劳等。

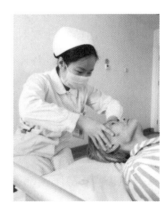

图 3-25　腹部术后穴位按压

患者取仰卧位,双腿自然放平,护理人员双手紧贴患者大腿根部,分别自股内侧直推至足弓,自髀关推至足背,自环跳推至足外踝,各 3~5 次;护理人员以双手拇指与其余四指分别着力于患者下肢前侧、内侧、外侧,自上而下,拿揉 3~5 次;护理人员以手握空拳或虚掌,有节奏自上而下分别叩击拍打患者下肢前、内、外侧 3~5 次;最后按压患者血海、足三里、三阴交各 1~2min。

## 四、注意事项

1.此操作必须由具有按摩资格证的专职人员方可操作。

2.指导患者取舒适体位及保持各种引流管的通畅。

3.按摩手法轻重要以患者年龄、性别、病情和耐受程度而定。

4.取穴要准确。

5.按摩时尽力让患者放松、房间保持安静,用引导语让患者大脑兴奋点转移到轻松的情节中。

# 第二十三节　全腹腔镜腹部术后症状康复训练

## 一、针对症状和体征

头痛、眩晕、恶心、呕吐。

## 二、中医原理

应用综合治疗方法来缓解腹腔镜全麻术后患者的头痛、头晕等症状。如手指点穴,头面部推拿按摩,口含生姜片。通过穴位刺激经络运行,达到虚而泄实、回阳通脉、燥湿消痰,调整阴阳的作用,最终起到镇静、止吐的效果。

## 三、方法

1.手指点穴:按压合谷、内关穴位,操作者用拇指重压患者双侧合谷及内关穴,边压边按揉这两个穴位 2~3min。图 3-26。

2.头面部按摩:常用穴位印堂、百会、太阳、睛明、颧髎、水沟、地仓、颊车、攒竹、风池、风府。

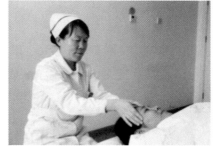

**图 3-26　手指点穴**

(1)双手拇指指腹从患者印堂穴开始,开天门 5~10 次。

(2)分抹印堂至太阳 5~10 次。

(3)点揉攒竹、鱼腰、丝竹空,分抹上眼眶 5~10 次。

(4)点揉睛明,分抹下眼眶 5~10 次。

(5)点揉迎香、巨髎、颧髎,推抹鼻翼至颧髎 3~5 次。

(6)点揉水沟,推抹水沟至地仓 3~5 次。

(7)点揉承浆,轻摩下颌至颊车 3~5 次。

(8)轻揉颊车(听会、听官、耳门、上关)至太阳 3~5 次。

(9)点揉印堂至百会 3~5 次。

(10)点揉攒竹至百会 3~5 次。

(11)点揉鱼腰至百会 3~5 次。

(12).点揉丝竹空至百会 3~5 次。

（13）勾压风池、风府穴 1~2min（勾一揉三）。

（14）搓掌浴面 30s 至 1min。

（15）梳理头皮 2~3min（干洗头）。

（16）轻揉耳廓 1~2min，双揪铃铛 3~5 次，双风贯耳 3 次。

3.口含生姜片：生姜对消化系统有保护胃黏膜与抗溃疡作用，对中枢神经系统有抑制镇静作用，还具有镇咳、止呕、解毒、防暑与保肝利胆作用。将生姜切成薄片含在口中，经口腔黏膜充分吸收生姜汁，尤其是口腔两颊、舌根、咽部有人体 6 条经脉经过或穿入，达到更好的镇静止吐效果。

**四、注意事项**

1.取穴方法要准确，掌握点穴要领，以患者感觉痛、麻为准，修剪指甲，防止划破患者皮肤，并搓热双手。

2.按摩前一定要修剪指甲，保持双手的清洁卫生。去掉戒指、手链、手表等硬物；保持双手的温暖；切记操作手法拙劣、粗暴、敷衍了事；穴位按压时，均应采取先轻、后重、再轻三个步骤；用力大小以患者感局部有疲、麻、胀感为好。

3.生姜一定要新鲜，洗净切成薄片，含服。

# 第二十四节　康复器协助上、下肢功能锻炼

**一、针对的症状与体征**

上、下肢肢体功能活动障碍、手术后康复锻炼。分别选用 CPM 机、辅助步行器、肩关节回旋器、手指阶梯。

**二、训练原理**

主要采用无刷直流电机驱动，微电脑数码控制设计，采用集成电路元件，并设大容量 CPU 中央处理器，软件编程，具有超力矩过载保护功能，促进创伤后关节炎的分泌和吸收的循环，促进软骨的再生，防止粘连，减少痛苦。

**三、方法**

1.准备用物。

2.检查仪器，评估环境及患者，并解释。

3.连接电源，打开电源开关，此时显示屏上参数属于可调节状态，按"启动\暂停"键可观察仪器运行位置是否正常及运行有无障碍。

4.暂停仪器,抽拉大小腿支撑杆件使患者下肢的长度和杆件相符,并使杆件中间膝关节处于 0°的位置,拧紧各紧定螺栓。

5.根据患者实际情况设置伸展、屈曲角度、运行时间、运行速度,按相应的键后,显示器上相应字符闪动,可按↑或↓键做相应调整,调整结束后,必须按该键给予确认。

6.调整控制模式:分为正常、角度、速度模式三种。正常模式表示机器按设定数据运行,角度模式表示机器按设定数据运行约 15min 后,伸展角度自动减小 3°,屈曲角度自动增加 3°。速度模式表示仪器按设定数据运行约 5min 后,运行速度自动增加 1 档,直至九档。

7.确认显示屏上各参数设置正确后,可按"启动\暂停"键开始运行。观察机器运行两个来回后,确认机器运行正常,暂停后可将患者患肢放于支架上并使用固定带固定,再按"启动\暂停"键再次启动。图 3-27。

8.讲解注意事项,将手控器交给患者并指导患者使用。

9.随时巡视,及时询问患者主观感受。

10.结束后,取下固定带,协助患者取舒适体位。

11.拔电源,整理用物,清洁康复仪器。

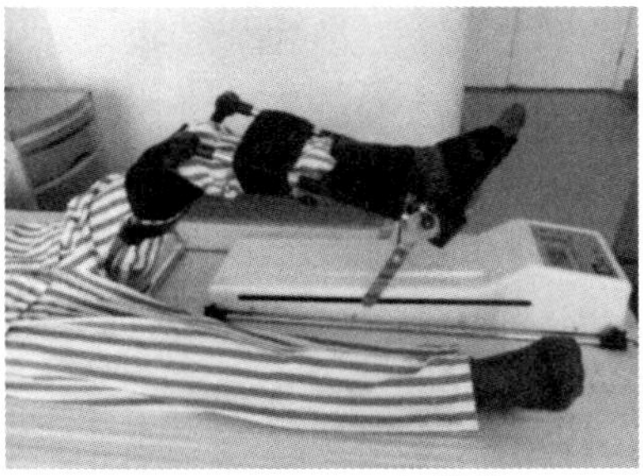

**四、注意事项**

图 3-27　CPM 机锻炼

1.如需将膝关节运动转化为踝关节运动,拉出左右两侧功能转换钮,旋转 90°使之伸出固定。

2.患者使用前必须认真检查仪器,确保运行正常及参数无误后方可使用。

3.告知患者及家属不能擅自调节仪器参数,使用中随时询问患者有无不适,如有异常情况,及时停止运行。

# 第二十五节　上、下肢综合功能锻炼(徒手)

**一、针对的症状与体征**

上、下肢肢体功能活动障碍,手术前、后康复锻炼,长期卧床、截瘫患者。

**二、上肢康复训练**

1.握拳运动:握紧拳头,然后五指用力伸展,5min/次,5~6 次/d,每个动作至少持续 5s 以上。图 3-28。

2.助力前屈运动。图 3-29。

3.屈肘前屈运动。

4.伸肘前屈运动。

5.内旋后伸运动。图 3-30。

6.前臂旋转运动。

7.耸肩运动。图 3-31。

8.颈部运动。

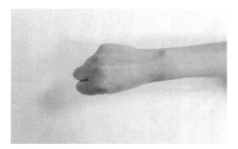

图 3-28　握拳运动

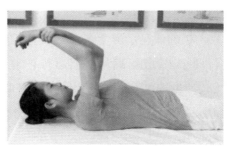

图 3-29　屈肘前屈运动

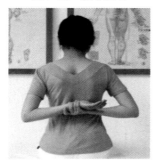

图 3-30　内旋后伸运动

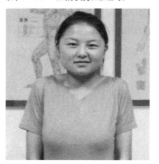

图 3-31　耸肩运动

### 三、下肢康复训练

1.股四头肌等长收缩运动。

2.踝关节运动。图 3-32。

3.膝关节屈伸运动。图 3-33。

4.主动内旋、外旋运动。

5.直腿抬高练习。图 3-34。

6.髋关节的主动助力运动。图 3-35。

7.下肢抬高位伸展练习。

8.臀肌收缩运动。图 3-36。

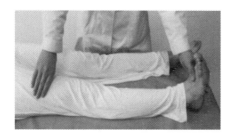

图 3-32　踝关节运动

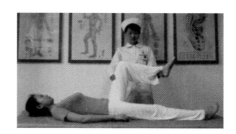

图 3-33　膝关节屈伸运动

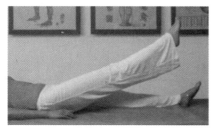

图 3-34　直腿抬高练习

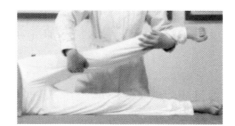

图 3-35　髋关节的主动助力运动

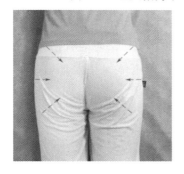

图 3-36　臀肌收缩运动

## 四、腰背肌训练

1.五点式腰背肌训练。图 3-37。

2.飞燕式腰背肌训练。图 3-38。

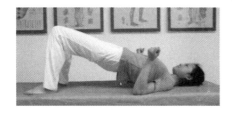

图 3-37　五点式腰背肌训练

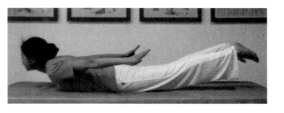

图 3-38　飞燕式腰背肌训练

### 五、注意事项

1.告知患者严格按照医护人员指导的规范方法进行锻炼。

2.以上康复锻炼视患者情况每日 3~5 次,每个动作反复做 10~15 次,且至少持续 5s 以上,每次 20~30min 为宜。

3.在锻炼过程中应遵循适量而行、循序渐进的锻炼原则,不宜过量运动或过度用力,以免拉伤肌肉、损伤关节。

## 第二十六节　渐进性肌肉放松训练

### 一、针对的症状与体征

腰麻、全麻手术前后失眠、焦虑。

### 二、训练原理

肌肉放松训练是指使有机体从紧张状态松弛下来的一种练习过程。放松有两层意思,一是肌肉松弛,二是消除紧张。放松训练的直接目的是使肌肉放松,最终目的是使整个机体活动水平降低,达到心理上的松弛,从而使机体保持内环境平衡与稳定。达到缓解紧张、焦虑情绪的作用。

### 三、方法

1.在安静的空间,取舒适体位,周围环境无干扰,保持精神专一,要求患者集中注意身体感受。

2.指导患者收紧肌肉,注意保持这种肌肉紧张的感觉,保持这种紧张感 10s,然后放松 5~10s。放松的顺序为:头部→手臂部→肩背部→胸部→腹部→臀部→大腿部→小腿部→脚部,如此反复收紧肌肉,放松肌肉,使肌肉有规律的一张一弛,每天 2 次,每次 10~15min 即可。

3.此项操作先由康复护士示范完成,然后由康复护士发放肌肉放松指令,患者跟随进行练习。

### 四、注意事项

1.患者第一次进行肌肉放松训练时,康复护士与患者同时做,这样可以减轻患者的心理紧张、焦虑情绪。

2.放松训练的引导语尽量采用口头语,便于患者接受和掌握。

3.随时观察患者的心理、肢体肌肉收紧与放松后的感觉。

4.患者熟练以后,可独立练习,但不可长时间练习肌肉收缩运动,每次练习不超过 15min 为宜。

# 第二十七节　肿瘤疾病药膳食疗

**一、淋巴瘤药膳食疗方**

1.海带紫草牡蛎肉汤

【组成】海带 50g、紫草 10g、牡蛎肉 250g。

【制法】将海带用水发胀、洗净切细丝,放水中煮至熟软后,再放入紫草、牡蛎肉同煮,食盐、油适量调味即可食用。

2.山药枸杞炖牡蛎肉

【组成】淮山药 30g、枸杞 20g、牡蛎肉 100g。

【制法】将山药洗净切片,枸杞洗净拣去杂质,牡蛎肉洗干净一起放入锅内,放水适量,放入姜丝、油、食盐适量,煮沸后转文火炖 30min。即可食用。

3.人参粥

【组成】生晒参 3~5g、大米 50~100g。

【制法】煮粥,作早餐食用。

4.芪药鸡金粥

【组成】黄芪 50g、山药 30g、鸡内金 10g、大米 100g。

【制法】煮粥,作早餐食用。

5.山楂饮

【组成】山楂 30g,白糖适量加水共煮

【制法】代茶饮或餐后饮用。

6.橘枣饮

【组成】橘皮 10g、红枣 10 枚。

【制法】共煮,代茶频服,能健脾,助消化。

7.枸杞松子肉糜

【组成】肉糜 100~150g,枸杞、松子各 100g。

【制法】将肉糜加入黄酒、盐、调料,在锅中炒至半熟时,加入枸杞、松子,再同炒即可。

8.红枣枸杞汤。

【组成】红枣 10 枚、枸杞 15g、党参 15g、鸡蛋 2 个。

【制法】加水于砂锅同煮,鸡蛋熟后去壳留蛋,再煮 10min。吃枸杞、鸡蛋,喝汤,每日 1 次。

## 二、白血病药膳食疗方

1.人参粥

【组成】生晒参 3~5g、大米 50~100g。

【制法】煮粥,作早餐食用。

【功效】健脾益气。

2.芪药鸡金粥

【组成】黄芪 50g、山药 30g、鸡内金 10g、大米 100g。

【制法】煮粥,作早餐食用。

【功效】有健脾和胃消食之功。

3.橘枣饮

【组成】橘皮 10g、红枣 10 枚共煮。

【制法】代茶频服,能健脾,助消化。

## 三、鼻咽癌药膳食疗方

1.无花果炖肉

【组成】鲜无花果 120g(干品 60g)、瘦猪肉 120g。

【制法】分别洗净切块,同入锅中加水适量,加调料适量,煮至肉烂,喝汤吃肉。

【功效】治疗鼻咽癌放疗后口干咽痛,有健脾和胃、消肿解毒作用。

2.山药莲苡汤

【组成】山药 30g、莲子(去心)30 g、薏苡仁 30g。

【制法】加水适量,慢火炖熟,加白糖少许,每日 1 次,量不限,连服 15d。

【功效】治疗各期鼻咽癌属脾虚者,有健脾益气,清心安神之效。

3.养津饮

【组成】雪梨干、芦根各 50g,天花粉、玄参、荠菜各 25g,麦门冬、生地黄、桔梗各 15g,杭白菊 20g。

【制法】同煎去渣取汁,每日 1 次,分 2 次温服。

【功效】治疗鼻咽癌津液亏损,口舌干燥者,有滋阴生津,凉血利咽的作用。

4.乌龟汤

【组成】柴胡 9g、桃仁 9g、白术 15g、白花蛇舌草 30g、乌龟 1 只。

【制法】煎汤去渣后加剔净乌龟 1 只炖熟,吃龟喝汤,2~3 日 1 剂,可常服。

【功效】治疗鼻咽癌,有扶正抗癌的作用。

5.瘦肉汤

【组成】天花粉 15g、川贝母 9g、紫草根 30g、瘦肉 60g。

【制法】煎汤去渣后,加瘦肉 60g 炖熟,食盐调味服食。每 1~2d,1 剂,连服 20~30d。

【功效】治疗鼻咽癌经常涕血,咽干者,有生津止血作用。

6.猪鼻寄生汤

【组成】猪鼻 1 个,刺铜树寄生、苦楝树寄生、黄皮果树寄生各 30g(诸寄生以鲜品为佳),葱白 30 g。

【制法】同煮至肉烂汤浓,喝汤吃猪鼻,隔日 1 剂,连服 10 剂为 1 个疗程。

【功效】治疗鼻咽癌伴有鼻塞和颈部淋巴结肿大者,有扶正补虚,解毒通窍的作用。

7.甘草雪梨煲猪肺

【组成】甘草 10g、雪梨 2 个、猪肺约 250g。

【制法】梨削皮切成块,猪肺洗净切成片,挤去泡沫,与甘草同放砂锅内。加冰糖少许,清水适量小火熬煮 3h 后服用。每日 1 次。

【功效】润肺除痰,治疗久咳不止。

8.白果枣粥

【组成】白果 25g、红枣 20 枚、糯米 50g。

【制法】将白果、红枣、糯米共同煮粥即成,早晚空腹温服。

【功效】解毒消肿。

**四、肺癌药膳食疗方**

1.核桃粳米粥

【组成】桃仁 10g、粳米 100g。

【制法】桃仁加水研汁去渣与粳米煮,大火煮沸,小火熬粥,分早晚 2 次用。

【功效】桃仁味甘,性平,具有活血散瘀,润肠的功效。粳米味甘,性平,益气生津。本食疗方法可起到宣肺气,活血止痛的作用,对咳嗽胸痛的肺癌患者尤为适宜。

2.山慈菇糯米粥

【组成】山慈菇 4g、糯米 10g。

【制法】将山慈菇放在药罐内,加水适量,小火熬 30min,取汁。糯米淘净,放入药汁,大火煮沸后,早晚 2 次分服。

【功效】山慈菇味甘,性寒,具有清热解毒、消痈散结功效。临床常用于疮疖、瘰疬,还用于肺癌、食管癌等多种恶性肿瘤。糯米味甘,性凉,补中益气。本食疗方可补中益气,使其更好的发挥抗肿瘤功效,对肺癌热毒型尤为适宜。白细胞减少者慎服。

3.鲫鱼赤小豆汤

【组成】鲫鱼 1 条、赤小豆 100g。

【制法】鲫鱼 1 条,去杂洗净,赤小豆 100g 洗净,共放入砂锅内,加水适量,煮沸烹入料酒,文火煮烂,加入葱花、姜丝、清盐等调味,吃鱼喝汤。

【功效】鲫鱼味甘,消水肿,下气除满,安胎。赤小豆味甘、酸,性平,有清热利水、消肿功效。临床常用于水肿、腹部满胀、脚气浮肿、小便不利、疮疡肿毒等症。本食疗方具有清热利水消肿,适用于肺癌胸水难消者辅助治疗。

4.百合田七炖兔肉

【组成】百合 20g、田七 10g、兔肉 200g。

【制法】百合、田七洗净,兔肉切丝,加适量水,文火炖熟,烹入料酒、葱花、姜末、清盐后饮汤食肉,嚼食百合、田七。

【功效】百合味甘、微寒,具有润肺止咳、宁心安神功效,临床用于肺燥、热咳、热病后神志恍惚。现代医学研究结果证实,百合主要成分如秋水仙碱等多种生物碱,具有抗癌作用。田七味甘、微苦,性温,具有祛瘀止血、行瘀止痛功效。其提取物有很强的抑癌效果。兔肉味辛,补中益气、止咳健脾。本食疗法具有益气养阴止血功效,对肺癌放疗、化疗期间出现阴虚内热、气阴两虚所致的咯血,或痰中带血尤为适宜。

## 五、食管癌药膳食疗方

1.枸杞乌鸡

【组成】枸杞 30、乌鸡 100g、调料适量。

【制法】将枸杞乌鸡加调料后煮烂,然后打成匀浆或加适量淀粉或米汤,呈薄糊状,煮沸即成,每日多次服用。

【功效】具有补虚强身,滋阴退热,适用于食管癌体质虚弱者。

2.蒜鲫鱼

【组成】活鲫鱼 1 条(约 300g)、大蒜适量。

【制法】鱼去肠杂留鳞,大蒜切成细块,填入鱼腹,纸包泥封,晒干。炭火烧干,研成细末即成。每日 3 次,每次 3g,用米汤送服。

【功效】具有解毒,消肿、补虚作用。适宜于食道癌初期。

3.刀豆梨

【组成】大梨 1 个、刀豆 49 粒、红糖 30g。

【制法】将梨挖去核，放满刀豆，再封盖好，连同剩余的刀豆同放碗中。入笼 1h，去净刀豆后即成，经常服用，吃梨喝汤。

【功效】具有利咽消肿功效。

4.紫苏醋散

【组成】紫苏 30g、醋适量。

【制法】将紫苏研成细末加水 1500ml，水煮过滤取汁。加等量醋后再煮干。每日 3 次，每次 1.5g。

【功效】具有利咽，宽中作用。适于食管癌吞咽困难者。

5.鸡蛋菊花汤

【组成】鸡蛋 1 个、菊花 5g、藕汁适量、陈醋少许。

【制法】鸡蛋液与菊花、藕汁、陈醋调匀后，隔水蒸炖熟后即成，每日 1 次。

【功效】具有止血活血，消肿止痛。适用于食管癌咳嗽加重、呕吐明显者。

6.阿胶炖肉

【组成】阿胶 6g、瘦猪肉 100g、调料适量。

【制法】先加水炖猪肉，熟后加胶炖化，加调料即成，每日 1 次。

【功效】具有活血，补血，滋阴润肺作用。适用于出血日久，身体虚弱，有贫血等症的食管癌患者。

7.食管癌一日食谱举例

【早餐】甜牛奶 300g(牛奶 300g、白糖 10g、可可粉 10g)、鸡蛋羹(鸡蛋 50g)。

【加餐】鲜果汁(橘汁 200g)。

【午餐】大米粥(大米 100g)，肉末豆腐胡萝卜(豆腐 100g、瘦肉末 100g、胡萝卜泥 50g)、西红柿汤(西红柿 50g、黄瓜 50g、鸡蛋 50g)。

【加餐】豆浆(豆浆 250g)。

【晚餐】细面条(面条 100g)，炒黄瓜肉末(瘦肉末 50g、黄瓜丁 100g、西红柿汁 100g)。

【加餐】牛奶(鲜牛奶 250g)，全日烹调用油 40g。

**六、乳腺癌化疗后药膳食疗方**

1.枸杞松子肉糜

【组成】猪瘦肉 150g，枸杞、松子各 100g，黄酒、盐、味精各适量。

【制法】猪肉洗净后剁成肉泥,加黄酒和盐炒至半熟,再加入枸杞、松子、味精炒至熟即可。佐餐食用。

【功效】能滋养肝肾,补血益精。适用化疗后肝肾阴虚的患者食用。

2.枸杞甲鱼瘦肉汤

【组成】枸杞 30g、甲鱼 1 只、猪瘦肉 15g、姜片 6 块。

【制法】将甲鱼去内脏,洗净切小块,加水适量,与枸杞,猪瘦肉炖烂,放盐,调味服食。

【功效】适合化疗后身体虚弱。

3.黄芪粥

【组成】生黄芪 30g、圆肉 30g、枸杞 15g、糯米 30g、陈皮 5g、瘦肉适量洗净、鸡内金 15g。

【制法】鸡内金洗净,晾干研细末,把生黄芪、瘦肉放入锅内,加清水 1000ml,文火煮 20min,去黄芪留瘦肉后放入圆肉 30g、枸杞 15g,煮 30min,再放入糯米,鸡内金末煮成粥,分早晚 2 次服用,食粥后再食金桔饼。

【功效】适用于化疗前后胃气受损,脾弱,胃纳差。

4.洋参淮山炖乳鸽

【组成】乳鸽 1 只、西洋参片 15g、淮山药 30g、红枣 10 个、生姜 6 片、体质虚寒者加红参 5g。

【制法】将洋参、淮山药、红枣去核、生姜洗净,乳鸽去毛及内脏,洗净切成小块,把全部放入炖盅内,加开水适量,文火炖 2h,调味即可。随量饮汤食肉。

【功效】适用于化疗后气阴受损,乏力,食少,口干等。

5.鳝鱼鸡蛋粥

【组成】活鳝鱼 200g、鸡蛋 1 只、粳米 60g。

【制法】先将鳝鱼置沸水中煮烫变直,取出后剥下肉并剁茸。粳米洗后入砂锅,加水、煮沸。再入鳝鱼茸共煮粥,将成时打生鸡蛋 1 只搅拌,略加姜片、白胡椒粉调味品即成。

【功效】适用于化疗后脾胃虚弱,谷物不纳者。

6.鹧鸪汤

【组成】党参 20g、黄芪 30g、红枣 15 枚、枸杞 10g、鹧鸪 1 只约 150g。

【制法】将鹧鸪宰好,去肠杂,斩块,其他用料洗净。将全部用料放入锅内,加清水适量,文火煮 1.5~2h。调味供用。

【功效】适用于化疗后气血虚弱,头晕,口泛清水者。

7.灵芝补血升白汤

【组成】紫灵芝 30g、竹荪 5g、何首乌 30g、熟地 15g,天气炎热或血热者改生地 20g、淮山 15g、党参 10g、血燥者改太子参、罗汉果 1/6 只、圆肉 10g、红枣 5 粒去核、乌鸡半只、金边水蛇 200g。

【制法】以上配方洗净放入煲内,加清水猛火煲滚后文火再煲 2h,调味食用。

【功效】具有益气养血之功,特别适用于化疗后血象低下者。

**七、乳腺癌术后药膳食疗方**

1.姜丝菠菜

【组成】菠菜 300g、鲜姜 3g、精盐 3g、酱油 5g,味精、醋各适量,香油 6g、花椒油 3g。

【制法】将菠菜摘去黄叶,洗净,切成 6~7cm 大小的段。鲜姜去皮,切成细丝。锅内加清水,置火上烧沸,加入菠菜段略焯,捞出控净水,轻轻挤一下,装入盘内晾凉,把鲜姜丝及调料一起加入凉菠菜中,拌匀入味即可。

2.煮白豆

【组成】白豆 500g、陈皮 40g,精盐、味精各适量。

【制法】先将白豆冲洗干净,泡胀。陈皮切成末备用。把白豆和陈皮倒入锅中,加适量清水和精盐,先用旺火煮沸,再改小火熬煮,待白豆煮烂时,调入味精即成。

3.山楂肉丁

【组成】山楂 100g、瘦猪(或牛)肉 1000g、菜油 250g,香菇、姜、葱、胡椒、料酒、味精、白糖各适量。

【制法】先将瘦肉切成片,油爆过,再用山楂调料等囟透烧干,即可食用。既可开胃又可抗癌。

4.黄芪山药羹

【组成与制法】用黄芪 30g,加水煮 30min,去渣,加入山药片 60g,再煮 30min,加白糖(便秘者加蜂蜜)即成。每日早晚各服 1 次。

【功效】具有益气活血,增加食欲,提高胃肠吸收功能的作用。

5.枸杞红豆煲乌鸡

【组成】红豆 80g、枸杞 40g、龙眼肉 20g、陈皮 1 块,乌鸡 1 只,精盐少许。

【制法】乌鸡入沸水中焯一会捞起沥干水备用;红豆、枸杞、龙眼肉、陈皮分别浸透洗净备用;砂锅内加适量清水,先烧开,然后放入乌鸡、红豆、枸杞、陈皮、龙眼肉旺火煮沸后,改用文火炖至鸡肉酥烂,红豆至烂,最后加入少许食盐调味即可。饮汤食料。

【功效】能健脾补血,养心安神,健体养颜。用于癌症手术后及放疗或化疗期间的白细胞减少者。

6.田七香菇鸡

【组成】田七 10g、香菇 5g、母鸡 1 只约 250g、大枣 10 枚,香油、精盐、生姜、葱白各适量。

【制法】将田七切成薄片;香菇温水泡软,去蒂,洗净,切丝;鸡宰杀去内脏洗净;枣洗净去核;将所有原料及调料放火鸡腹内,鸡入炖盅中,加适量水,隔水蒸至鸡肉熟烂即可。饮汤食鸡肉、香菇。

【功效】能补气养血,活血化瘀,防癌抗癌。适用癌症患者气虚血少及癌症手术后或放疗后体虚并有瘀积内聚,舌质紫黯者。

**八、胃癌术前药膳食疗方**

1.紫藤榴粥

【组成】紫藤榴、诃子、薏米、菱角各 15g,粳米 50g,白糖 20g。

【制法】

(1)紫藤榴、菱角、诃子洗净放入铝锅内,加水适量,煎煮 25 min,停火,滤去渣,留汁液待用。

(2)粳米、薏米淘洗干净,放入铝锅内,加入水适量,置武火上烧沸,再用文火煮 30min,加入紫藤榴药液和白糖,搅匀即成。

【吃法】每日 1 次,每次吃粥 50~100g,正餐食用。

【功效】养胃,清热,消肿。对胃癌初期患者食用尤佳。

2.人参茯苓饮

【组成】人参、白术、茯苓各 15g,炙甘草 9g,红枣 5 颗,姜 10g,白糖 25g。

【制法】

(1)人参、白术洗净切片,茯苓打粉,甘草切片,姜切片,红枣洗净去核。

(2)以上药物放入炖锅内,加水适量,煮 25min,停火,去渣,在药汁内加入白糖搅匀即成。

【吃法】每日 1 剂,分 3 次饮完。

【功效】补元气,增食欲,止呕吐。对癌症出现在贲门、胃体部患者均可饮用。

3.菱角炖猪肚

【组成】薏米 50g、菱角 100g、猪肚 1 个、料酒 10ml、盐 6g、姜 6g。

【制法】

（1）猪肚洗净，菱角洗净，带壳切开；薏米洗净去杂质。

（2）将菱角、薏米、姜放入猪肚内，扎紧口，放入炖锅内，加入料酒、水适量，置武火上烧沸，再用文火炖煮 50min，加入盐搅匀即成。

【吃法】每日 1 次，每次吃猪肚、菱角、薏米 50~80g，喝汤。佐餐或单食。

【功效】健脾胃，消癌肿，对胃癌患者尤佳。

4.党参红枣鱼肚汤

【组成】党参 15g、黄芪 30g、红枣 10g、鱼肚 50g、猪瘦肉 100g、料酒 10ml、盐 3g。

【制法】将鱼肚发透，切 4cm 长、2cm 宽的条块；猪瘦肉切成 3cm 长的片；党参、料酒同放炖锅内，加入适量水，置武火上烧沸，再用文火炖煮 3min，加入盐搅匀即成。

【吃法】每日 1 次，每次吃 1 杯。

【功效】养胃，补气，补血。对胃癌气虚患者食用尤佳。

5.鲜牛蒡根粥

【组成】鲜牛蒡、粳米各 100g。

【制法】

（1）牛蒡洗净，切成 2cm 厚的块状；粳米淘洗干净。

（2）粳米、牛蒡共放铝锅内，加水适量，置武火上烧沸，再用文火煮 30min 即成。

【吃法】每日 1 次，每次吃 10g 粥。

【功效】养胃生津，清热消肿。对胃癌患者食用尤佳。

6.甘蔗姜汁

【组成】甘蔗 1 段（约 0.5m）、姜 30g。

【制法】

（1）甘蔗洗净，切碎，压成汁液去渣；姜洗净，切碎，压榨成汁液去渣。

（2）两种汁液合并，放入瓶内则成。

【吃法】每日 3 次，每次吃 20g 汁液。

【功效】生津，止渴，止呕。对胃癌初期患者饮用尤佳。

**九、胃癌术后药膳食疗方**

1.冬虫夏草炖白鸭

【组成】冬虫夏草 20g、白鸭 1 只、姜 10g、白酒 10ml、盐 6g。

【制法】

（1)鸭宰杀后去毛、内脏及爪；姜洗净切片；冬虫夏草用白酒浸泡去泥沙。

（2）冬虫夏草放入鸭腹内,姜拍破同放炖锅内,加水适量。

（3）置武火上烧沸,再用文火炖煮 50min,加入盐搅匀即成。

【吃法】每日 1 次,每次吃鸭肉 50~80g,喝汤。

【功效】补虚损,消癌肿。对癌症患者有效。

2.人参黄芩炖水鸭

【组成】人参 6g,黄芩、半夏各 15g,黄连 3g,甘草 5g,红枣 6 颗,干姜 15g,水鸭 1 只,料酒 10ml,姜 10g,盐 6g。

【制法】

（1）以上药物洗净,放入纱布袋内;水鸭洗净,将药包放入鸭腹内,放入料酒、姜、水适量,共放炖锅内。

（2）炖锅置武火上烧沸,再用文火炖煮 60min,加入盐搅匀即成。

【吃法】每日 1 次,每次吃鸭肉 50~80g,喝汤,佐餐食用。

【功效】补虚损,消癌肿。对幽门癌患者食用尤佳。

3.人参代赭石炖白鸭。

【组成】人参、代赭石各 15g,半夏 10g,炙甘草 5g,红枣 5 颗,干姜 10g,白鸭 1 只,料酒 10ml,盐 6g。

【制法】

（1）白鸭宰杀后,去毛、内脏及爪;药物洗净,放入纱布袋内。

（2）药包放入鸭腹内,放入炖锅内加水适量,置武火上烧沸,再用文火炖煮 50min,加入盐、料酒搅匀即成。

【吃法】每日 1 次,每次吃鸭肉 50~100g,喝汤。

【功效】补元气,止癌肿。适用于胃癌患者食用。

4.甘蔗姜粥

【组成】甘蔗 lm、姜 20g、粳米 100g。

【制法】

（1）甘蔗去皮切碎,榨压出汁液去渣;姜切片,粳米淘洗干净。

（2）粳米、甘蔗汁液、姜片同放锅内,加水适量,置武火上烧沸,再用文火炖煮 30min 即成。

【吃法】每日 1 次,每次吃粥 100g,正餐食用。

【功效】生津,养胃。适用于胃癌患者服用。

5.鲜牛蒡炖白鸭

【组成】鲜牛蒡 100g、白鸭 1 只、料酒 10ml、盐 6g、姜 10g。

【制法】

(1)鲜牛蒡洗净,切成 2cm 厚的块;白鸭宰杀后,去毛、内脏及爪。姜洗净切片。

(2)牛蒡、鸭、姜、料酒同放炖锅内,加入水适量,置武火上烧沸,再用文火炖煮 40min 加入盐,搅匀即成。

【吃法】每日 1 次,每次吃牛蒡,鸭肉 100g,佐餐食用。

【功效】养胃,清热,消肿。对胃癌尤佳。

6.高良姜煮鱼肚。

【组成】高良姜 15g、鱼肚 50g、小白菜 100g、白胡椒粉 15g、料酒 6ml、盐 3g、味精 3g。

【制法】

(1)鱼肚发透,切 4cm 长、2cm 宽的条状;高良姜浸泡后切丝,白胡椒打碎成细粉,小白菜洗干净。

(2)鱼肚、高良姜、白胡椒粉、料酒放炖锅内加入水适量,置武火上炖煮 25min,加入盐、味精、小白菜再煮 3min 即成。

【吃法】每日 1 次,每次吃 1 杯,即可佐餐又可单食。

【功效】健脾胃,消癌肿。对胃癌患者食用尤佳。

**十、胃癌化疗后药膳食疗方**

1.砂仁菱角附子汤

【组成】附子、砂仁、干姜各 15g,菱角 100g,猪瘦肉 250 g,料酒 10ml,姜 10g,盐 3g。

【制法】

(1)附子放入炖锅内,先煮沸 30min 待用。

(2)干姜、姜切成片,洗干净;猪瘦肉洗净切成薄片,菱角洗净切成两半;砂仁打粉。

(3)猪瘦肉、菱角、干姜、姜、砂仁粉、料酒、附子同放炖锅内,加水适量炖煮 30min,加入盐搅匀即成。

【吃法】每日 1 次,佐餐食用。

【功效】化湿开胃,温脾。

2.牛奶竹沥饮

【组成】淡竹沥 50g、鲜牛奶 200ml、蜂蜜 35ml、姜汁 15 ml。

【制法】

（1）鲜牛奶煮沸。

（2）鲜牛奶、淡竹沥、蜂蜜、姜汁同放奶锅内，置中温上烧沸即成。

【吃法】每日 3 次，每次饮 50~80ml。

【功效】补益虚损，养胃润肠，暖胃止呕。对胃癌呕吐痰涎，饮用尤佳。

3.栀子饮

【组成】栀子 15g、附子 5g、半夏 40g、白糖 25g。

【制法】

（1）附子洗净，用水先煮 30min 去毒；栀子、半夏洗净，同放附子锅内，加水适量。

（2）锅置武火上烧沸，再用文火煎煮 25min，停火，过滤，在药液内加入白糖搅匀即成。

【吃法】每日 3 次，每次饮 150ml。

【功效】消癌肿，止呕吐。对各种胃癌有疗效。

4.人参红枣鸭

【组成】人参、茯苓、白术各 15g，炙甘草 5g，红枣 6 颗，鸭 1 只，料酒 10ml，姜 10g，盐 6g。

【制法】

（1）鸭宰杀后，去毛、内脏及爪；人参、白术洗净切片；红枣去核洗净，甘草、姜洗净切片，茯苓打成颗粒状。

（2）鸭、药物同放炖锅内，加入料酒、姜、适量水。

（3）锅置武火上烧沸，再用文火炖煮 50min，加入盐搅匀即成。

【吃法】每日 1 次，每次吃鸭肉 50~80g，佐餐食用。

【功效】补虚损，止呕吐，消癌肿。

5.人参红枣炖猪肚

【组成】人参、茯苓、白术各 15g，炙甘草 5g，红枣、干姜各 10g，猪肚 1 个，料酒 10ml，盐 6g。

【制法】

（1）猪肚洗净；人参、茯苓、白术洗净切成薄片，红枣洗净去核，甘草、干姜切片。

（2）药物放入猪肚内，扎紧口，加入炖锅内，再加水适量，放入料酒。

（3）炖锅置武火烧沸，再用文火炖煮 50min，加入盐拌匀即成。

【吃法】每日 1 次，每次吃猪肚 50~100g，佐餐食用。

【功效】补气血,消癌肿,增食欲。对各种胃癌尤佳。

6.地榆饮

【组成】半夏 25g、地榆 15g、白糖 20g。

【制法】

(1)半夏、地榆洗净放入铝锅内,加水适量。

(2)铝锅置武火上烧沸,再用文火煮 25min,停火,过滤,在药液内加入白糖搅匀即成。

【吃法】每日 3 次,每次饮 150ml。

【功效】消癌肿,止呕吐。对胃癌患者有疗效。

## 十一、结直肠癌术前药膳食疗方

1.茯苓蛋壳散

【组成】茯苓 30g、鸡蛋壳 9g。

【制法】将茯苓和鸡蛋壳焙干研成末即成。每日 2 次,每次 1 剂,用开水送下。

【功效】具有疏肝理气,腹痛、腹胀明显者可选用,另外还可选用莱菔粥。

2.桑椹猪肉汤

【组成】桑椹 50g、大枣 10 枚、猪瘦肉适量。

【制法】将桑椹加大枣、猪肉和盐适量一起熬汤至熟。经常服食。

【功效】具有补中益气,下腹坠胀者可用此方。

3.荷蒂汤

【组成】鲜荷蒂 5 个,如无鲜荷蒂可用干者替代,冰糖少许。

【制法】先将荷蒂洗净,剪碎、加适量水,煎煮 1h 后取汤,加冰糖后即成。每日 3 次。

【功效】具有清热、凉血、止血,因此大便出血不止者可用此膳。

4.鱼腥莲子汤

【组成】鱼腥草 10g、莲子肉 30g,以上药用水煎汤即成。

【制法】每日 2 次,早晚服用。

【功效】具有清热燥湿,泻火解毒,里急后重者宜用。

5.莉茶蛋羹

【组成】鸡蛋 3 个,茉莉花茶 10g,食盐、味精适量。

【制法】茉莉花茶用 80℃开水泡开,晾凉。鸡蛋放入大碗内打匀,加适量盐、味精,再加入泡好的茶汤。在旺火上蒸 10min,出锅后,把茶叶撒在鸡蛋羹上。

【功效】理气开郁,辟秽和中。用于大肠癌虚寒性疼痛及腹泻者。

### 十二、结直肠癌术后药膳食疗方

1.鸭肝木耳汤

【组成】鸭肝 150g,芹菜 50g,木耳(水发)20g,鲜蘑菇 50g,蒜头、葱姜、麻油、盐、米酒各适量。

【制法】将芹菜切小段,蘑菇、木耳切丁,肝切成泥状拌入米酒、盐及太白粉。爆炒葱、姜、蒜,加入蘑菇、木耳,加适量水煮沸,再加入肝泥并搅和调味,投入芹菜煮沸起锅滴入少许麻油。

【功效】滋阴养血、增强免疫力。

2.龙眼肉粥

【组成】龙眼肉 25g、红枣 5 个、粳米 100g。

【制法】将以上食材同煮粥食。每天早晚各食 1~2 碗。

【功效】用可于结肠癌及其他癌症患者术后贫血严重者。

3.海米炒蛰头

【组成】蛰头 100g,鸡蛋 2 个,海米 100g,醋、香菜、盐等调料。

【制法】

(1)将蛰头洗净切成薄皮,用沸水焯烫一下捞出,控净水。

(2)将鸡蛋打开搅匀,在平底锅摊成薄薄鸡蛋皮,切成 5cm 长的丝。

(3)将蛰头片放在盘底,蛋皮、香菜放上面,水发海米放最上面。铁锅上火倒入香油,烧至七成热时,加入醋、酱油烹一下,浇在菜上即成,食用时拌匀即可。

【功效】清热化痰,消积通便。可缓解肠癌患者术后痰热咳嗽、食积痞胀、大便燥结等症。

4.大黄槐花蜜饮

【组成】生大黄 4g、槐花 30g、蜂蜜 15g、绿茶 2g。

【制法】

(1)先将生大黄拣杂,洗净,晾干或晒干,切成片,放入砂锅,加水适量,煎煮5min,去渣,留汁,待用。

(2)锅中加槐花、茶叶,加清水适量,煮沸,倒入生大黄煎汁,离火,稍凉,趁温热时,调拌入蜂蜜即成。早晚 2 次分服。

【功效】清热解毒,凉血止血。本食疗方适用于大肠癌患者引起的便血,血色鲜红,以及癌术后便血等症。

5.马齿苋槐花粥

【组成】鲜马齿苋 100g、槐花 30g、粳米 100g、红糖 20g。

【制法】

（1）先将鲜马齿苋拣杂，洗净，入沸水锅中焯软，捞出，码齐，切成碎末，备用。

（2）将槐花拣杂，洗净，晾干或晒干，研成极细末，待用。

（3）粳米淘洗干净，放入砂锅，加水适量，大火煮沸，改用小火煨煮成稀粥，粥将成时，兑入槐花细末，并加入马齿苋碎末及红糖，再用小火煨煮至沸，即成。早晚 2 次分服。

【功效】槐花性凉味苦，有清热凉血、清肝泻火、止血的作用。本食疗方适用于大肠癌患者引起的便血，血色鲜红症。

### 十三、结直肠癌化疗药膳食疗方

1.绿豆百合汤

【组成】绿豆 50g、百合 30g、红枣 10 枚。

【制法】先将绿豆、百合、红枣浸泡洗干净，红枣去核，同放入砂锅内，加水适量同煎煮至绿豆开花、百合烂即可。

【功效】结直肠癌化疗后食用。

2.蘑三鲜汤

【组成】鲜口蘑（或用罐头蘑菇）150g，榨菜 50g，油筋 50g。食盐、芝麻油、味精等各适量。

【制法】锅置旺火上，加水一大碗，水沸后投入以上所备配料，稍煮，沸时捞去。

### 十四、腹腔镜胆囊切除术后的饮食处方

【主食】精细米面（大米稀饭）。

【奶制品】脱脂或低脂牛奶或酸奶。

【蛋类】蛋清，每天最多一个。

【饮料】清水，淡茶。

【肉类】去皮禽类，水产及瘦肉（猪、牛、羊等，切去肥肉）。

【蔬菜】低纤维蔬菜，如去皮冬瓜、土豆、茄子、黄瓜、西红柿等。

【水果】中等或低糖水果（如西瓜、苹果、猕猴桃、草莓等）果泥和果汁。

【甜食】淡蜂蜜水，藕粉。

【食用油】花生油，橄榄油，豆油，茶油等植物油，动物油，10~15g。

【其他】番茄酱。

【烹饪方法】清蒸,清炖等。

【减少/禁止使用】小米粥和玉米粥,膨化和油炸类食物;全脂牛奶和巧克力牛奶;蛋黄,油煎鸡蛋;含酒精饮料,咖啡,浓茶;肥肉,动物内脏,鱼籽,蟹黄,虾头,腊肉,咸肉,罐头肉等;高纤维蔬菜,如韭菜,芹菜,豆角等;高糖水果(如荔枝,葡萄,甜橙,甘蔗,香蕉等);过多的蔗糖,甜食,巧克力。

### 十五、肝癌药膳食疗方

1.枸杞甲鱼

【组成】枸杞 30g、甲鱼 150g。

【制法】将枸杞、甲鱼共蒸至熟烂即可,枸杞与甲鱼汤均可食用。每周 1 次,不宜多食,尤其是消化不良者,失眠者不宜食。

【功效】滋阴、清热、散结、凉血,提高机体免疫功能。

2.翠衣番茄豆腐汤

【组成】西瓜翠衣 30g、番茄 50g、豆腐 150g。

【制法】将西瓜翠衣、番茄和豆腐全部切成细丝做汤食,经常食用。

【功效】健脾消食,清热解毒,利尿,利湿。虚寒体弱不宜多服。

### 十六、胆囊癌药膳食疗方

1.利胆抗癌方

(1)猴头菇荞麦面:猴头菇浸去苦水,切细,荞麦面及香油共炒。

(2)醋煮银鱼豆腐渣:豆腐渣加醋煮透,加入银鱼同炒。

2.利胆通便方

(1)海参木耳猪肠:海参、木耳入猪大肠煮食。

(2)无花果芝麻糊:无花果、芝麻、上芡后煮食。

3.保护消化道功能

(1)胡萝卜鸡内金粥:胡萝卜 30g、鸡内金 6g,煮粥食之。

(2)水晶鱼煮红曲:水晶鱼 30g、红曲 1g,煮食。

### 十七、胰腺癌药膳食疗方

1.龟板黑枣丸

【组成】龟板数块,黑枣肉适量。

【制法】将龟板炙黄研成末,黑枣肉捣碎,两者混合后制成丸即成。每日 1 次,每次 10g,用白开水送下。

【功效】滋阴益胃。

2.栀子仁枸杞粥

【组成】栀子仁 5~10g、鲜藕 6g（或藕节 10~15 节）、白茅根 30g、枸杞 40g、粳米 130g。

【制法】将栀子仁、藕节、白茅根、枸杞装入纱布袋内扎紧，加水煮煎药汁。粳米下锅，下入药汁、清水，烧沸，小火煮烂成稀粥，可加蜂蜜适量调味，即可。

【功效】清热利湿，凉血止血，除烦止渴。

### 十八、肾癌药膳食疗方

1.猪肾车前粥

【组成】车前子 45g、猪肾 1 只、大米 100g。

【制法】将车前子 45g 装袋并缝合，加水煎取药液，与猪肾 1 只（去膜切碎），大米 100g，一起煮粥食用。

【功效】温阳补肾，利水通淋。

2.赤小豆冬瓜鲤鱼汤

【组成】鲤鱼 250g、冬瓜 250g、赤小豆 50g。

【制法】取鲤鱼 250g，去鳞、鳃和内脏，加冬瓜 250g，赤小豆 50g 和适量水一起煮熟后，分次食用。

【功效】化瘀解毒，补气养血。

3.首乌牛肉

【组成】嫩牛肉 500g、桂皮 3g、八角茴香 3g、首乌 20g。

【制法】嫩牛肉 500g 切块，与桂皮 3g、八角茴香 3g、首乌 20g，装袋同煮，待肉酥熟，除袋加盐、姜、酒后煮至汁浓稠，即可食用。

【功效】滋阴补血，祛瘀解毒。

### 十九、膀胱癌药膳食疗方

1.水蛇肉炖淡菜

【组成】水蛇肉 100g、淡菜（贻贝肉的干制品）20g、山楂肉 10g。

【制法】先将蛇肉放入汤罐内，加水适量，中火煲至能拆骨，即去骨，拆成蛇肉丝，用葱花、姜末、精盐、味精、绍酒调煨好。将蛇肉及蛇汤汁、淡菜、山楂肉同放入罐中，视需要可加鲜汤适量，用小火煲至蛇肉、淡菜肉烂，加味精、麻油，拌匀，用湿淀粉勾薄芡即成。

【功效】解毒抗癌，滋阴补肾。本食疗方适用各型膀胱癌。

2.芦笋炒豆芽。

【组成】芦笋 250g、黄豆芽 150g。

【制法】先将芦笋拣杂,洗净,切成段或丝,放入碗内,加精盐少许,腌渍片刻,滗去腌渍水,待用。炒锅置火上,加植物油烧到八成热时,加入芦笋丝、黄豆芽,急火翻炒,加酱油、青蒜末、生姜丝、红糖、精盐、味精等调味品,熘炒均匀即成。

【功效】清热抗癌。本食疗方适用于各型膀胱癌以及淋巴瘤等。

### 二十、前列腺癌药膳食疗方

1.蘑菇里脊

【组成】鲜蘑 20g、里脊肉 25g、韭菜 25g、蛋清、佐料。

【制法】炒熟上芡。

【功效】防治前列腺癌出血,有益气止血功效。

2.芹菜肉饼

【组成】芹菜 250g、精肉 50g、黄花菜 30g、黑木耳 50g。

【制法】共切极细作肉饼蒸食。

【功效】防治前列腺癌出血。

# 甘肃省肿瘤医院、甘肃省医学科学研究院简介

甘肃省肿瘤医院、甘肃省医学科学研究院为两院一体的领导体制。始建于 1972年,集医疗、科研、教学、肿瘤防治、康复、卫生信息化为一体,是面向西北地区的大型医学科研及肿瘤专业防治机构。承担着甘肃省肿瘤诊治、预防、肿瘤发病普查、医学基础、临床研究及全省肿瘤专业人才培训、大专院校教学实习、研究生培养等任务。

甘肃省肿瘤医院是三级甲等医院,全国文明单位,国家博士后科研工作站,国家临床重点专科肿瘤学建设单位,国家药物临床试验(GCP)机构,甘肃省癌症中心,甘肃省重离子治疗肿瘤临床研究基地,甘肃省肿瘤放射治疗临床医学中心,甘肃省肿瘤分子病理诊断临床医学中心,甘肃省省属重点科研院所,兰州大学附属肿瘤研究中心,兰州大学生物学硕士研究生联合培养基地。中华医学会肿瘤学分会副主委单位,甘肃省医学会肿瘤专业委员会主委单位,甘肃省医学会放射肿瘤学专业委员会主委单位,甘肃省医学会检验专业委员会主委单位以及甘肃省抗癌协会理事长、甘肃省医师协会肿瘤医师分会会长单位等十余个协会主委单位。省、市、铁路医保定点医院。

甘肃省肿瘤医院开放病床 1300 张,设有 22 个临床科室,7 个医技科室。其中省级临床医学中心 3 个、省级重点学科 4 个(放射治疗研究中心、头颈外科、乳腺病诊治中心、肿瘤内科),甘肃省重点中医专科 3 个(中西医结合科、中西医结合血液科、中西医结合消化内科)。肿瘤临床亚专业学科完善,覆盖病种齐全。在肿瘤治疗方面,形成了手术、放疗、化疗、介入、免疫、中医中药、分子靶向、整形微创、核素治疗等综合体系。在国内率先开展的重离子治癌临床研究取得重大成果,使中国成为继美国、日本、德国之后开展重离子治癌临床研究的第四个国家。与国内外 30 余所一流大学及研究机构建立了科研合作、人才交流协作关系。在提高疗效,改善患者生活质量,控制恶性肿瘤复发与转移方面均取得了良好成效,引领着甘肃省肿瘤临床及科研水

平的快速发展。

甘肃省医学科学研究院由转化医学研究中心、医学生物技术研究中心、分子生物学研究中心、药物研究所、肿瘤流行病研究中心、医学情报研究所和《甘肃医药》编辑部组成，拥有国家中医药管理局三级实验室 3 个，省级科技创新团队 2 个，药物临床试验（GCP）机构 1 个。以"培养新型医学科研人才、开展临床导向技术研究、开放共享科研条件资源、促进生物医药领域合作"为目标，构建了转化医学研究平台、肿瘤流行病学研究平台、肿瘤分子生物学基础研究平台、地产中草药研发平台和医学科技信息服务平台。近年来围绕肿瘤预防、发生发展的分子机制、肿瘤的分子诊断、抗肿瘤药物和肿瘤个体化治疗等领域积极开展基础和临床科学研究工作，促进了整体科研水平的提高，营造了良好的科技创新环境，有力地推动了甘肃省肿瘤基础和临床研究工作的进程。

甘肃省肿瘤医院现有员工 1279 人，其中卫生专业技术人员 1030 人。卫生技术人员中有领取国务院特殊津贴的专家 6 人，国家临床重点专科学术带头人 1 人，全国首批优秀中医临床人才 1 人，全国医药卫生先进个人 1 人，全国先进工作者 1 人，卫生部突出贡献中青年专家 1 人，甘肃省"五一劳动奖章"获得者 1 人，省级优秀专家 4 人，省级领军人才 6 人，厅级领军人才 5 人，甘肃省"333""555"、跨世纪学术技术带头人 5 人，甘肃省名中医 4 人，甘肃省医疗卫生中青年学术技术带头人 22 人，甘肃省科技厅学科带头人 2 人，院聘首席专家 4 人，博士生导师 3 人，硕士生导师 19 人，博士、硕士 161 人。

甘肃省肿瘤医院配备了一大批具有国际先进水平的现代化临床诊疗及科研设备。IGRT（图像引导放射治疗）等高精度放疗直线加速器 4 台，核通三维近距离后装放疗机 2 台，东芝 CT 模拟定位机，X 线模拟定位机，西门子 Lantis、医科达 MOSALQ 网络、核通 PLATO、Oncantra Masterplan、瓦里安 Eclipse、医科达 CMS 放疗计划系统 6 套。飞利浦 64 排 128 层螺旋 CT，西门子 1.5T 高场磁共振成像系统（MRI），西门子大平板数字减影血管造影系统（DSA），GE 高分辨数字化 X 线摄影系统，西门子全数字化乳腺 X 线摄影系统（DR）。XE-5000 全自动血细胞分析流水线，Roche 全自动生化分析系统，Sysmex CA-7000、-5100 全自动血栓/止血分析仪，VersaTREK 全自动血培养系统，全自动微生物鉴定及药敏分析系统。以及中央监护系统，多普勒彩超，麻醉机，胸、腹腔系统。还装备了数字化全净化手术室 15 间，重症监护病房（ICU），消毒供应中心等。具有 Quantstudio12K 多功能实时荧光定量 PCR 系统、FACSVerse 流式细胞仪，Rotor-Gene 实时荧光定量 PCR 仪，Agilent 高效液相色谱仪，QIAGEN 核酸自动提取仪等科研设备。

甘肃省肿瘤医院先后承担并完成"十五""和十一五"国家科技攻关计划、国家"973"计划项目子课题项目。近五年,共获得各类科研立项 126 项。其中国家自然基金项目 7 项, 国家重大公共卫生项目 14 项。共完成科研成果 73 项, 发表论文 595篇。其中 SCI 49 篇,国家级 360 篇。出版专著 26 部。获得国家授权专利 12 项。共获得各类科技奖 53 项。其中省部级二等奖 2 项,地厅级科技奖 52 项。

# 甘肃省肿瘤分子病理诊断临床医学中心

甘肃省肿瘤医院、甘肃省医学科学研究院分子病理诊断中心于 2012 年成立,2015 年确定为省级肿瘤分子病理诊断临床医学中心。该中心是基础研究与临床医疗密切结合的研究性临床学科,是目前甘肃省规模最大、力量最强的分子病理诊断中心。中心的总体发展目标是建立弘扬自主创新能力、具有国际先进水平、技术力量雄厚、设备优良、以肿瘤个体化诊疗为重点的肿瘤分子病理诊断平台。中心瞄准影响人类健康的重大疾病——肿瘤,针对临床对肿瘤个体化治疗和分子靶向治疗的迫切需求,利用现代分子生物学技术解决肿瘤的预警、预防、诊断和治疗等问题。以期在规范全省分子病理诊断技术和质量标准,培养专科人才,提高检测质量,满足临床对分子诊断的需求方面做出贡献。

分子病理诊断中心现有病理医生、研究员、病理技术人员 31 人,其中正高 7 人,副高 7 人,中级 14 人,博士 4 人,硕士 14 人。省级领军人才及厅级领军人才 2 人。团队人员在常规临床病理,分子病理诊断,基因突变检测,肿瘤基础研究等方面具有扎实的理论基础与实际工作经验。中心成员中有 19 人曾前往美国、北京、上海等地进修学习及参加分子生物学技术等专项培训。

目前,中心实验室面积 2000 多平方米,包含 750 平方米的标准化临床病理诊断实验室、400 多平方米经标准化认证的临床基因扩增检验实验室、200 多平方米净化级细胞培养室和细菌室,拥有标准化生化实验室、分子生物学实验室、免疫组织学检验实验室等。装备有 Leica CM 1950 全自动冷冻切片机、Thermo Scientific Shandon Excelsior ES 全自动密封式程控式组织脱水机、Leica ASP300S 全自动密封式程控式组织脱水机、Leica 全自动染色机、MICROM HM325 半自动轮转石蜡切片机、THINPREP 2000 全自动膜式液基制片机、OLYMPUS BX53 10 人共览多头显微镜、

Taqman Openarray 荧光定量 PCR 系统、Applied Biosystems 基因分析仪、Ion Torrent 个人化操作基因组测序仪、Rotor-Gene 实时荧光定量 PCR 仪、Eppendor 梯度 PCR 仪、ND200 超微量分光光度计、QIAGEN 核酸自动提取仪、CHEMI DOC XRS+凝胶成像系统、FACSVerse 流式细胞仪、奥林巴斯倒置式研究型荧光显微镜、X-mark 酶标仪、BECKMAN 高速离心机、多台德国 Eppendorf 离心机、10 台超低温冰箱等价值近 2 千万的先进科研设备。在此平台上,甘肃省肿瘤医院分子病理诊断中心于全省首先开展了肿瘤个体化治疗基因突变位点的检测(PCR-ARMS 和测序法)、HER-2 基因扩增检测(FISH)、EBER 原位杂交检测、高通量基因芯片测序、高通量基因分型和基因表达芯片检测等新项目。已完成 258 项指标 4000 多例检测对象者的分子病理学检测,填补了甘肃省多项技术空白,产生了积极的社会效益和良好的经济效益。此外,中心拥有的肿瘤生物样本库,可满足肿瘤分子诊断、早期诊断技术、肿瘤药理基因等肿瘤科学研究对样本的需要,为肿瘤临床和科研人员开展肿瘤分子病理诊断学、分子生物学、遗传学、基因组学和蛋白组学等研究,探讨新的肿瘤分子病理诊断、分类、治疗和预后标准,开发肿瘤分子病理诊断、检测技术和新的治疗策略提供服务。

近五年来,分子病理诊断中心完成科研成果鉴定项目 27 项,其中国家自然基金项目 3 项,甘肃省自然基金项目 4 项,甘肃省科技厅其他项目 10 项,甘肃省卫健委项目 3 项,甘肃省中医管理局项目 3 项,自选课题 4 项。中心获各种科研奖项 17 项,其中甘肃省科技学术进步二等奖 1 项,甘肃医学科技二等奖 1 项,甘肃医学科技三等奖 4 项,甘肃省皇甫谧中医药科技二等奖 1 项,甘肃省皇甫谧中医药科技三等奖 4 项,甘肃省药学发展三等奖 1 项,兰州市科学技术进步二等奖 2 项,兰州市人民政府二等奖 1 项,甘肃省残疾人科学技术二等奖 1 项,甘肃省残疾人科学技术三等奖 1 项。

团队近五年共发表学术论文 118 篇,其中 SCI 论文 25 篇,最高影响因子 10.526;CSCD 论文 33 篇;统计源期刊论文 35 篇,其他论文 15 篇。出版学术论著 2 部。申请专利 4 项。目前,中心承担国家和省部级课题 15 项。

分子病理中心专业人才汇集。中心主任苏海翔为中共甘肃省委、省人民政府"百人计划"引进人才,入选甘肃省"333 人才工程"第一、二层次、甘肃省卫健委领军人才,甘肃省病理专业医疗质量控制中心主任,甘肃省医学会检验专业第八、九届委员会主任委员。

近年来肿瘤分子诊断的发展和靶向药物的广泛应用,推动了癌症治疗进入精准医学新时代,医学界对于疾病的认识已从传统意义上的病理分型转入到了基因指导下的分子分型。精准医学带来更为精准的诊断、分类和治疗，不仅可以了解不同个体间抗药性的差异，给予每例病人基于个体差异的靶向药物，也可对个体基因进行健康管理，针对个体进行疾病预防。肿瘤分子病理诊断临床医学中心将与时俱进，不断强化自身实力，在全省推广和开展分子病理诊断技术，为发挥分子病理诊断技术在精准医学发展中的重要作用做出贡献。

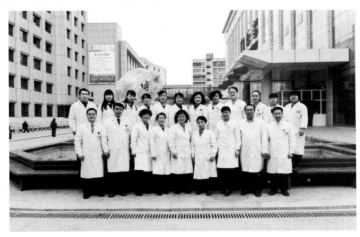

# 甘肃省肿瘤放射治疗临床医学中心

甘肃省肿瘤放射治疗临床医学中心（以下简称"中心"）是甘肃省卫健委首批确定的五个临床医学中心之一。由肿瘤放射治疗中心、乳腺病诊治中心、胸外科、妇瘤科及中西医结合科等科室组成。是甘肃省重离子治疗肿瘤临床研究基地。甘肃省肿瘤医院与中国科学院近代物理研究所合作，开展重离子治疗肿瘤的临床研究，使中国成为继美国、日本、德国之后第四个实施重离子治疗肿瘤临床研究的国家。是兰州大学、中国科学院近代物理研究所、甘肃中医药大学硕士生、博士生培养点。中心骨干成员创建了甘肃省重离子等射线治疗肿瘤科技创新团队。

"中心"拥有国际领先水平的放疗设备。开设病床 550 张，每年收治各类肿瘤患者数千余人次。开展全身放疗、适形调强放疗、图像引导放射治疗、全身立体定向放射治疗、术中放射治疗、加速超分割放射治疗、近距离组织间插植放疗等多项放射治疗及肿瘤综合治疗新技术，填补了甘肃省的空白。在肿瘤放射治疗领域居国内、国际先进水平。

甘肃省肿瘤放射治疗临床医学中心是中华医学会放射肿瘤学分会常务理事单位、西部放射治疗协会副理事长单位。拥有卫生部突出贡献中青年专家 1 人，甘肃省科技领军人才 2 人,中华医学会肿瘤专业委员会常务委员 1 人,中华医学会放射肿瘤治疗学分会(CSTRO)青年委员 1 人,西部肿瘤放射治疗协作组常务理事 4 人、理事 4 人及各学会委员 6 人,甘肃省医疗卫生中青年学术技术带头人及各级各类专业人员 200 余人。其中高级职称 24 人,中级职称 34 人,硕士研究生学历以上人员 21 人。中心负责人王小虎教授为中国科学院兰州重离子加速器国家实验室学术委员会委员、中华医学会放射肿瘤学分会(CSTRO)常务委员、中国西部放射治疗协会副理事长、中国抗癌协会肿瘤放疗专业委员会委员、甘肃省医学会放射肿瘤学专业委员会主任委员。

中心承担国家级科研立项 7 项,省市级立项 20 余项。承担国家 973 项目、卫生部行业科研专项经费项目、国家自然科学基金、甘肃省科技重大专项等研究项目。承担卫生部西部放射治疗协作组多项多中心课题。有多项科研成果获奖,其中"重离子束治疗人体浅层肿瘤的基础及临床研究"获甘肃省科技进步一等奖;"早期乳腺癌保乳手术结合放、化疗规范化治疗方案的研究"获甘肃省科技进步二等奖;"部分常见肿瘤放射治疗循证医学研究"获兰州市科技进步二等奖。其他课题获省地厅级奖项10 余项,五年内发表国家级论文 200 余篇,其中 SCI 收录 20 余篇。

甘肃省肿瘤放射治疗临床医学中心是甘肃省肿瘤放射治疗、乳腺癌、胸部肿瘤、妇科肿瘤等专业技术人员的培训和进修基地。近年来与国内外开展广泛的学术合作与交流。长期与中国科学院、中国医学科学院肿瘤医院、兰州大学、甘肃中医药大学合作开展临床科研工作。每年派往国内外进修人员达 50 余人。与美国耶鲁大学、MD Anderson 肿瘤中心、法国居里肿瘤研究所有长期的学术交流与合作,是中国知名的肿瘤放射治疗中心之一。

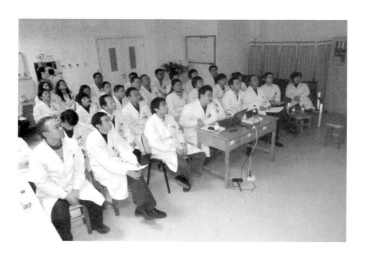

# 放射治疗研究中心

　　肿瘤放射治疗研究中心是中国知名的放疗中心,甘肃省卫生健康委员会首批卫生批临床医学中心之一,甘肃省放射治疗质量控制中心,甘肃省医疗重点学科,甘肃省科技创新团队,甘肃省重离子治癌临床研究基地,兰州大学、中国科学院近代物理研究所、甘肃中医药大学硕士、博士生培养点。科室开设一个放射治疗中心和三个住院病区(放疗一病区:腹、盆腔肿瘤治疗组,放疗二病区:胸部肿瘤治疗组,放疗三病区:中枢神经系统及头颈部肿瘤治疗组)。

　　在国内知名专家、博士生导师、甘肃省第一层次领军人才、卫生部有突出贡献的中青年专家、兰州市科技功臣提名奖获得者王小虎主任医师,国内知名专家、科主任、硕士生导师、甘肃省卫生系统领军人才高力英主任医师及科副主任赵林主任医师和欧阳水根、刘爱荣、田晓刚、魏世鸿、张春林、任锦霞、赵凤菊、苏群等专家团队带领下开展肿瘤放射治疗,部分技术填补了甘肃省空白,技术水平居全国先进、省内领先。

**专业特色:**开展了常见肿瘤的三维适形、调强放射治疗、图像引导的调强放射治疗等新技术、中医药辐射防护研究、国内领先的近距离插植放疗在鼻咽癌、头颈部肿瘤、脑瘤、恶性淋巴癌、肺癌、食管癌、乳腺癌、直肠癌、妇科肿瘤、儿童肿瘤和软组织肉瘤的放疗及综合治疗方面达国内先进水平。

**服务电话:**
放疗科一病区:0931-2302823　　　　放疗科二病区:0931-2302639
放疗科三病区:0931-2302837　　　　放疗机房:0931-2302605

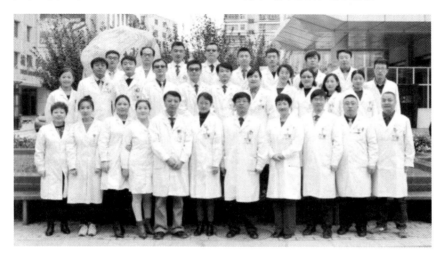

# 头颈肿瘤外科临床医学中心

甘肃省头颈肿瘤外科临床医学中心(建设单位)前身为甘肃省肿瘤医院头颈外科,始建于1994年,是集医疗、科研和教学为一体的头颈肿瘤专科基地,甘肃省医疗卫生重点学科,兰州大学硕士学位授予点。本中心致力于头颈部各类型肿瘤的临床研究及规范化治疗,同时还承担兰州大学硕士研究生培养、省内骨干医师及专科医师规范化培训。

临床医疗方面主要收治甲状腺、喉、下咽及颈段食管、口腔颌面、颌骨、涎腺、副鼻窦、眼眶、颅底、耳廓及头皮等部位肿瘤。开展了头颈部恶性肿瘤的各种联合根治术,尤其在功能保全性手术、喉癌术后发音重建I期肌皮瓣修复、甲状腺肿瘤、涎腺肿瘤及颈动脉体瘤的治疗、介入治疗及动脉化疗等方面独具特色。并形成了以"甲状腺肿瘤、涎腺肿瘤细胞增殖及相关基因研究,口腔癌综合序贯治疗和术后缺损一期修复重建"等三个主攻方向。根据专业发展需要,配套引进了相关设备,组建了头颈外科–医学生物分子研究中心临床实验室,形成了头颈肿瘤外科专业的多学科医学中心(MDT中心),牵头组合了头颈外科医师、放疗科医师、肿瘤内科医师、医学影像科医师、核医学科医师、口腔修复科医师、病理科医师共同参与的头颈部肿瘤诊断、治疗、科研及教学中心,促进了本专业向国内领先专业的逐步靠拢和发展。

近年来甘肃省肿瘤流调中心的病因学研究和流行病学调查显示甘肃省头颈肿瘤的发病率呈逐年增高趋势,尤其是甲状腺疾病、头颈部鳞癌的发病率明显升高。中国西北地区是甲状腺肿瘤的高发地区,科室在成立初期就致力于甲状腺肿瘤的诊治和基础研究工作,十余年来在甲状腺肿瘤的综合治疗、随访、基础研究等领域形成了一套完整的专业体系。特别是在甲状腺癌的规范化治疗、个体化的保存功能性手术及甲状腺良性肿瘤小切口的微创手术等方面均达到国内先进水平。甲状腺癌10年生存率达到98%以上。

喉部恶性肿瘤是严重影响患者生存质量的头颈部肿瘤之一,常规全喉切除后给患者造成严重的心理障碍和交流障碍,科室通过不断的探索和不懈的努力,在喉功能保全上做了大量的工作,目前,在综合治疗的基础上部分喉切除手术已占到喉癌手术的65%,喉癌5年生存率达到70%以上,达到国内先进水平。同时还开展了全喉切除术后的发音重建。

鼻咽癌是近几年来西北地区常见、高发的恶性肿瘤,鼻咽癌的早期诊断是患者治疗康复的重要保障,科室的内镜中心在该肿瘤的诊断上具有较丰富的经验。结合鼻咽癌的特殊解剖结构,在放射治疗的配合下开展了鼻咽癌的动脉灌注化疗,起到了控制、缩小肿瘤及术前增敏的作用,取得了较好的疗效。鼻咽癌复发患者的手术治疗解决了放疗后颈部淋巴结未控患者的治疗难题。颅底手术向来是头颈外科的禁区,通过科室不断的发展和兄弟科室的配合,颅颌颈联合手术日臻完善。现已开展了颅底、斜坡及上颈椎的颅颌颈联合根治术。

口腔恶性肿瘤是严重危害患者身心健康的常见头颈部疾病,舌癌、牙龈癌、颊黏膜癌、颌骨恶性肿瘤的综合治疗也是另一专业特色,术后颌面外形的恢复重建为广大患者带来了福音,明显提高了生活质量。上颌窦癌上颌骨切除后的钛网修复,以及放疗加手术的科学治疗方法,使其 5 年生存率明显提高。

头颈肿瘤切除术后缺损的修复是直接关系到术后病人恢复和提高生活质量的重要措施,因此通过外出学习及引进先进技术,在省内率先开展胸大肌肌皮瓣并舌及口底重建术,带血管神经蒂游离背阔肌肌皮瓣舌及口底重建术,血管吻合的髂骨肌皮瓣下颌骨修复重建术,游离前臂皮瓣修复口底癌术后缺损,带蒂斜方肌肌皮瓣枕部巨大缺损重建术等;使患者术后外形、功能得到良好的恢复,提高了生活质量。皮瓣、骨肌皮瓣及复合皮瓣在修复头颈部缺损的手术中,成功率高,效果满意,填补了甘肃省内在该领域的空白。

头颈临床医学中心现有高级职称 15 名,博士 3 名,硕士 18 名,甘肃省第一层次领军人才 2 名,甘肃省第二层次领军人才 2 名,甘肃省医疗卫生中青年学术技术带头人 6 名,开放床位 114 张,中心主任学科带头人刘勤江主任医师,副主任王军主任医师、李克生研究员。本中心形成了以刘勤江、王军、李克生、田尤新、管玲等为核心的专家团队,包括头颈肿瘤外科(头颈一科、头颈二科)、甲状腺肿瘤影像超声诊断专业组、核素诊疗专业组、分子病理诊断中心及头颈肿瘤临床实验室。先后有 10 多人次分别赴美国、日本、丹麦、西班牙、韩国、印度等地区进行专业研修及参加国际会议学术交流。承办国家级、省级学术会议及继续教育学习班,参与《中华肿瘤防治杂志》《国际肿瘤学杂志》《现代肿瘤医学》《中国医药导报杂志》《肿瘤防治研究》《甘肃医药》等杂志的审稿。在促进学术交流、大力推广头颈肿瘤的规范化治疗的同时也和国内外优势学科建立了良好合作关系,对本学科向国内外前沿学科发展提供了基础。

中心积极参与国际性及国家级多中心研究合作项目,完成多项国家 GCP 研究。

探索开展头颈肿瘤诊断治疗新技术、新方法作为本中心的责任。依托省医科院分子生物学研究中心及省肿瘤医院分子病理诊断中心的科研优势，从医学分子生物学检测技术、分子原位杂交、基因突变及扩增检测，体外分子进化工程等方向为切入点，利用省肿瘤医院头颈肿瘤外科的临床优势，开展了头颈部恶性肿瘤、口腔癌等系列研究，承担了多项省部级重大研发项目。特别通过对甲状腺癌的临床基础研究，初步建立了甲状腺癌患者的数字化管理体系、分子诊断体系及精准治疗模式，使甲状腺癌的治疗在规范的基础上逐步走向数字化、精准化。甲状腺癌的基础研究也逐步向生物阻断抑制药物和生物靶向治疗药物的研究开发靠拢。近年来承担及完成省部级、地厅级科研课题 20 多项，其中多项获甘肃省科技进步二等奖、三等奖、兰州市科技进步二等奖、三等奖，甘肃医药科技二等奖等。在国内外学术期刊共发表论文 80 余篇，其中被国际 SCI 期刊收录 8 篇，出版专著 10 余部。

创新是一种责任，规范是头颈肿瘤外科临床医学中心的习惯。头颈肿瘤外科临床医学中心将在社会各界的大力支持下，不断进取、不断探索，使甘肃省头颈肿瘤的诊治提高到一个新的高度。

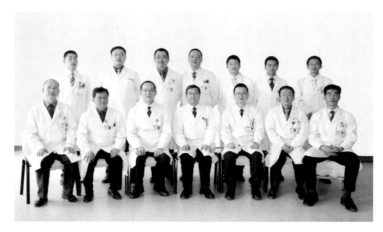

## 头颈肿瘤外一科

头颈肿瘤外一科的前身为甘肃省肿瘤医院头颈肿瘤外科，始建于 1994 年，2017 年为适应专业发展需要，分为头颈肿瘤外科一科、二科两个科室。系甘肃省头颈肿瘤外科临床医学中心建设单位，是集医疗、科研、教学和人才培养为一体的专业学科，专业覆盖西北五省区。承担着头颈肿瘤的临床研究及规范化治疗、兰州大学硕士研究生培养、省内骨干医师及专科医师规范化培训。甘肃省医疗卫生重点学科，兰州大学硕士学位授予点。中国抗癌协会头颈肿瘤专业委员会、甲状腺癌专业委员会常委单位,甘肃省医学会肿瘤专业委员会主任委员单位,甘肃省医师协会肿瘤医师分会会长单位,甘肃省抗癌协会副理事长单位,甘肃省抗癌协会头颈肿瘤专业委员会、甲状腺癌专业委员会主委单位。甘肃省医师协会普外分会甲状腺外科专业主委单位,甘肃省青年文明号。

在科主任田尤新主任医师、副主任魏温涛主任医师、护士长马文娟的带领下,继续传承了原头颈外科严谨认真的工作态度和精湛的手术技巧,在临床工作中创新与进取并存、坚持规范,在不断总结经验的基础上,攻坚克难、迎接挑战,努力向全国一流的头颈肿瘤外科看齐。由甘肃省头颈肿瘤外科临床医学中心主任、兰州大学研究生导师、学术带头人刘勤江主任医师,田尤新主任医师,魏温涛主任医师,马世红博士等为核心的专家团队,致力于头颈部肿瘤的规范化治疗、综合治疗。主要收治甲状腺、喉、下咽及颈段食管、口腔颌面、颌骨、涎腺、鼻窦、眼眶、颅底、耳廓及头皮等部位肿瘤。开展了头颈部恶性肿瘤的各种联合根治手术、甲状腺肿瘤的微创手术以及头颈肿瘤手术后缺损的修复重建、围手术期新辅助化疗等,在提高头颈肿瘤治疗后生存率的同时、进一步提高了生活质量。尤其在甲状腺癌根治及喉功能保全性手术、喉癌术后发音重建 I 期肌皮瓣修复、涎腺肿瘤的功能性治疗、计划性颈动脉体瘤的手术治疗及头颈中晚期肿瘤介入治疗等方面独具特色。形成了以头颈肿瘤 MDT 为基础的甲状腺肿瘤的临床系列研究、甲状腺癌细胞增殖转移相关基因的筛选、涎腺肿瘤易感人群与增殖的相关性研究,口腔癌综合治疗的临床研究。鼻咽癌放射治疗后复发的外科处理、颈部不明原因转移癌的精确诊断治疗等领域,效果突出。初步建立了甲状腺癌患者的数字化管理体系、分子诊断体系及精准治疗模式,使甲状腺癌的治疗在规范的基础上逐步走向数字化、精准化。甲状腺癌的基础研究也逐步向生物阻断抑制药物和生物靶向治疗药物的研究开发靠拢。科室引进并开展国际上先进的 Miccoli 技术,将传统的手术切口缩短到 2~3cm 左右,给爱美的患者带来福音。在甲状腺癌的规范化治疗、个体化的保存功能性手术及甲状腺良性肿瘤小切口的微创手术等方面达到或接近国内先进水平。甲状腺癌 10 年生存率达到 98% 左右。

头颈肿瘤外一科现有主任医师 3 人,副主任医师 1 人,博士 1 人,硕士 5 人。兰州大学教授、甘肃省优秀专家、甘肃省第一层次领军人才 1 人。省卫计委中青年学术技术带头人 2 人。开放床位 57 张,近 3 年来床位使用率保持在 110% 以上。科室重视人才培养,与国内外相关学科建立了友好的学术联系,近年来先后多人次分别赴日本、美国、印度、韩国等地区进行留学、研修及学术交流。扩大了专业影响力,建立了良好的国际专业合作平台。在积极做好临床工作的同时，走临床与科研并进的道路，其中甲状腺癌的系列研究，有利地促进了临床工作的开展。《甲状腺肿瘤血清 β2-m 诊断指标的建立及相关性研究》为甲状腺肿瘤的诊断建立了血清学指标，获甘肃省科技进步二等奖、甘肃医学科技二等奖。《PTHR 表达与甲状腺髓样癌调控机制的初步研究》对甲状腺髓样癌的诊断及靶向治疗提供了理论基础，获甘肃省科技进步三等奖、甘肃医学科技二等奖。《射频联合核素内照射治疗晚期甲状腺癌的临床研究》为晚期甲状腺癌的治疗，开创了新的途径，获甘肃医学科技二等奖。《甲状腺滤泡癌淋巴结微转移灶检测的临床研究》使甲状腺癌淋巴结转移的治疗提高到了一个新的高度，获甘肃医学科技二等奖。科室承办国家级、省级学术会议及继续教育学习班，在全甘肃省范围积极推广头颈肿瘤特别是甲状腺癌的规范化治疗，参与《中华肿瘤防治杂志》《国际肿瘤学杂志》《现代肿瘤医学》《中国医药导报杂志》《肿瘤防治研究》《甘肃医药》等杂志的审稿，对本学科向国内外前沿学科发展提供了基础。

科室积极参与国际性及国家级多中心研究合作项目，完成多项国家 GCP 研究。目前承担《乐伐替尼药物治疗 131 碘难治性分化型甲状腺癌的临床试验》已获国家药监局批准，正在进行中。完成及承担甘肃省科技青年基金、科技支撑项目等省部级、地厅级科研课题十多项，其中多项获甘肃省科技进步二等奖、三等奖、兰州市科技进步二等奖、三等奖，甘肃医药科技二等奖等。在国内外学术期刊共发表论文 90 余篇，其中被国际 SCI 期刊收录 4 篇，出版专著 5 部。

**服务电话:** 0931-2302677

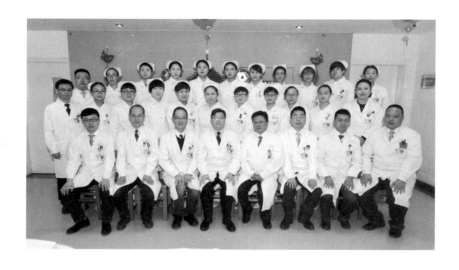

# 头颈肿瘤外二科

甘肃省肿瘤医院头颈外科,始建于 1994 年,是集医疗、科研和教学为一体的专业学科。现为甘肃省医疗卫生重点学科,甘肃省青年文明号,甘肃省头颈肿瘤外科临床医学中心(建设单位),兰州大学硕士学位授予点。2017 年头颈外科分为头颈一科、头颈二科两个科室。

头颈二科致力于头颈部各类型肿瘤的规范化治疗,主要收治甲状腺、喉、下咽及颈段食管、口腔颌面、颌骨、涎腺、鼻腔副鼻窦、眼眶、颅底、耳廓及头皮等部位良恶性肿瘤。开展了头颈部恶性肿瘤的各种联合根治术,尤其是口腔癌、喉癌、下咽癌、多器官受侵的其他头颈部恶性肿瘤的联合手术;疑难甲状腺癌的手术治疗及肿瘤切除术后组织缺损的重建修复;在头颈部肿瘤围手术期化疗及肿瘤分子靶向治疗方面独具特色。形成了以"甲状腺肿瘤,口腔癌综合序贯治疗和头颈部肿瘤术后缺损修复重建"等三个主攻方向。定期开展由头颈外科医师、放疗科医师、肿瘤内科医师、放射科医师、核医学科医师、口腔修复科医师、病理科医师、康复师以及社会工作者共同参与的头颈部肿瘤多学科联合会诊(MDT),促进了本科室向国内领先专业水平的逐步迈进。

西北地区是甲状腺肿瘤的高发地区,头颈肿瘤外科致力于甲状腺肿瘤的临床诊治和基础研究工作,在甲状腺肿瘤的综合治疗、随访、基础研究等领域形成了一套完整的专业体系。特别是在甲状腺癌的超声筛查、规范化手术、术后核素治疗、TSH 抑制治疗、甲状旁腺及喉神经功能保护、甲状腺良性肿瘤腔镜辅助小切口的微创手术;术中超声刀、能量平台及术中神经监测的常规应用等方面均达到国内一流水平。

口腔恶性肿瘤是严重危害患者身心健康的常见头颈部疾病,舌癌、牙龈癌、颊黏膜癌、颌骨恶性肿瘤的综合治疗也是头颈肿瘤外科的另一专业特色,术后颌面外形及功能的修复重建显著提高了患者术后生活质量。头颈肿瘤切除术后缺损的修复是直接关系到术后病人恢复和提高生活质量的重要措施,头颈二科在省内率先开展各种带蒂肌皮瓣、骨肌皮瓣、游离肌皮瓣修复重建术。其中:带蒂/游离胸大肌肌皮瓣舌及口底重建术,带血管神经蒂游离背阔肌肌皮瓣舌及口底重建术,血管吻合的髂骨肌皮瓣下颌骨修复重建术,游离前臂皮瓣修复口底癌术后缺损,游离股前外侧肌皮瓣修复头颈部软组织缺损,带蒂斜方肌肌皮瓣枕部巨大缺损重建术等。这些技术的开展填补了甘肃省内在该领域的空白。

此外,在头颈部少见肿瘤的治疗上也形成了切实有效的整套计划,例如侵犯上呼吸道、消化道的晚期头颈部肿瘤切除并一期修复重建;颈动脉体瘤(副神经节细胞瘤)切除;神经鞘瘤切除及神经吻合重建等方面作了大量的研究;下咽癌颈段食管癌手术及重建;上纵隔转移瘤的处理。同时借助肿瘤专科医院的肿瘤专业齐全的优势与放射治疗科、肿瘤内科、中西医结合科等相关科室密切协作,为患者提供最合理的、个体化的诊治方案,明显提高了患者的生存率及生存质量,在这一领域具有独特的优势。

**科室人员组成**:头颈二科现有主任医师2人、副主任医师3名,主治医师4人,住院医师1人。甘肃省第一层次领军人才1名,甘肃省第二层次领军人才1名,甘肃省医疗卫生中青年学术技术带头人2名,硕士5名,开放床位57张。科主任王军主任医师,科副主任张建伟副主任医师,护士长王娟副主任护师,形成以刘勤江、王军主任医师,张建伟、范向达、宋一丁副主任医师为核心的专家团队,拥有进口电子鼻咽镜系统,骨微动力系统,头颈外科综合治疗平台,手术用显微镜等先进的医疗设备。头颈外科门诊、内镜诊疗室及医院的相关功能科室可提供头颈部疾病专科诊治,各种内镜检查、甲状腺组织穿刺、细胞学检查、基因分子快捷诊断等精确化的医疗服务。

**国内外交流**:先后有6人次分别赴美国、日本、丹麦、西班牙、韩国等进行专业研修及参加国际会议学术交流,扩大了科室影响力,建立了良好的国际合作平台。对本学科向世界前沿靠近提供了经验和基础。同时积极参与国际性及国家级多中心研究合作项目,科室设有GCP专控工作人员,完成多项GCP研究,继续探索和开展头颈肿瘤诊断和治疗的新技术、新方法。

**科室成就**

头颈二科目前为中华口腔医学会口腔颌面外科专业委员会委员单位,中华口腔医学会口腔颌面-头颈肿瘤内科委员单位,中国抗癌协会头颈肿瘤专业委员会、甲状腺癌专业委员会常委单位,鼻咽癌专业委员会委员单位,中国医师协会外科分会甲状腺外科专业委员会委员单位,中国医促会甲状腺疾病学会(CTDA)常委单位,中国医促会甲状腺疾病学会西北区(陕西、甘肃、青海、宁夏、新疆)组长单位,中国医促会肿瘤整形外科分会委员单位,中国康复医学会修复重建外科再植与再造学组委员单位,中国研究型医院学会甲状腺疾病、甲状旁腺保护学组专业委员会委员单位,中国研究型医院学会甲状腺疾病专业委员会能量外科学组常务委员单位,中国肿瘤防治联盟甘肃省联盟口腔肿瘤专业委员会主委单位,中国医药教育协会头颈肿瘤专业委员会常委单位。甘肃省医学会肿瘤专业委员会主委单位,甘肃省医师协会普外医师分会委员单位,甘肃省医师协会普外医师分会甲状腺外科医师委员会副主任委员、候任主任委员单位,甘肃省抗癌协会头颈肿瘤专业委员会候任主任委员单位,甘肃省抗癌协会甲状腺癌专业委员会委员单位。

**专业成绩**

1.2016.9 中国医师协会外科医师分会甲状腺外科医师委员会全国甲状腺手术视频比赛(甲状腺癌侧颈淋巴清扫术)总决赛,优胜奖。

2.多次举办头颈肿瘤、甲状腺肿瘤全国性会议及全省规范性诊疗巡讲,为省内外培养头颈肿瘤外科人才,提高全省头颈肿瘤外科学术水平。

3.主编及参编论著 14 部。

4.发表专业学术论文 100 余篇,其中 SCI 6 篇。

5.鉴定及获奖课题 17 项。

6.国家专利一项。

**服务电话:**0931-2302592

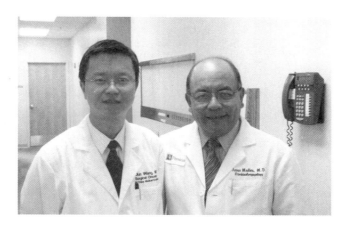

# 乳腺一科

乳腺一科是甘肃省乳腺病诊治中心,甘肃省医疗卫生重点学科,国家级、省级青年文明号,甘肃省抗癌协会乳腺癌专业委员会主委单位。1995 年成立,为甘肃省最早的乳腺病诊治专业科室,承担着广大妇女乳腺疾病的诊治、普查和健康宣教工作。固定床位 57 张,目前有各级专业医师 8 人、各级护理人员 22 人,形成以杨碎胜主任医师、白晓蓉主任医师和包蔚郁副主任医师为核心的专家团队。年门诊量14000余人次,年住院人数2000余人次,年手术量900余台次。

科主任杨碎胜主任医师1989年毕业于华西医科大学医学系,获医学学士学位,曾赴上海医科大学肿瘤医院和法国亚眠CHU医院进修学习。为甘肃省医疗卫生中青年学术技术带头人,甘肃省第一层次领军人才,硕士研究生导师。曾获全国先进工作者、第七届中国医师奖、全国农村妇女"两癌"免费检查工作先进个人、全国道德模范提名奖、第三届甘肃省诚实守信道德模范、感动甘肃2009·十大陇人骄子、甘肃省妇女"两癌"检查工作先进个人、全省农村"两癌"贫困妇女创业技能和康复能力培训工作先进个人、甘肃省职工职业道德建设十佳标兵、甘肃省医德医风建设标兵、甘南州优秀共产党员、"中国好医生、中国好护士"月度人物、"改革开放·40年40人"等荣誉称号。

科室开展的业务有:乳腺癌的各种外科手术:乳腺癌新辅助化疗、乳腺癌辅助化疗、乳腺癌内分泌治疗、乳腺癌分子靶向治疗、乳房各种良性疾患的诊断和治疗等。率先在省内开展了早期乳腺癌前哨淋巴结活检技术,通过染料和同位素联合法寻找乳腺癌区域淋巴结中第一个引流淋巴结,检测该淋巴结是否有癌转移,从而指导临床是否进一步清扫乳腺癌区域淋巴结,开创了甘肃省乳腺癌保留腋窝手术先河。

科室配备有先进的医疗设备,其中日本超细纤维乳管镜使医生可在电脑屏幕上直接观察乳头溢液患者乳管上皮及导管腔内的情况,追踪捕捉和记录病变,极大地提高了乳头溢液患者病因诊断的准确性,为临床上乳房和腋窝不可触及包块伴乳头溢液的早期诊断提供了依据;美国强生Mammotome真空辅助乳腺微创旋切系统实现了乳房良性疾患的微创手术治疗和乳房疾患的微创手术活检:美国MAGNUM巴德活检装置系统,对乳房肿块进行术前穿刺病理检查,达到术前明确诊断,指导临床实施合理、规范、个体化治疗;美国强生伽马射线探测装置NEOPROBE,通过染料和同位素联合法寻找乳腺癌区域淋巴结中第一个引流淋巴结,检测该淋巴结是否有癌转移,从而指导临床是否进一步清扫乳腺癌区域淋巴结。

完成科研项目27项,奖项21项,其中甘肃医学科技一等奖2项、二等奖2项、三等奖4项,甘肃省科技进步二等奖3项、三等奖1项,甘肃省残疾人康复科学技术二等奖2项,甘肃医学科技进步二等奖1项,中华护理学会护理科技三等奖1项,中国人民解放军科学技术进步四等奖1项,甘肃省黎秀芳护理科学技术一等奖1项,兰州市科技进步二等奖1项、三等奖2项,在研科研项目3项。撰写论文60余篇,其中SCI 9篇,国家核心20余篇。出版专著8部。

科室为中国肿瘤防治联盟甘肃省联盟乳腺癌专业委员会主任委员单位，中国医药教育协会乳腺疾病专业委员会委员和乳腺癌多学科诊疗学组第一届副主任委员单位，中国抗癌协会乳腺癌专业委员会第七、第八届委员单位，中国医师协会乳腺疾病专家委员会委员单位，第二批医疗管理服务指导专家库成员单位，国家肿瘤质控中心乳腺癌专家委员会委员单位，甘肃省抗癌协会乳腺癌专业委员会主任委员单位，甘肃省中西医结合学会乳腺病专业委员会副主任委员单位，甘肃省抗癌协会临床化疗专业委员会委员单位。

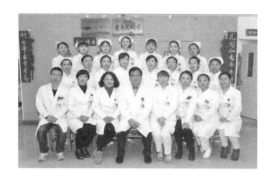 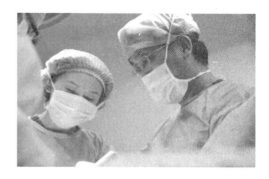

# 乳腺二科

乳腺二科是甘肃省医疗卫生重点学科，甘肃省乳腺病诊治中心，甘肃省抗癌协会乳腺癌专业委员会副主委单位，集医疗、教学、科研于一体，现有固定床位57张。目前有专业医师9名，其中主任医师2名，副主任医师2名，主治医师4名，住院医师1名；各级护理人员23名。年均门诊量年13000余人次，住院病人2600余人次，手术780台次，其中乳腺癌300余台次。

在科主任张斌明主任医师带领下，科室主要开展业务有：乳腺癌各种外科手术；巨大乳房缩减术；各种乳房缺失的乳房再造术；乳腺癌规范化化疗及内分泌治疗；各种良性疾患的诊断和治疗等。率先在省内开展早期乳腺癌保留乳头乳晕乳腺切除术后自体组织Ⅰ期乳房修复与再造术；自体组织联合假体乳房再造术假体植入乳房再造术；乳房切除术后Ⅱ期乳房再造术；乳腺癌保乳手术；乳腺癌保乳+背阔肌转移乳房成形术；乳腺癌前哨淋巴结活检术。在乳腺病及乳腺肿瘤防治、科研、教学领域居国内先进，省内领先水平。

科室配备有德国西门子全数字乳腺X-线摄影机；术中快速冰冻机；术后雌、孕激素受体的测定及各种癌基因、抗癌基因的检测;日本超细纤维乳管镜;美国强生伽马射线探测装置 NEOPROBE;美国强生 Mammotome 真空辅助乳腺微创旋切系统;美国 MAGNUM 巴德活检装置系统等先进设备。

完成国家、省市重点课题 5 项,在国家级、省级学术期刊发表论文 30 余篇,出版医学专著 3 部,获得国家级、省级科技奖励 5 项。

**服务电话:**0931-2302560

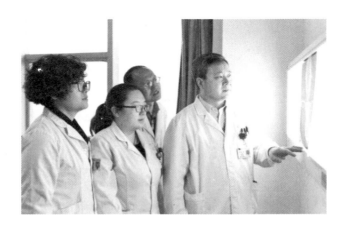

## 血液科　中西医结合血液科

中西医结合科是甘肃省重点中医专科,甘肃省中西医结合肿瘤临床研究基地。国家级名老中医学术继承人培养点,中国中医科学院博士生培养点,甘肃省中西医结合学会肿瘤专业委员会,甘肃省抗癌协会中西医结合专业委员会主委单位,甘肃中医药大学硕士研究生培养基地。开设床位 48 张。形成以中国著名中西医结合专家、跨世纪学术技术带头人,甘肃省医疗卫生中青年学术技术带头人,甘肃中医药大学教授、博士生导师,甘肃省肿瘤医院院长夏小军主任医师,以及甘肃省卫健委中青年学术技术带头人、科主任崔杰主任医师、姜俊峰副主任医师为核心的专家团队。

**专业特色:**开展恶性淋巴瘤、白血病、多发性骨髓瘤、贫血、出血性疾病、儿科疾病及恶性肿瘤的诊断、规范化治疗及中西医结合治疗,开展骨髓细胞形态学诊断,结合骨髓免疫组化检测,骨髓活检技术,技术水平居国内先进、省内领先水平。

**服务电话:**0931-2302696　　　　0931-2302703

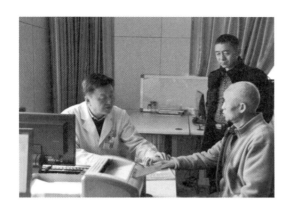
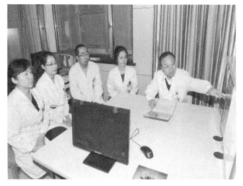

# 消化肿瘤内一科　中西医结合消化一科

消化肿瘤内一科是甘肃省医疗卫生重点学科,中国抗癌协会肿瘤消化内镜专业委员会委员单位,甘肃省抗癌协会化疗、分子靶向治疗专业委员会副主委单位,兰州大学硕士点,现有床位48张。在张毓升主任带领下,孙玉凤主任医师、李雪松副主任医师配合下对消化系统肿瘤如食管癌、胃癌、结直肠癌、肝癌、胰腺癌、胆囊癌、胆管癌、肺癌以及乳腺癌和其他实体肿瘤的化疗及靶向、内分泌、免疫治疗,动脉介入治疗以及内镜下消化道病变的诊断及治疗如腺瘤及息肉切除、微波治疗等有着丰富的临床经验。擅长支气管镜下的诊断及治疗,支架植入治疗食管癌、胃癌及直肠癌等所致的消化管狭窄,消化道腺瘤和息肉的内镜下切除以及肾囊肿等的微创硬化治疗等。

一科现有护理人员21名。护理团队业务精湛,擅长肿瘤患者心理护理、疼痛护理、化疗护理、PICC置管以及肿瘤患者的营养评估及支持。内镜中心拥有日本进口的各种高端消化内镜如OLYMPUS超声内镜,OLYMPUS H260 NBI电子胃镜、支气管镜、肠镜、OLYMPUS 290治疗内镜,超细电子胃镜,内镜电凝电切治疗仪微波治疗仪等先进设备,能够满足食管、胃和结直肠病变的诊断和部分内镜下治疗需要。

病房位于住院二部大楼五层,设有病床共46张,均为2人间。夏日空调送爽,条件宜人;冬季集中供暖,温暖如春,为患者提供温馨舒适的住院环境。

开展电子支气管镜检查及治疗、胸膜及肺组织活检术、常规电子胃肠镜的检查、急诊内镜下止血、内镜下早癌的染色诊断技术、食管、贲门、幽门等恶性狭窄的支架置入术、射频刀及微波刀微创治疗,实体瘤的介入治疗、C14呼气试验、内镜下黏膜下层剥离术(ESD)、内镜下黏膜切除术(EMR)等新技术与新业务。

　　**收治病种**：食管癌、胃癌、结直肠癌、肝癌、胰腺癌、胆囊癌、胆管癌以及肺癌、乳腺癌、宫颈癌、卵巢癌、黑色素瘤。

　　**诊治方法**：化疗及靶向、内分泌、免疫治疗，动脉介入治疗，中医调理以及内镜下消化道病变的诊断及治疗。如：腺瘤及息肉切除、微波治疗等。

　　**服务电话**：0931-2302702　0931-2302700

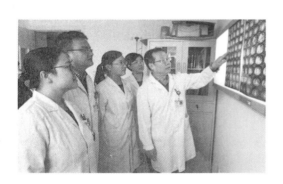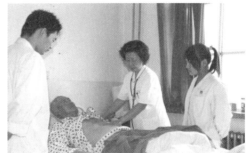

# 消化肿瘤内二科　中西医结合消化二科

　　消化肿瘤内二科、中西医结合消化二科是甘肃省医疗卫生重点学科。国家肿瘤药物临床研究基地，癌痛规范化治疗示范病房、优质护理服务示范病房。配备 OLYMPUS 超声内镜，OLYMPUS H260 NBI 电子胃镜，电子结肠镜，OLYMPUS 290 治疗内镜，进口超细电子胃镜，内镜电凝电切治疗仪，微波治疗仪等国内高端诊疗设备。在甘肃省抗癌协会化疗专业委员会委员杨燕主任医师带领下开展胃癌、肺癌、结直肠癌、肝癌、食管癌、晚期乳腺癌、恶性淋巴瘤、多发性骨髓瘤、黑色素瘤等多种实体瘤的诊治，尤其在化学治疗，生物治疗及分子靶向治疗等方面，具有丰富的临床经验，技术水平居省内领先。

　　**专业特色**：开展消化系统肿瘤，晚期乳腺癌、肺癌以及其他实体瘤的化疗、靶向治疗、内分泌治疗等。开展常规电子胃肠镜检查，急诊内镜下止血，内镜下早癌的染色诊断技术，食管、贲门、幽门恶性狭窄等的支架置入术、射频刀及微波刀微创治疗、实体瘤的介入治疗。

**服务电话:**0931-2302712　0931-2302708

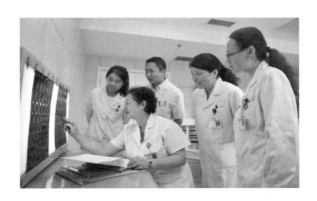

## 呼吸肿瘤内科　中西医结合呼吸科(含疼痛规范化病房)

呼吸肿瘤内科、中西医结合呼吸科是甘肃省医疗卫生重点学科。国家肿瘤药物临床研究基地，中国医药生物技术协会生物技术临床应用专业委员会委员单位，中华慈善总会肺癌分子靶向治疗药物援助项目注册医生定点单位,甘肃省抗癌协会肿瘤临床化疗专业委员会主委单位。首批省级癌痛规范化治疗示范病房。开设床位 48 张。在甘肃省"333 人才工程"跨世纪学术技术带头人、甘肃省医疗卫生中青年学术技术带头人、科主任杨磊主任医师,科副主任刘喜婷副主任医师、刘玉华副主任医师的带领下开展肿瘤内科规范化治疗,癌痛规范化治疗,技术水平居省内领先。

**专业特色:**开展癌痛规范化治疗以及支气管镜、胃镜、结肠镜,骨髓活检等诊疗技术、肺癌分子靶向治疗。

**服务电话:**0931-2302725　0931-2302733

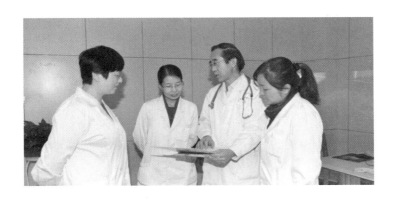

# 中西医结合科

中西医结合科是甘肃省重点中医专科,甘肃省中西医结合肿瘤临床研究基地。国家级名老中医学术继承人培养点,中国中医科学院博士生培养点,甘肃省中西医结合学会肿瘤专业委员会,甘肃省抗癌协会中西医结合专业委员会主委单位,甘肃中医药大学硕士研究生培养基地。开设床位48张。在中国著名中西医结合专家、中华中医学会终身理事、中国中医科学院博士生导师、国务院政府特殊津贴享受者、院首席专家裴正学主任医师和甘肃中医药大学硕士生导师、甘肃省名中医、科主任薛文翰主任医师及主任医师张太峰、万强等专家的带领下,以裴正学教授提出的"西医诊断、中医辨证、中药为主、西药为辅"的十六字方针为指导,发挥中西医两种医学优势治疗恶性肿瘤、肝病、血液病、乳腺病、胆道胰腺及其他疑难病症等。在肿瘤中西医结合防治、科研、教学领域,居国内先进、省内领先水平。

**专业特色**:中医、中药;中医适宜技术;中医康复;药膳食疗。

**服务电话**:0931-2302720　　　　0931-2302710

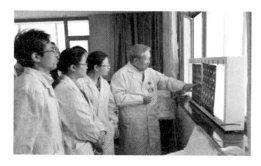 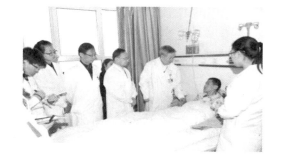

## 特需病房　中西医结合特需病房(含保健病房)

特需病房、中西医结合特需病房是甘肃省肿瘤医院高标准医疗服务和对患者实行全科全程全方位诊治和护理的病区。科室整合全院权威的医疗技术和尖端的医疗资源,为肿瘤患者制定并提供合理的综合治疗方案及周到的优质医疗服务。秉承"专业、严谨、人文、温馨、和谐"的服务理念,在为患者提供全方位个性化医疗服务的同时,注重肿瘤患者诊治过程中的生活 质量与心理健康。特需病房有一支优秀的医疗团队,专业水平精湛,护理人员训练有素,技术娴熟,对患者实行全面的疾病护理和心理治疗。

**专业特色**：在实体恶性肿瘤的化学治疗、分子靶向治疗及晚期肿瘤姑息治疗等综合治疗，特别是消化道肿瘤的早期内镜筛查及诊治方面，技术水平居省内领先水平。在减轻癌症患者痛苦，提高生活质量方面形成个性化、人性化的治疗模式。

**服务电话**：0931-2302920　　　0931-2302683

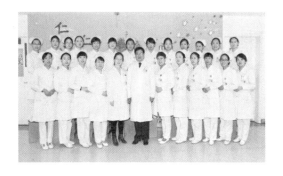 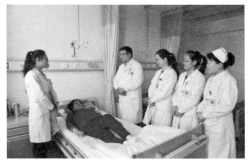

# 胸外一科

　　胸外一科是胸部肿瘤诊断、治疗及科研、教学为一体的特色专科。开设床位57张。配备纤维支气管镜、电视胸腔镜、纵隔镜等先进设备。在中华医学会肿瘤学分会副主任委员、中国抗癌协会常务理事、甘肃省抗癌协会理事长、甘肃省医学会肿瘤专业委员会主任委员、甘肃省医师协会副会长、国务院政府津贴享受者、院首席专家陈学忠主任医师以及全国肺癌专业委员会委员、甘肃省胸腔镜学组组员、科主任李英平主任医师等专家带领下，30年来，已成功开展胸部手术几千例。目前每年开展多种肺癌、食管癌及纵隔肿瘤的手术500余台，包括胸腔镜肺癌、纵隔镜纵隔肿瘤手术及支气管成型术、结肠代食管根治术、巨大或复杂纵隔肿瘤切除术50余台。尤其在食道癌的综合治疗方面，已达国内先进水平。凭借先进的术后治疗及康复护理理念，手术并发症发生率低于全国平均水平。

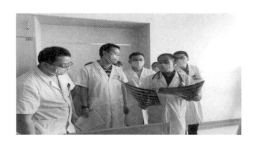 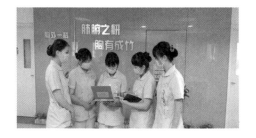

**专业特色**：在甘肃省内率先开展胸腔镜肺大泡切除术、肺癌根治术、食管癌的手术治疗，达到国内先进水平；已开展的气管肿瘤切除、气管成形术，肺癌袖状切除吻合、隆突成形术在西北地区处于领先地位。

**服务电话**：0931-2302862 0931-2302805

# 胸外二科

胸外二科是胸部肿瘤诊断、治疗及科研、教学为一体的特色专科。开设床位 37 张。在中华医学会肿瘤学分会副主任委员、中国抗癌协会常务理事、甘肃省抗癌协会理事长、甘肃省医学会肿瘤专业委员会主任委员、甘肃省医师协会副会长、国务院政府津贴享受者、院首席专家陈学忠主任医师，院首席专家李建成主任医师以及科主任谢清军主任医师、科副主任李斌副主任医师为核心的专家团队带领下，与国家癌症中心著名专家长期协作。已成功完成 3000 余例肺癌根治术、食管癌切除术、贲门癌根治术、复杂纵膈肿瘤切除术，技术水平居国内先进、省内领先水平。

**专业特色**：致力于规范化多学科综合治疗肺癌、食管和贲门癌。强调根据临床分期结合基因检测结果制定肿瘤个体化治疗方案。开展心包内处理肺血管、隆突切除成形术、支气管和血管双袖式切除术。开展胸壁切除重建手术、气管肿瘤切除术、巨大纵隔肿瘤切除术、结肠代食管消化道重建手术等胸部各种疑难杂症和高难度手术。

**服务电话**：0931-2302802

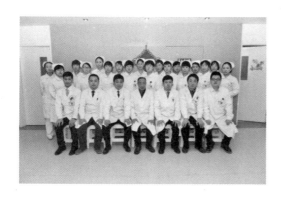
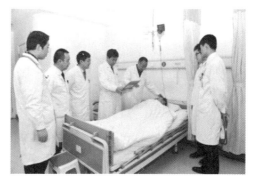

# 腹外一科（胃肠外科）

　　腹外一科（胃肠外科）系省内唯一以胃肠道肿瘤外科治疗为特色的肿瘤专科，是甘肃省胃肠道肿瘤的医疗、教学、科研基地，中国抗癌协会胃癌专业委员会、大肠癌专业委员会委员单位，甘肃省抗癌协会胃癌专业委员会、大肠癌专业委员会主任委员单位，甘肃中医药大学肿瘤外科硕士生培养点。

　　胃肠外科拥有床位 57 张，主任医师 2 人，副主任医师 2 人，主治医师 4 人，住院医师 1 人。主要研究方向为贲门、胃体、胃窦、小肠、结肠、直肠和肛管的良恶性肿瘤、胃肠间质瘤、胃肠胰神经内分泌肿瘤及腹膜后肿瘤。以科主任、主任医师、硕士生导师、中国抗癌协会胃癌专业委员会委员、中国抗癌协会大肠癌专业委员会委员、甘肃省抗癌协会胃癌专业委员会主任委员、甘肃省抗癌协会大肠癌专业委员会主任委员赵晓宁主任医师、马鸿远主任医师，袁虎勤、弥海宁副主任医师等为核心的专家群体，多年来致力于胃肠道肿瘤的基础与临床研究，取得了显著的成绩。在西北地区率先开展了胃肠道肿瘤术前介入治疗，显著提高了肿瘤的手术切除率及治愈率，已达省内领先水平。开展规范化的胃癌根治性切除（D2、D3）、空肠代胃术、直肠癌根治术（TME）、胃肠间质瘤、胃肠胰神经内分泌肿瘤、腹膜后巨大肿瘤切除及综合治疗等，对于晚期浸润性胃癌、肠癌、超低位直肠癌保肛手术以及老年肿瘤患者等高难度的手术综合治疗方面有着丰富的临床经验。根据患者病情采取多学科联合会诊、进行个体化的以手术为主的综合治疗，取得了满意的疗效。明显改善了患者的生活质量、提高了治愈率。

　　科室在省内首家建立静脉营养（TPN）配制室，可配制各种静脉高营养液并实施营养支持治疗，保证了危重病人和高消耗、大手术后病人的顺利康复。

　　**服务电话：**0931-2302847　　0931-2302848

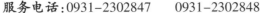

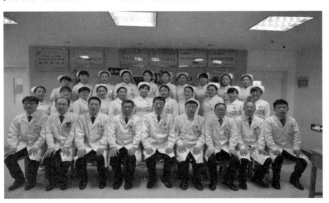

# 腹外二科（肝胆外科）

　　腹外二科是甘肃省抗癌协会肝癌专业委员会主委单位。在中国抗癌协会肝癌专业委员会委员、甘肃省抗癌协会肝癌专业委员会主任委员、科主任那光玮主任医师及甘肃省医疗卫生中青年学术技术带头人、中国抗癌协会大肠癌专业委员会委员、甘肃省医学会肿瘤专业委员会秘书、甘肃省抗癌协会理事、甘肃省抗癌协会肝癌专业委员会副主任委员、科副主任何科基主任医师带领下，开展各类消化道肿瘤的规范治疗，技术水平居省内领先。

　　**专业特色**：开展肝癌切除术、左右半肝切除术、胆囊癌扩大根治术、肝门部胆管癌切除术、胰十二指肠切除术、胰体尾肿瘤联合脾切除术、胃癌根治术、全胃切除术、各部位结肠癌根治术、直肠癌根治性切除术及腹、会阴联合直肠癌根治术等手术技术，居省内先进水平。针对大部分失去手术机会的晚期消化道肿瘤患者，开展术前区域动脉灌注化疗缩小肿瘤后再手术的治疗方法，结合术后辅助治疗，可明显提高患者治愈率。针对晚期肝癌患者开展以手术治疗为主，肝动脉灌注化疗并栓塞（TACE）、肝癌瘤体微波、射频消融治疗、瘤体无水酒精注射、三维适形放射治疗等多种治疗方法为辅的综合治疗，疗效显著。

　　**服务电话**：0931-2302670　　0931-2302856

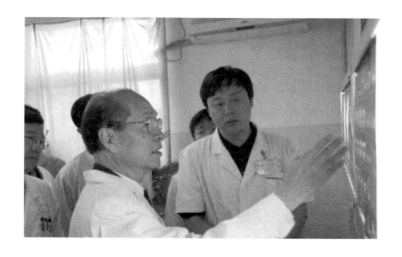

# 腹外三科

腹外三科(微创外科)开展胃癌、结直肠癌、胰腺癌、肝肿瘤、胆囊癌及腹膜后肿瘤的大、中型手术。现有主任医师 1 人,副主任医师 1 人,主治医师 4 人,均取得消化道肿瘤外科学硕士学位。

**专业特色:**

1.全腹腔镜下胃癌根治术。

2.腹腔镜下超低位直肠癌根治保肛术(ISR)。

3.腹腔镜联合胆道镜胆道探查取石术并一期缝合术。

4.腹腔镜下结肠癌根治术。

5.腹腔镜下结肠双腔造口术。

6.腹腔镜下肝肿瘤切除术。

7.腹腔镜下脾脏切除术。

8.腹腔镜下嗜铬细胞瘤切除术。

9.腹腔镜下胰体尾切除术。

10.腹腔镜下胆囊、阑尾切除术。

**服务电话:**0931-2302920　　0931-2302683

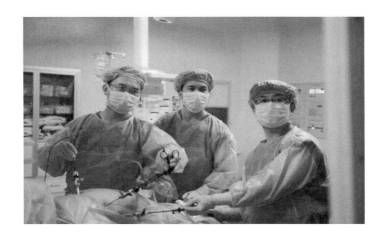

# 骨与软组织肿瘤一科

骨与软组织肿瘤一科成立于 1998 年,是中国热灌注化疗培训研究中心,是中国抗癌协会肉瘤专业委员会恶性黑色素瘤肢体隔离热灌注化疗培训基地、中国抗癌协会肉瘤专业委员会常委单位、甘肃省抗癌协会肉瘤专业委员会主委单位、甘肃省骨肿瘤 3D 打印培训基地。

目前已成为集医疗、科研、教学、康复及肿瘤健康咨询为一体的骨与软组织肿瘤治疗专业科室,共设置床位 57 张,医护人员 34 名,其中主任医师 1 名,副主任医师 2 名,副主任护师 1 名,硕士研究生 8 名。

主要收治的优势病种有:骨肉瘤、尤文氏肉瘤、多形性未分化肉瘤等骨及软组织的恶性肿瘤;恶性黑色素瘤、皮肤鳞癌、基底细胞癌等皮肤恶性肿瘤;骨继发恶性肿瘤以及常见骨病及体表软组织包块。医护相长,共同进步,在治疗模式上形成了以功能康复、中医综合治疗、无痛病房、人文关怀为主的专科特色。

近年来在脊柱肿瘤与骨盆肿瘤手术治疗方面取得了丰硕的成绩。除了椎体转移癌 PVP 传统微创治疗外,胸椎与颈椎肿瘤手术切除内固定术成功救治多位患者。骨盆巨大肿瘤切除假体功能重建技术解决了多个专业难题。在软组织肿瘤手术切除创面修复重建方面成绩斐然,尤其是利用带血管游离组织瓣进行创面修复重建技术,解决了多个巨大肿瘤切除后的修复难题。目前肢体隔离热灌注化疗术、恶性黑色素瘤的治疗达国内领先水平。

科室引进多项先进医疗设备,如 3D 打印机、手术显微镜、C 形臂透视仪、静脉曲

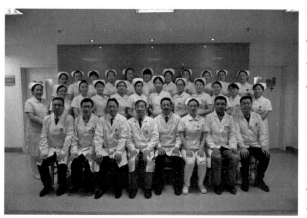

张激光腔内闭合仪、肿瘤术后康复肢体功能综合训练仪等。其中 3D 打印机更是为肿瘤的精准治疗提供了保障,成功的辅助医生完成了多例大型疑难手术,填补了省内空白。近年来承担省市级科研项目 10 余项,发表相关学术论文 60 余篇,其中 SCI 二篇,主编、参编相关专业著作 10 余部。

# 骨与软组织肿瘤二科

甘肃省肿瘤医院骨与软组织肿瘤二科设有床位 27 张,专科医生 4 名,专科护士 12 人,结构合理,梯队建设理想,年门诊量 2600 余人次,年收治住院患者 800 余人次。科室学术氛围浓厚,是中国抗癌协会肉瘤专业委员会恶性黑色素瘤肢体隔离热灌注化疗培训基地、甘肃省骨肿瘤 3D 打印培训基地。

目前,主要收治骨及软组织的恶性肿瘤,如骨肉瘤、尤文氏肉瘤、多形性未分化肉瘤等;皮肤恶性肿瘤,如皮肤恶性黑色素瘤、皮肤鳞癌、基地细胞癌等;骨继发恶性肿瘤以及常见骨病及体表软组织包块。

近年来,科室引进多项先进医疗设备及技术,如 3D 打印机、手术显微镜、C 形臂透视仪、静脉曲张激光腔内闭合仪、肿瘤术后康复肢体功能综合训练仪等。其中,3D 打印机更是为肿瘤的精准治疗提供了保障,3D 打印辅助下的锁骨、肩胛骨、髂骨肿瘤切除重建术,解决了多个专业难题,填补了省内空白。

随着科室的不断发展,在省内率先开展了全肱骨恶性骨肿瘤切除置换重建术及全骶骨肿瘤切除重建修复术,均属省内首例。在脊柱肿瘤与骨盆肿瘤手术治疗方面也取得了丰硕的成绩,除了椎体转移癌 PVP 传统微创治疗外,胸椎与颈椎肿瘤手术切除内固定术成功救治多位患者。在软组织肿瘤手术切除创面修复重建方面成绩斐然,尤其是利用显微吻合血管游离组织瓣进行创面修复重建技术,解决了多个巨大肿瘤切除后的修复难题。

科研学术方面,每年承担 1~2 项国内医疗继教项目,承担省市级科研项目多项,发表相关学术论文 10 余篇,主编、参编相关专业著作 10 余部。多次参与援藏、扶贫、肿瘤健康普及预防筛查等工作。

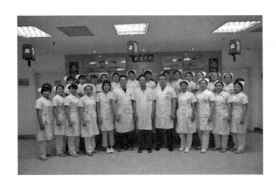
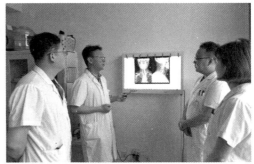

# 介入治疗科

甘肃省肿瘤医院1998年开展放射介入诊疗工作,是省内最早开展介入诊疗的医疗机构之一,肿瘤介入治疗处于全省领先水平。经过二十余年的发展壮大,于2017年成立具有独立病区的介入治疗科,承担全院介入诊疗任务,每年完成各类介入手术1500余台次。2019年获批甘肃省肿瘤介入治疗医疗卫生重点甲等专业。

科室现有医、技、护共28人,高级职称2人。科室设有门诊、病区、介入手术室。目前病区开放病床17张。介入手术室配备德国SIEMENS DSA,国产万东DSA,美国Medrad高压注射系统及完善的急救设备等。

科主任张志勇为中国抗癌协会肿瘤微创专业委员会肿瘤消融分会常务委员;中华医学会介入专业委员会甘肃分会常务委员;甘肃省医院协会肿瘤专业委员会常务委员;甘肃省抗癌协会肝癌专业委员会委员。

科室开展的工作:全身各部位肿瘤的灌注、栓塞;下腔静脉滤器置入及动静脉血栓插管溶栓及球囊扩张、支架置入术;肺栓塞、肺动脉插管溶栓治疗;胆道引流、胆道支架置入;髂总动脉球囊阻断术;脏器囊肿引流硬化治疗;表皮血管瘤硬化治疗;下肢静脉曲张硬化治疗。

介入治疗科全体工作人员将以精湛的技术、严谨细致的工作态度,热忱为每一位患者服务。

**服务电话**:0931-2302802

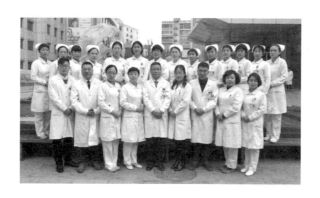
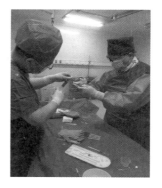

# 妇瘤一科

　　妇瘤一科是甘肃省最早创建的妇科肿瘤专科。科室发挥专科医院的特色,全面深入肿瘤概念,结合妇科特色,在妇瘤专业独树一帜。现开放床位57张,配备先进的医疗设备。

　　科主任张庆明任中国宫颈癌防治协作组委员、中国抗癌协会妇科肿瘤专业委员会委员、中华医学会妇科肿瘤专业组委员、甘肃省抗癌联盟妇瘤专业委员会主任委员及中华医学会甘肃妇瘤专业副主任委员。在科主任以及科副主任狄晓鸿及吕瑞、吉宏副主任医师等专家团队带领下开展所有妇科良、恶性肿瘤手术及微创肿瘤手术,特别是妇科恶性肿瘤手术,具有范围大,出血少,安全性高,疗效好的优点。能够遵循肿瘤总体规范的基础上针对个体,实施恰当有效的综合治疗,注重女性生理生育功能的保护保留。率先在甘肃省开展妇科恶性肿瘤的新辅助化疗、动脉化疗、腹腔化疗、腹膜后淋巴化疗。特别在卵巢恶性肿瘤腹腔其他脏器转移及外阴恶性肿瘤的处置上居国内先进、省内领先水平。

　　**特色治疗**:开展宫颈癌前病变及早期癌的筛查、诊断,科室在妇科肿瘤领域能够精确诊断,准确治疗,依个体特点,选择恰当的综合手段治疗,以达到最经济,最有效的目地。开展中医适宜技术,促进康复。

　　**服务电话**:0931-2302800　　0931-2302864

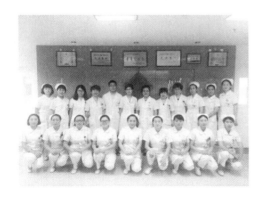
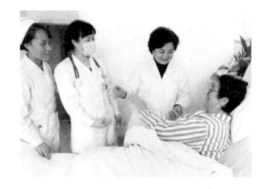

# 妇瘤二科

甘肃省肿瘤医院妇瘤二科是以妇科肿瘤规范化与个体化诊治的集临床、教学、科研于一体的综合学科,现有病床 27 张,年收治病人千余人次,年门诊量万余人次。科室具有较高素质的妇科肿瘤手术梯队及内镜手术梯队,能够完成各种四级妇科肿瘤手术,如 C 型子宫切除、盆腔及腹主动脉旁淋巴结切除术等。实施的宫颈癌、宫内膜癌、外阴癌、卵巢癌等手术,具有范围大、出血少的优点。率先在甘肃省开展妇科恶性肿瘤的新辅助化疗、动脉化疗、腹腔化疗。实施保留女性生育功能的手术。采用多种方法,开展宫颈癌前病变及早期癌的筛查、诊断。与一流学院联合进行国家级自然科学基金项目的基础研究,取得丰硕成果。在省内率先开展妇科恶性肿瘤(包括卵巢癌、宫颈癌、子宫内膜癌、滋养叶细胞肿瘤)的规范化与个体化治疗和随访,使妇科肿瘤的治疗与国际接轨。

科室现有主任医师、副主任医师及主治医师,医师梯队健全均为硕士以上学历。现承担课题国家级课题 1 项,近 5 年发表论文中,SCI 2 篇,核心期刊 6 篇;出版论著 1 部;申请国家专利 1 项,科研奖励 1 项。

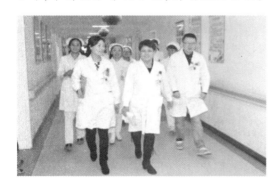
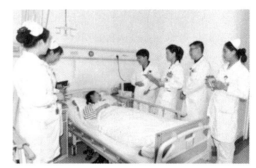

## 泌尿外科

泌尿外科是甘肃省泌尿系统、男性生殖系统肿瘤的临床、科研、教学中心之一。中国抗癌协会泌尿及男性生殖系统肿瘤专业委员会委员单位。配备进口腹腔镜、德国 STORZ 前列腺电切镜、输尿管镜等国内先进的医疗设备。在科主任李军主任医师带领下,开展了肾上腺肿瘤切除术、肾癌根治术、膀胱癌根治术、阴茎癌腹股沟淋巴结清扫术、睾丸及附睾肿瘤切除术、腹膜后淋巴结清扫术等手术。

**专业特色**:开展了肾癌的手术治疗、分子靶向治疗、介入治疗、生物治疗,并对前列腺癌、膀胱癌及睾丸恶性肿瘤采用手术结合放化疗的综合疗法,取得了良好疗效。使用微创外科技术,治疗膀胱肿瘤、前列腺增生、前列腺癌、肾脏肿瘤,对病人损害小、术后恢复快、痛苦少,提高了患者的生活质量,延长了患者的生存时间。

**服务电话**:0931-2302670　　　0931-2302856

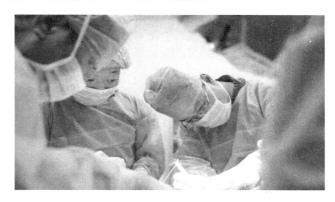

# 麻醉手术科

甘肃省肿瘤医院麻醉手术科,是集医疗、教学、科研为一体的综合科室。现有医护人员52人,其中麻醉医生17人(正高职称3人,副高职称3人,硕士5人),手术室护理人员35人。科室拥有国内标准的15间层流手术室,百级手术室1间,正负压手术室2间,万级手术室12间,配备多功能麻醉机及监护仪、纤维支气管镜等。年完成手术量约为7000例。科室医疗业务涵盖临床麻醉、危重病人抢救、术后急性疼痛及慢性癌痛治疗等三大领域。

**专业特色**:在临床麻醉、危重病人救治、术后急性疼痛及慢性癌疼治疗,积累了丰富的经验,尤其在困难气道处理、静脉麻醉、胸部肿瘤手术、骨与软组织肿瘤、脊柱、脊髓、骨盆、骶骨肿瘤切除,骨盆重建、腹部、妇科肿瘤等手术,麻醉专业有较强的专业特色。结合临床需要,科室加强软硬件建设。开展了血流动力学监测,麻醉深度监测,超声引导下神经阻滞及深静脉置管,纤维支气管镜引导可视喉镜,困难气管插管及双腔管堵塞定位,保证病人的围术期安全。

**服务电话**：0931-2302606　　0931-2302815

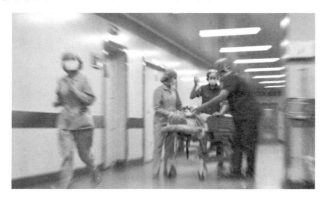

## 重症医学科（ICU）

　　重症医学科（ICU）是集重症医学临床、科研、教学为一体的综合性科室，是现代化医院的标志之一。是医院集中危重病人在监护下进行救治的病房，是重症监护医学学科实践的基本单位。能够及时提供多种类、高质量的医学监护和救治技术，以最大限度地保证危重病人的生命和生存质量。科室现有各级医护人员 30 余人，其中副高职称 2 人，中级职称 6 人，研究生学历 4 人，聘请省内一流专家为客座教授。拥有先进的设备和技术，对病情可进行连续、动态的定性和定量观察，通过有效的干预措施，为危重病人提供规范的、有效的生命支持，为医院重大手术的成功开展及围手术期患者的安全提供保障。

　　**专业特色**：收治全院各科危重病人，具有快速反应和紧急处理能力。开展重症患者的诊治及生命支持、外科重大手术围手术期监测和复苏，以及手术后患者的安全恢复。

　　**服务电话**：0931-2302538

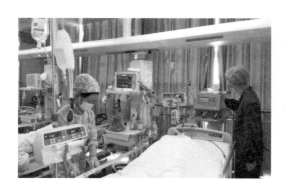

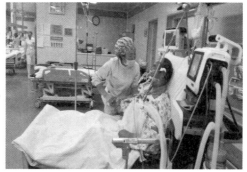

# 门(急)诊部

门急诊部是集肿瘤专科诊治以及肿瘤咨询、肿瘤急诊、肿瘤体检、健康教育为一体的综合医疗部门。根据肿瘤专业分类,划分为肿瘤内科(呼吸、血液、消化内科)、肿瘤外科(胸外科、头颈外科、乳腺科、胃肠外科、肝胆外科、妇瘤科、泌尿外科、骨与软组织肿瘤科)、肿瘤放射治疗、肿瘤中西医结合治疗等门诊科室。同时根据不同系统的常见肿瘤特点,以及患者个体化诊疗需求,开设了多学科联合门诊(MDT 门诊)及肿瘤特色门诊(甲状腺癌门诊、肺癌门诊、胃癌门诊、大肠癌门诊、乳腺癌门诊、宫颈癌门诊、肝癌门诊、骨肉瘤门诊、膀胱癌门诊、中西医结合门诊、中医血液病门诊、淋巴瘤门诊、皮肤癌门诊、肿瘤咨询门诊等),以便广大患者得到更直接、更准确、更规范、更合理的精准诊疗服务。另外,门诊部还设有肿瘤麻醉药品咨询门诊、止痛门诊、戒烟门诊、皮肤科、眼科、口腔科、计划免疫室等。门诊手术室、留观病房及输液广场为门诊手术及放、化疗病人提供方便经济的治疗环境。

**服务电话:**0931-2302548

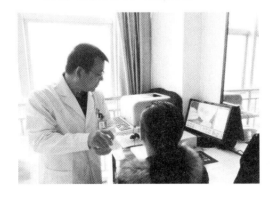 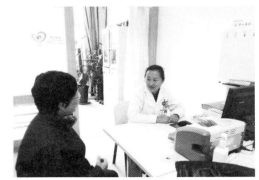

# 眼　科

科室成立于 2005 年,曾承担由爱德基金会、国际克里斯朵夫盲人协会(Christoffel-Blindenmission,简称 CBM)、国际奥比斯和香港渣打银行共同捐助的"视觉 2020"防盲扶贫项目——"眼见为实Ⅱ"等多项防盲项目。

目前,开展眼科常见病、多发病的诊断与治疗,重点开展眼肿瘤的临床诊断、治疗及科研。科室拥有纤维裂隙灯、角膜曲率、眼科 A/B 超、眼科手术显微镜、电脑验光等设备。

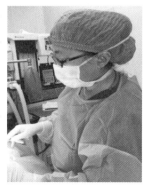

眼科在开展常见病多发病的同时, 开设眼肿瘤专科门诊,为眼肿瘤患者提供早期诊断以及规范的综合治疗。开展了眼肿瘤的细针穿刺和局部化疗等新业务。在放疗科、头颈外科、核医学科、肿瘤内科等多学科的联合下开展眼肿瘤的综合规范诊治。以期望提高眼肿瘤患者的生存质量。尤其在眼部血管瘤、眼表肿瘤、翼状胬肉的非手术治疗方面达到了一定的水平。

**服务电话**:0931-2302788

# 检验输血科

检验输血科成立于 1972 年,经过几代人的共同努力,已发展成为集医疗、教学、科研为一体的临床试验诊断科室。2011 年新建成的具有国内先进水平的现代化实验室投入使用。科室设置六个亚专业:临床血液体液、临床生化、临床免疫、临床微生物、临床分子生物和输血专业。各专业实验室拥有先进的仪器和设备,如全自动全血细胞分析仪、尿液分析仪、全自动生化分析仪、免疫分析仪、出凝血分析仪、细菌鉴定/药敏仪、PCR 分析仪等;目前开展检验项目共 200 余项。实现了定量项目室内质控全覆盖,有效降低了室内检验项目的 CV,保证了检测结果的重复性和准确性。在卫生部临检中心的室间质评中平均合格率为 99%。实验室规范化管理在全省处于一流水平。科室现有工作人员 20 名,其中正高 3 名、副高 4 名、中级人员 9 名。近年来,先后承担各级各类科研课题 6 项,发表科研论文 50 余篇;2010 年获甘肃医学科技三等奖一项。2013 年获甘肃省残疾人康复科学技术二等奖一项。展望未来,检验科全体员工将秉承"质量为本、持续改进"的方针在现代检验医学的发展之路上不断进取,逐步向着搭建包括专业技术骨干、检验医师、科研骨干等合理人才梯队的科学技术团队方向发展。

**服务电话**:0931-2302631

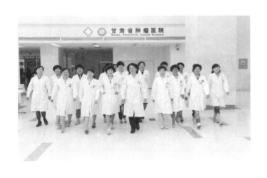
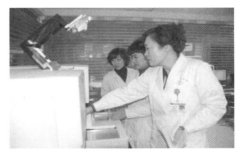

# 放射科

　　放射科是影像诊断和放射介入治疗的综合型临床科室。在甘肃省"555"科技创新人才工程学术技术带头人、甘肃省医疗卫生中青年学术技术带头人、甘肃省放射医学专业委员会副主任委员、科主任王小琦主任医师及科副主任刘晓东副主任医师为核心的专家团队带领下，承担甘肃省肿瘤影像学检查诊断任务，专业技术水平居甘肃省领先。科室配备飞利浦 64 排 128 层螺旋 CT，西门子 1.5T 高场磁共振成像系统（MRI），西门子大平板数字减影血管造影系统（DSA），GE 高分辨数字化 X 线摄影系统，西门子全数字化乳腺 X 线摄影系统（DR）等国际先进的影像设备。为肿瘤早期发现、早期诊断、早期治疗和全程检查提供重要的诊断信息。

　　**专业特色**：应用 CT、MRI、乳腺 X 线摄影、消化道造影、普通 X 线检查等影像学检查手段为肿瘤的诊断、治疗提供可靠依据。

　　**服务电话**：0931-2302662

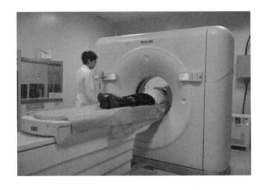
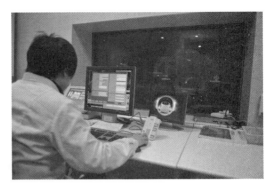

# 功能科分为:超声医学科、心电图室、内镜中心

## 一、超声医学科

超声医学科是以超声诊断为主要业务的医技科室。在甘肃省医疗卫生中青年学术带头人、科主任管玲主任医师的带领下承担着全院超声检查腹部、妇科、心脏、血管、腔内及小器官的常规超声诊断及超声造影诊断技术;乳腺、甲状腺超声规范化诊断及超声引导下甲状腺结节和乳腺癌腋窝淋巴结的细针穿刺活检等技术居国内先进、省内领先水平。

**专业特色:**开展经直肠腔内超声诊断技术,为直肠癌术前分期提供影像学诊断,填补省内空白,达到国内领先水平;开展乳腺肿瘤规范化超声诊断技术,超声引导下乳腺肿瘤穿刺活检和腋窝淋巴结穿刺活检技术,达到国内先进,省内领先水平;开展甲状腺超声规范化诊断、超声弹性和超声造影技术,超声引导下甲状腺结节细针穿刺活检技术,填补省内空白,达到国内领先水平;开展妇科肿瘤超声造影技术,在宫颈癌、恶性葡萄胎诊断及疗效评估方面填补省内空白,达国内先进,省内领先水平;开展肝脏肿瘤超声造影技术、超声引导下肝脏肿瘤穿刺活检和微波治疗术,达到国内先进水平。

## 二、心电图室

心电室是以心电图检查诊断为主要业务的医技检查室。在甘肃省医疗卫生中青年学术带头人管玲主任医师、李双萍副主任技师的带领下负责全院心电检查、诊断及教学工作。开展常规心电图检查、床旁心电图检查及诊断;开展24h动态心电图检查及诊断;开展阿托品药物负荷试验等项目。

## 三、内镜中心

自20世纪70年代初开展胃镜检查,经过几十年的发展,现已成为由多学科专家及专职内镜护理人员组成的专业团队。内镜中心配备有国际先进的OLYMPUS各种高端内镜,超声内镜,H260Z电子胃镜,CV-290电子胃镜,GIF-Q260J治疗电子胃镜,GIFH260电子肠镜,高频电凝电切仪,内镜下微波治疗仪,富士能EG-270N5电子超细胃镜,CF-H 260AI电子结肠镜,BFP 150电子支气管镜,ENFVT 2电子鼻咽喉镜,以及具有清洗消毒一体化功能的电子内镜洗消设备,为广大患者提供安全、高效的服务。科室还长期承担国家重点项目——甘肃省城市上、下消化道癌症的早诊

早治筛查工作。

**专业特色：**

1.食管、胃、结肠疾病的内镜及色素内镜诊断。

2.食管、贲门、直肠等良、恶性狭窄的内镜扩张术及支架置入。

3.胃肠道腺瘤、息肉内镜下切除术(电凝电切、微波)。

4.内镜下胃肠营养管置入术,气管镜检查,鼻、咽、喉镜检查,内镜下消化道及气管内异物取出术,$^{14}$C 呼气法检查幽门螺旋杆菌(HP)等等。

**服务电话**：超声医学 0931-2302772

　　　　　心电室　　0931-2302793

　　　　　内镜中心 0931-2302767

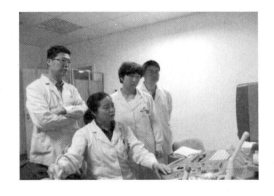 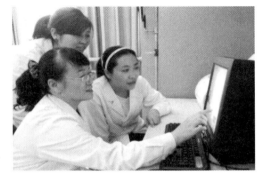

# 病理诊断中心

　　病理诊断中心是甘肃省病理专业医疗质量控制中心挂靠学科。中国抗癌协会肿瘤病理专业委员会委员单位,中国抗癌协会乳腺病理专业委员会委员单位,甘肃省医学会病理专业委员会副主任委员单位。在科主任李晓琴副主任医师、省内知名专家周俊主任医师及刘芳主任医师的带领下开展活体组织检查、细胞学检查、疑难病理会诊、术中冰冻检查、免疫组织化学染色、分子病理检测等业务,技术水平居省内领先。

　　**专业特色**：病理检查项目齐全,开展常规活检、细胞学检查、疑难病理会诊、术中冰冻检查、免疫组织化学染色、分子病理检测等业务, 在甘肃省最早开展 HER-2 基因扩增检测（FISH）, 指导临床乳腺癌及胃癌患者靶向药物的应用； 并最早开展了

EBER 检测,为 EBER 感染相关性疾病的诊断提供依据;省内唯一开展超声引导下甲状腺细针穿刺细胞学诊断的病理中心,为甲状腺结节的定性诊断提供可靠的细胞病理学依据;基因突变检测(EGFR、KRAS、BRAF、ALK)为肺癌、结直肠癌、胃癌、胰腺癌、甲状腺癌、黑色素瘤个体化治疗提供依据,并将开展肿瘤基因的早期诊断、预后判断及预后检测方面的检测。

服务电话:0931-2302812

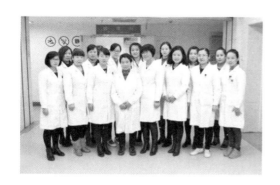 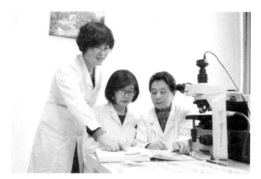

# 核医学科

核医学科成立于 20 世纪 80 年代末,经过多年不懈努力,已经发展成为具有肿瘤核医学功能影像诊断、实验核医学诊断、放射性核素治疗及以科研教学为一体的综合学科,推动甘肃省肿瘤核医学事业的不断壮大。科室拥有美国 GE Discovery VH SPECT-CT、BD FACSCcalibur 流式细胞仪、以色列 Sunlight Omni 骨密度检测仪、Roche cobos e 601、411 型全自动电化学发光分析仪、Autolumo A2000 型化学发光分析仪及 OTT-I-P1 碘元素全自动检测仪等国际国内先进设备,在科副主任曾贤伍以及牛继国、梅澍、赵瑞萍等专家团队带领下,全面开展肿瘤核医学功能影像诊断、实验核医学及免疫功能分析、放射性核素内照射治疗等先进的临床诊疗技术,为肿瘤患者提供优质高效服务,专业技术居省内领先水平。

**专业特色:**

1.功能分子影像诊断:亲肿瘤阳性显像、乏氧显像、肿瘤前哨淋巴结定位诊断为特色技术,常规开展以全身骨骼、甲状腺及甲状旁腺、唾液腺及肾脏功能、心脏、脑功能等影像诊断技术。

2.放射性核素内照射治疗:开展甲状腺功能亢进、分化型甲状腺癌、转移性骨肿瘤及不明原因骨疼痛、嗜铬细胞瘤及体表肿瘤、实体瘤的介入治疗等。

3.实验核医学诊断:常规开展肿瘤标志物、甲状腺功能、内分泌激素、免疫功能及尿碘含量检测等项目。

**服务电话**:0931-2302911　0931-2302657

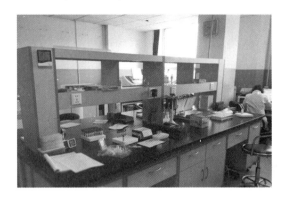 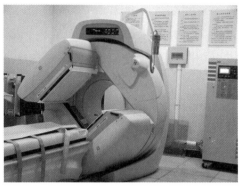

# 药学部

药学部是集科研、药品供应、合理用药、教学为一体的科室。为中国合理用药监测网的核心成员单位。甘肃省首家规范化药房和100家规范化药房示范单位。由临床药学室、药品采购室、会计室、门诊药房、住院部药房、药库、制剂室七个部门组成。现有工作人员36名,其中主任药师2名,副主任药师5名,研究生6名,承担全院药品的采购、住院部及门急诊药品的调配、供应、制剂研发生产和合理用药工作。

临床药学室有专职临床药师3名,遵循药物临床应用指导原则,临床治疗指南和循证医学原则,参与临床药物治疗方案的设计,实施与监测,积极促进临床合理用药。

**服务电话**:0931-2302547　0931-2302794

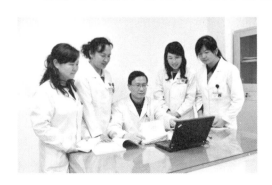 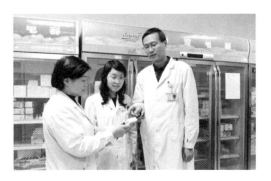

# 药物临床试验机构

甘肃省肿瘤医院于 2009 年获得国家食品药品监督管理局颁发的《药物临床试验机构资格认定证书》,成立了药物临床试验机构。2012 年经国家食品药品监督管理局资料审查和现场核查,医院顺利通过了 GCP 资格认定复核检查。

药物临床试验机构负责组织、协调及监督全院的抗肿瘤药物临床试验、临床科研项目等。随着新药临床研究数量的不断增多,国家对药物临床研究方面各项法规的逐步完善,甘肃省肿瘤医院对药物临床试验工作也越来越重视,持续不断地推进完善 GCP 规范,加强药物临床试验的培训和继续教育,完善药物临床试验质量管理体系的建设,切实加强临床试验运行的监督检查,确保临床试验过程规范,结果科学可靠,保护受试者的权益。

通过承担新药临床研究任务及临床科研项目,有利于促进临床诊疗的规范化进行,提高临床研究的学术水平,促进医务人员与国内外同行间的交流与合作,扩大医院知名度和学术影响力。

**服务电话:**0931-2302965

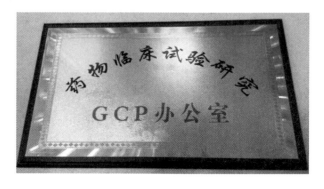

# 消毒供应中心

消毒供应中心于 2011 年 8 月正式投入使用,中心配置了具有国内先进技术水平的自动化清洗、消毒、灭菌及监测设备。有快速全自动清洗消毒机 2 台、多功能医用干燥柜 1 台、脉动真空压力蒸汽灭菌器 2 台、过氧化氢等离子低温灭菌器 1 台、环氧乙烷灭菌器 1 台、超声波清洗机 1 台、纯化水设备 1 台、酸性电位水消毒液生成器

1 台、快速封口机 2 台。中心承担着全院各临床科室、手术室、门诊、医技科室及放疗机房无菌物品、无菌诊疗包的供应保障任务。实行重复使用器械、物品的集中式管理和一次性无菌物品的发放工作。全科现有主管护师 3 人、护师 6 人、护士 20 人。中心实行 24h 工作制,最大限度满足临床需求。

服务电话:0931-2302602  0931-2302612

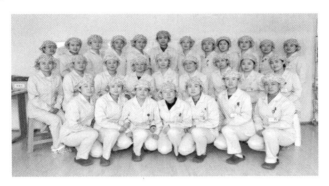

# 转化医学研究中心

转化医学研究中心以"培养新型医学科研人才、开展临床导向技术研究、开放共享科研条件资源、促进生物医药领域合作"为目标,是基础研究与临床医疗密切结合的开放型科室。中心现有人员 19 人,其中正高 2 人,副高 3 人,中级 9 人,博士 3 人,硕士 7 人。科室主任由"百人计划"项目回国博士苏海翔院长兼任。苏海翔院长为加拿大麦吉尔大学博士后,曾在蒙特利尔犹太总医院任临床生物化学家;在全国和省级多个专业学会担任大量工作;领导团队人员在肿瘤基因多态性、基因突变检测、基础研究等方面做了大量工作。中心现有研究室面积 2000 多平方米,拥有标准 PCR 室、净化级细胞培养室、生化及分子生物学等实验室;装备有价值近千万元的先进科研设备,可满足在整体组织、细胞、分子水平上开展基础和临床研究的需求。近 3 年来,中心完成科研成果鉴定 15 项,获奖课题 11 项,发表学术论文 45 篇,其中 SCI 论文 19 篇;目前承担在研课题 10 项。

转化医学研究中心将注重从临床工作中发现和提出问题,开展深入研究,推动基础科研成果的快速临床转化应用,实现最有效和最适合的疾病诊断、治疗和预防模式的转化,使患者受益。

服务电话:0931-2302729

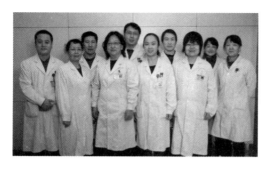
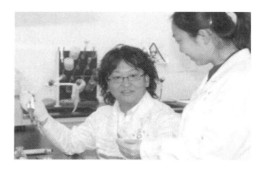

## 医学生物技术研究中心

　　医学生物技术研究中心是甘肃省首批科技创新能力建设实验室,医药生物技术创新团队成员,兰州大学硕士研究生联合培养点。专业方向为医学临床快速检测技术及产品开发,肿瘤分子生物学研究。在甘肃省第二层次领军人才、兰州大学兼职教授、硕士生导师、科主任李克生研究员的带领下,建立了单克隆抗体及金标快速检测试剂研发平台,成功研制潜血金标检测试剂条和β2-微球蛋白金标检测试剂条等快速检测试剂产品,其中潜血金标检测试剂条已取得医疗器械产品注册证,β2-微球蛋白金标检测试剂条取得了欧洲 CE 认证。与甘肃省肿瘤医院头颈外科、甘肃省乳腺病诊治中心及病理科合作,开展了β2-微球蛋白在甲状腺癌和乳腺癌血清水平、组织表达水平、组织定位及 2-微球蛋白参与乳腺癌调控分子机制研究。与胃肠外科合作,开展了胃癌转移模型生物学特性的研究并建立了胃癌转移的动物模型。

　　近年来共承担国家自然基金项目 1 项,省市级科研项目 10 项,在研课题 4 项。获甘肃省科技进步奖二等奖 1 项,三等奖 1 项,兰州市科技进步奖一等奖 2 项,甘肃省医药科技进步奖二等奖 1 项、三等奖 1 项。在国内外学术期刊发表论文 60 余篇。与兰州大学、甘肃农业大学等科研院所联合培养硕士研究生 23 名。

　　**服务电话:**0931-2302648

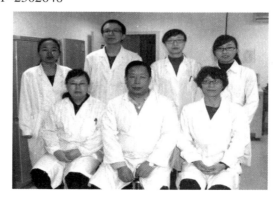

# 医学分子生物学研究中心

医学分子生物学研究中心(以下简称"中心")是国家中医药管理局批准的中药化学三级实验室,国家卫生计生委认证的临床–PCR基因扩增实验室,甘肃省科技创新能力建设实验室。

"中心"为医学生物技术创新团队成员单位。兰州大学、西北师范大学、兰州理工大学联合硕士研究生联合培养点。在甘肃省第一层次领军人才、甘肃省免疫学会常务理事、兰州大学和兰州理工大学兼职教授、硕士生导师、科主任廖世奇研究员的带领下,开展医学分子生物学检测技术、体外分子进化工程、生物阻断抑制药物和靶向药物的研究开发工作,以及临床PCR基因检测工作。中心是以基础研究和社会服务为一体的开放性实验室。在核酸信标配基传感技术及新型免疫PCR检测技术方面具有创新性研究,为临床检测的应用开发提供技术保障,现已获得专利7项,国家重点新产品开发证书1项。目前主持承担国家自然基金项目3项,省科技厅、省卫生计生委科研项目5项,合作研究项目6项目。发表论文100余篇,其中SCI论文20余篇,申请专利16项。获甘肃省科技进步奖二等奖1项,三等奖一项、地厅级科技奖一等奖1项、二等奖2项、三等奖2项。该中心现已培养硕士研究生毕业35人,在读8人。

**服务电话:**0931–2302647

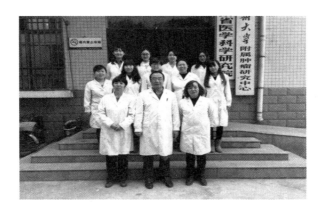

# 药物研究所

药物研究所拥有国家中医药管理局中药分析三级实验室和中药制剂二级实验室,是兰州大学、兰州理工大学、中科院兰州化物所的硕士研究生培养点和甘肃中医药大学中药学研究生培养基地。由甘肃省药学会天然药物专业委员会主委、甘肃省医药卫生中青年学科带头人、兰州市科技功臣提名奖和中国优秀药师奖获得者、硕士生导师石晓峰主任药师及王永昌研究员、沈薇副研究员等各级研究人员组成科研团队,建立了地产中药开发利用平台,主要研究方向为创新药物研究、陇药二次开发,以及地产药材中有效成分的分离分析和中药质量标准研究。

近年来,承担完成各类科研项目 10 余项;曾荣获国家科技进步二等奖 1 项,省部级科技进步一等奖 1 项、二等奖 2 项、三等奖 2 项,地厅级特等奖 1 项、一等奖 1 项、二等奖 7 项、三等奖 4 项;出版学术专著 1 部,在国内外学术期刊上发表论文 100 余篇;获得国家发明专利 2 项。培养硕士研究生 20 名,协助培养博士研究生 3 名。

服务电话:0931-2302674　0931-2302684

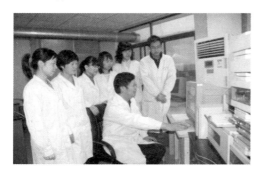 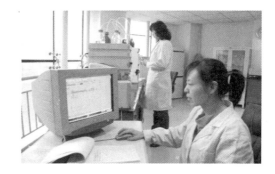

# 甘肃省医学情报研究所

甘肃省医学情报研究所(下称情报所)成立于 1986 年,是西北唯一一家国家级医药卫生科技查新咨询单位(编号:620326),曾获"卫生部医学信息工作先进集体"称号。是国家科技部、卫计委认可,甘肃省科技厅、卫健委等管理部门确定,具有国家级查新资质的医药卫生科技查新咨询单位。

情报所拥有国家科技部、卫生部科技查新资质的高、中、初级科技查新咨询团队;承担全省乃至周边和其他个别省份的医药卫生行业科研立项、成果鉴定(验收)、申报奖励以及重点学科、重点实验室建立,硕博导申请、专利申请、新药申报等各级、各类医药卫生科技项目查新检索咨询工作;年均科技项目查新近千项,检索、咨询数千人次。

情报所下设有查新咨询网络室、医学情报调研室和图书资料室,兼甘肃省医学科学研究院(省肿瘤医院)图书资料室和电子阅览室。拥有国内外权威的生物医学文献数据库 15 个、专业检索工具、工具书 30000 余册。为省内外医药卫生科研、临床、教学和管理人员提供专业科技查新、文献检索咨询和医学情报学研究服务。

情报所是甘肃省科技情报学会和甘肃省图书馆学会理事单位,建立了甘肃省医学会医学信息学专业委员会,现为主要单位创建了甘肃省医学信息学新学科,负责全省医学信息学的发展。

**E-mail**:gsyxqbs@126.com

**服务电话**:0931-2302642　　0931-2302643　　0931-2615192

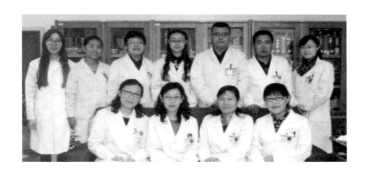

# 肿瘤流行病研究中心

肿瘤流行病学研究中心着眼于甘肃省癌症预防与控制,对癌症流行情况进行动态监测,并开展相关病因学研究,建立癌症防治的多中心协作体系;建立肿瘤登记信息化平台;建立癌症筛查及早诊早治研究技术平台;建立癌症综合防治示范区(基地),开展有效地癌症防治健康教育和健康促进,推动癌症综合防治工作的全面发展,遏制甘肃省癌症高发态势。

科室目前有工作人员 8 人,在甘肃省医疗卫生中青年学科技术带头人、甘肃省卫生系统领军人才、全省"我最喜爱的健康卫士"、甘肃省妇联"巾帼建功标兵"、中国卫生信息学会肿瘤登记与监测专业委员会常务委员、中国抗癌协会肿瘤流行病学专业委员会常务委员、甘肃省抗癌协会肿瘤流行病学专业委员会主任委员刘玉琴主任医师的带领下，以饱满的工作热情、严谨的工作作风、创新的科研思维，以遏制甘肃省癌症高发态势，推动癌症综合防治工作的全面发展，造福于甘肃省广大的癌症患者为总目标，在甘肃省癌症综合防治工作方面取得良好的社会效益和经济效益。

**工作成就：**

1.搭建了甘肃省癌症监测(肿瘤随访登记)平台：全面负责甘肃省肿瘤随访登记工作，已在全省建立了10个肿瘤登记处，1个肿瘤登记中心，对癌症发病与死亡数据进行监测，为甘肃省癌症综合防治提供科学依据。

2.搭建了癌症早诊早治平台：依托国家重大公共卫生服务项目和国家医改重大专项，在全省开展农村上消化道癌早诊早治项目，城市癌症早诊早治项目，农村乳腺癌早诊早治等项目。

3. 癌症防治健康教育、健康促进：深入街道、社区、乡村开展健康教育宣传工作，提高人群对癌症预防知识的知晓率，深得广大群众信赖。

4.建立癌症防治人才梯队：已在全省建立了一支技术精湛、规范管理的专业团队，培养了一批懂业务、勤敬业、乐奉献的专业人才，形成了优良的专业梯队，引领甘肃省各级医疗机构共同做好肿瘤性疾病的防治工作。

5.独立、参与完成国际、国内科研项目多项，出版专著多部。

**服务电话**：0931-2302943

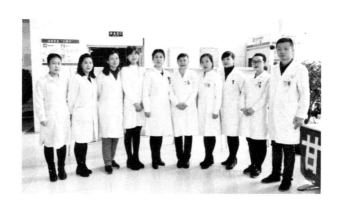

# 《甘肃医药》编辑部

《甘肃医药》由甘肃省卫健委主管,甘肃省医学科学研究院主办、公开发行的医药卫生类综合科技期刊,适合各级医疗卫生机构、科研院所、高等院校医药卫生专业技术人员、管理人员、教学人员及医学生发表论文,进行学术交流。《甘肃医药》系中国学术期刊综合评价数据库统计源、中国期刊全文数据库全文收录、中国科技期刊数据库全文收录、中国核心期刊(遴选)数据库收录、万方数据—数字化期刊群全文上网期刊,能更快更好传播医学科技最新的动

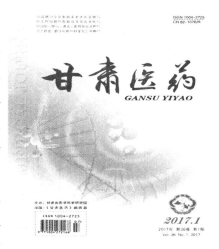

态及成果,为广大医务工作者搭建一个信息交流平台。《甘肃医药》1982 年创刊,月刊,大 16 开,80 页/期,每月 15 日出版;国际标准连续出物号:ISSN 1004-2725;国内统一连续出版物号:CN62-1076/R。《甘肃医药》编辑部主要负责省内外医药卫生类文章的编辑、出版工作,现有工作人员 6 人。

**栏目设置**:论著、综述、临床研究、基础研究、护理、医院管理、医学教育、临床药学及个案报告等栏目,涉及生物、医学、药学、医学教育、医院管理等各个领域。

**办刊宗旨**:坚持期刊的学术性、科学性、实用性和创新性原则;以科学、严谨、求实、创新的精神求发展。

**广告刊登**:主要刊登内容包括医疗器械、科技新动态、科技新成果、药品食品保健、医疗信息,设计制作发布国内外相关专业杂志广告。

**通讯地址**:甘肃省兰州市七里河区小西湖东街 2 号,邮政编码:730050

(甘肃省医学科学研究院、甘肃省肿瘤医院南门科研楼五楼)

**投稿邮箱**:gansuyy2006@126.com

**服务电话**:0931-2302645　　传真:0931-2610585

**邮发代号**:54-63;定价:7 元/本

# 治未病中心

甘肃省肿瘤医院治未病中心由中医体检、健康信息状态管理、健康状态辨识及风险评估室、辅助区域、健康咨询与指导室、健康干预区域组成,中心采用中西医诊断方法,开展中医体质辨识、健康检查、亚健康评估、平衡膳食指导、穴位按摩指导

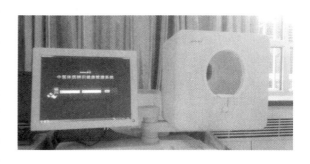

等,通过中医体质辨识与现代医学健康检查相结合的方法,进行中西医结合体检,使患者自知自己的体质状态、健康状态和易患疾病,为患者确定个性化的健康保健方案、诊疗指导和疾病预防措施。治未病中心根据中医体检的结果,运用中医传统疗法,如针灸、火罐、中药熏蒸、足疗、推拿、药膳等疗法干预人群体质,预防疾病,达到延缓衰老的目的。并为患者建立健康档案,开展电话预约,健康咨询,健康知识教育,随访等服务。秉承"诚信、尊重、卓越、便捷"的服务理念,为患者的健康保驾护航。

**服务电话:0931-2308932**

# 健康体检中心(含保健门诊)

甘肃省肿瘤医院健康体检中心是一家具有防癌筛查特色的健康体检中心。该中心是以省肿瘤医院四十多年的防癌抗癌经验为基础,从套餐设计、专家团队、仪器设备等方面构建起一套针对肿瘤等重大疾病的"一站式"诊治体系。中心以健康管理为理念,依托本院的专科特色,以肿瘤筛查为重点,根据不同的人群,不同的体质,制定出个性化的肿瘤筛查方案,以健康咨询、健康教育、健康促进、健康管理、体检诊断、治疗为一体的综合服务。为受检者早期发现疾病危险因素、实施早期干预,防治疾病提供完善科学的理论依据并全程跟踪管理,力求达到促进人群健康的目的。

**项目选择：**

在常规体检套餐的基础上，根据每个人的不同疾病风险情况，设计出有针对性的个体化专项防癌体检套餐。

**专家团队：**具有多年临床经验的主任级专家指导内外科普检，构筑起第一道筛查防线；来自不同专业的专家对肿瘤等重大疾病的敏锐辨识能力，再次有效把关。健康管理师定期实施随访和跟踪管理。

**检查设备：**齐全的高精度大型检查设备，保障了肿瘤等重大疾病的全面筛查。

**中心特色：**根据不同人群和肿瘤危险因素，制定个体化肿瘤筛查方案。

**中心目标：**健康无价，科学防癌。

**专业特长：**全方位多层次的肿瘤筛查体系。

**服务电话：**0931-2313311

# 健康促进科（含综合康复中心）

运用健康促进策略，面向全社会开展健康教育、健康咨询，普及卫生防病知识，进行心理和行为干预，提高公众的健康意识、保健知识和自我保健技能，减少疾病流行和突发事件造成的身心危害。

**服务理念与工作目标：**

1.在健康、亚健康、疾病人群中，以肿瘤防控为核心，开展分层渗透，分工合作、广泛传播，有效有益的健康促进及健康教育活动。

2.提供科学、有序、长期、经济、系统的人文化健康促进、健康教育、健康干预和全人、全程、全方位的健康管理。

3.搭建专业齐全、结构合理的人才梯队，建立肿瘤患者健康大数据平台，保证健康促进事业的可持续发展。

**工作宗旨：**

团结一切力量，发挥各群体健康潜能。

**三、工作职责：**

1.协助院控烟和健康促进工作领导小组开展医院健康促进、健康教育的组织和实施工作。

2.负责拟订医院健康促进工作计划和方案,并参与组织、实施。

3.组织医护人员健康教育基本理论与技巧培训。

4.运用多种形式对医护人员、就诊者、病人及家属进行健康教育工作,提高全民健康意识。

5.编写、发放各种健康教育手册、书籍,宣传科普及防病知识。

6.负责健康教育活动的记录、工作总结和健康教育资料、档案的整理和收存。

7.加强与当地健康教育机构联系,争取业务技术指导和合作。

8.积极参与医院管辖社区的健康教育工作,并提供技术援助及指导。

9.利用医院卫生资源的优势,参与社会健康教育活动,开展广泛的健康教育、咨询活动。

10.按时完成院领导交办的其他指令性任务。

**服务电话**:0931-2302222

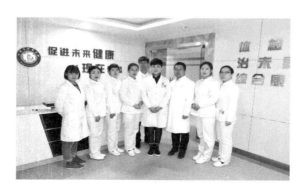

# 营养膳食科

营养膳食科承担全院的临床营养医疗和科研工作,具体负责全院住院患者的营养评价、营养治疗、营养会诊、营养健康教学、肠内营养治疗,协调并指导医院食堂为各类人群提供中医食疗药膳膳食服务及中医食疗药膳产品开发及科研工作。目前,科室主要开展的门诊业务有肿瘤、甲亢、痛风、肥胖、脂肪肝、肝硬化、高血压、高脂血症、冠心病等疾病营养咨询,并对出院患者提供居家营养门诊随访服务。

**服务电话:**0931-23029

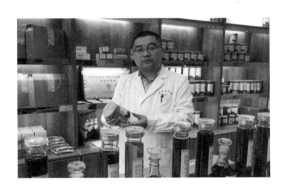

# 甘肃省肿瘤医院核心价值观

医院简介:甘肃省肿瘤医院、甘肃省医学科学研究院为两院一体的领导体制,始建于 1972 年,是集医疗、科研、教学、肿瘤防治、康复、卫生信息化为一体,面向西北地区最大的医学科研及肿瘤专业防治机构。承担着甘肃省肿瘤发病普查、诊治、预防、医学基础及临床研究、肿瘤专业人才培训、大专院校教学实习和研究生培养等任务。

医院是三级甲等医院、全国文明单位、国家博士后科研工作站、国家临床重点专科肿瘤学建设单位、国家药物临床试验机构、甘肃省癌症中心、甘肃省重离子束治疗肿瘤临床研究基地、兰州大学附属肿瘤研究中心、甘肃省省属重点科研院所、兰州大学生物学硕士研究生联合培养基地;是中华医学会肿瘤学分会副主任委员单位、中国中西医结合学会血液学专业委员会常委单位、中华中医药学会血液学分会常委单位、甘肃省医学会肿瘤专业委员会主委单位、甘肃省医学会放射肿瘤学专业委员会主委单位、甘肃省医学会检验专业委员会主委单位以及甘肃省抗癌协会理事长单位等十余个协会主委单位;是省、市、铁路医保定点医院。

甘肃省肿瘤医院现开放病床 1200 张,设有 19 个临床科室、7 个医技科室,建成三大中心(健康体检中心、治未病中心、综合康复中心)。其中,省级临床医学中心 3 个(肿瘤放射治疗、肿瘤分子病理诊断及头颈肿瘤外科临床医学中心),省级重点学科 4 个(放射治疗研究中心、头颈外科、乳腺病诊治中心、肿瘤内科),甘肃省重点中医专科 3 个(中西医结合科、中西医结合血液科、中西医结合消化内科)。

医院临床亚专业学科完善,覆盖病种齐全。在肿瘤治疗方面,形成了手术、放疗、化疗、中医中药、介入、免疫、生物治疗、分子靶向、整形微创、核素治疗等综合体系。在开展肿瘤流行病学调查、提高临床疗效、改善生活质量、控制恶性肿瘤复发与转移方面均取得了良好成效,引领着甘肃省肿瘤临床及科研水平的快速发展。

　　甘肃省医学科学研究院由转化医学研究中心、医学生物技术研究中心、分子生物学研究中心、药物研究所、肿瘤流行病研究中心、医学情报研究所和《甘肃医药》编辑部等7个科室组成，拥有国家中医药管理局三级实验室3个，省级科技创新团队2个，药物临床试验（GCP）机构1个。以"培养新型医学科研人才、开展临床导向技术研究、开放共享科研条件资源、促进生物医药领域合作"为目标，构建了转化医学研究平台、肿瘤流行病学研究平台、肿瘤分子生物学基础研究平台、地产中草药研发平台和医学科技信息服务平台。近年来，围绕肿瘤预防和发生及机理、在肿瘤的分子诊断、抗肿瘤药物和肿瘤个体化治疗等领域积极开展基础和临床科学研究工作，促进了整体科研水平的提高，营造了良好的科技创新环境，有力地推动了甘肃省肿瘤基础和临床研究工作的进程，同时与国内外30余所一流大学及研究机构建立了科研合作、人才交流协作关系。

　　全院现有员工1279人，卫生专业技术人员1030人。其中，享受国务院特贴专家6人、国家临床重点专科学术带头人1人、全国首批优秀中医临床人才1人、全国医药卫生先进个人1人、全国劳模1人、全国先进工作者1人、卫生部突出贡献中青年专家1人、甘肃省"五一劳动奖章"获得者1人、甘肃省先进工作者1人、省级优秀专家4人、省级领军人才6人、十佳全省优秀科技工作者1人、兰州市科技功臣提名奖获得者1人、厅级领军人才5人、甘肃省"333"、"555"跨世纪学术技术带头人5人、甘肃省名中医4人、省医疗卫生中青年学术技术带头人22人、省科技厅学科带头人2个、院聘首席专家4人、博士生导师3人、硕士生导师19人、博士和硕士161人。

　　医院配备了一大批具有国际先进水平的现代化临床诊疗及科研设备。IGRT（图像引导放射治疗）等高精度放疗直线加速器4台、西门子Lantis、医科达MOSALQ网络、核通PLATO、Oncantra Masterplan、瓦里安Eclipse、医科达CMS放疗计划系统6套、核通三维近距离后装放疗机2台、东芝CT模拟定位机、X线模拟定位机、飞利浦64排128层螺旋CT、西门子1.5T高场磁共振成像系统（MRI）、西门子大平板数字减影血管造影系统（DSA）、GE高分辨数字化X线摄影系统、西门子全数字化乳腺X线摄影系统（DR）、XE-5000全自动血细胞分析流水线、Sysmex Roche全自动生化分析系统、Sysmex CA—7000全自动血栓/止血分析仪、Versa TREK全自动血培养系统、全自动微生物鉴定及药敏分析系统、中央监护系统、多普勒彩超、麻醉机、胸、腹腔镜系统，还装备了数字化全净化手术室15间、重症监护病房（ICU）、消毒供应中心，具有Quantstudio 12K多功能实时荧光定量PCR系统、FACSVerse流式细胞仪、Rotor-Gene实时荧光定量PCR仪、X-mark酶标仪、Agilent高效液相色谱仪、QIAGEN核酸自动提取仪等科研设备。

全院先后承担并完成"十五""和十一五"国家科技攻关计划、国家"973"计划项目子课题项目。近五年,共获得各类科研立项 126 项,其中国家自然基金项目 7 项、国家重大公共卫生项目 14 项。共完成科研成果 73 项,发表论文 595 篇,其中 SCI 49 篇、国家级 360 篇。出版专著 26 部,获得国家授权专利 12 项。共获各类科技奖 53 项,其中省部级二等奖 2 项、地厅级科技奖 52 项。

# 院史

发展历程:甘肃省肿瘤医院、甘肃省医学科学研究院始建于 1972 年。前身是甘肃省西医离职学习中医班。1974 年在此基础上成立了甘肃省新医药学研究所。1994 年更名为甘肃省医学科学研究院,从事药学研究、基础医学研究、肿瘤基础研究等工作。时至 2015 年,床位增至 1200 张。承担着甘肃省肿瘤预防治疗及教学培训等工作。

1974 年 9 月 12 日,成立甘肃省新医药学研究所临时党总支委员会。

1975 年 6 月 10 日,甘肃省新医药学研究所被确定为医学科研、教学、医疗三结合的科研单位,总编制 176 人。

1976 年 2 月 4 日,成立甘肃省肿瘤防治研究办公室,设在甘肃省新医药学研究所。

1979 年 3 月 3 日,甘肃省肿瘤研究所与甘肃省新医药学研究所合建。

1982 年 3 月 6 日,甘肃省新医药学研究所创编《甘肃医药》杂志。

1985 年 2 月 11 日,门诊楼投入使用;5 月 11 日,成立甘肃省肿瘤医院,设置病床 80 张。

1989 年 6 月 5 日,《裸大鼠繁育及其应用的研究》获 1987-1988 年度甘肃省医药卫生科学技术进步一等奖。

1990 年 12 月 30 日,甘肃省肿瘤医院住院部楼启用,病床床位增至 300 张。

1994 年 12 月 14 日,甘肃省新医药学研究所更名为甘肃省医学科学研究院。

1995 年 7 月 4 日,经甘肃省卫生厅批准,成立甘肃省乳腺病诊治中心。

1998 年 11 月 12 日,经甘肃省卫生厅批准,止痛中心为省级临床重点学科;12 月 12 日,全省第一台西门子医用直线加速器在甘肃省肿瘤医院投入使用。

2000 年 10 月 8 日,经甘肃省卫生厅批准,放疗科为省级临床重点学科,成立甘肃省放射治疗研究中心。

2003年4月28日,经甘肃省中医药管理局批准,中西医结合科为省级中医临床重点专科;12月1日,经甘肃省科技厅批准,甘肃省医学科学研究院为甘肃省第一批省属重点科研院所。

2006年5月11日,成立甘肃省抗癌协会,甘肃省肿瘤医院为理事长单位;9月2日,成立甘肃省抗癌协会放射治疗专业委员会,肉瘤专业委员会;12月11日,与兰州大学联合,设立第一批甘肃省生物学硕士研究生联合培养基地。创建医学生物工程技术研究科技创新团队。

2007年1月15日,与中科院近代物理研究所联合成立甘肃省重离子束治疗肿瘤临床研究基地;9月22日,成立甘肃省抗癌协会大肠癌专业委员会、乳腺癌专业委员会;11月12日,经甘肃省卫生厅批准,乳腺科、头颈科为省级临床重点学科。

2008年6月6日,新科研综合楼建成并投入使用;12月14日,经甘肃省卫生厅批准,设立甘肃省肿瘤登记处;12月22日,门诊住院综合楼开工奠基,总建筑面积46212m²;12月22日,甘肃省肿瘤医院认定为"三级甲等医院"。

2009年5月4日,成立甘肃省抗癌协会肿瘤病因学专业委员会,7月2日,奥地利共和国政府贷款项目、沙特阿拉伯王国政府贷款项目启动运行;9月19日,成立甘肃省抗癌协会胃癌专业委员会;11月29日,成立甘肃省抗癌协会肿瘤临床化疗专业委员会、淋巴癌专业委员会。

2010年1月4日,成立甘肃省肿瘤放射治疗临床医学中心。创建重离子等射线治疗肿瘤科技创新团队;11月12日,经甘肃省卫生厅批准,肿瘤内科为省级临床重点学科;12月10日,设立国家博士后科研工作站。

2011年12月13日,投资2亿多元人民币的门诊住院综合楼投资试运行,临床增至1200张;12月16日,被授予"全国文明单位"荣誉称号。

2012年12月18日,投资2亿多元人民币购置的1.5T高场磁共振成像系统,64排/128层螺旋CT,大平板数字减影血管造影系统,数字平板X线摄影系统,数字平板X线摄影系统,医科达、瓦里安直线加速器,罗氏全自动血细胞分析流水线等大批国际先进设备投入使用。

2013年4月22日,肿瘤科被确定为国家临床重点专科建设项目单位。

2013年6月22日,成立中国抗癌协会肉瘤专业委员会热灌注化疗培训研究基地。

2013年12月30日,中共甘肃省委在兰州市宁卧庄宾馆召开表彰大会,对在深入开展先锋引领行动中做出突出贡献的先进基层党组织和优秀共产党员进行了表彰。会上,省先锋引领行动协调推进领导小组授予兰州市七里河区西湖街道党工委等 20 个基础党组织"陇原先锋号"荣誉称号,授予金菊芳等 19 名共产党员"陇原先锋岗"荣誉称号。甘肃省肿瘤医院被授予"陇原先锋号"荣誉称号。

2014 年 7 月,甘肃省肿瘤医院与法国西部肿瘤研究所结盟友好医院。

2015 年 4 月 13 日,获批成立甘肃省肿瘤分子病理诊断临床医学中心。

2015 年 4 月 13 日,成立甘肃省头颈部肿瘤临床医学中心建设单位。

2015 年 4 月 28 日,国家卫生计生委系统全国文明单位创建工作培训班在南京人口国际培训中心举行,院党委书记张书全和党委办公室主任强宗理参加了培训会。培训会上,对 22 个卫生计生系统第四届全国文明单位和 29 个继续保留荣誉称号的全国文明单位举行了表彰,甘肃省肿瘤医院继续保留"全国文明单位"荣誉称号。

2015 年 4 月 28 日,通过"全国文明单位"复审。

2015 年 5 月 11 日,中西医结合血液科被评为甘肃省重点中医专科。

2016 年 4 月,中西医结合消化肿瘤内科被评为甘肃省重点中医专科。

2016 年 10 月 18 日,获批成立甘肃省中西医结合肿瘤医院。

历史功绩:缅怀老一代卫生工作者的历史功绩,1965 年 6 月,一大批医务工作者放弃大城市相对优越的生活,来到甘肃农村开展医疗卫生服务,为解除群众疾患、培养甘肃卫生技术人才、促进农村卫生事业发展做出了不可磨灭的巨大贡献,以青春和血汗铸就了甘肃医疗卫生事业发展的历史丰碑。来院的"6.26"赴甘医疗队员,用勤劳和智慧演绎了老一辈医务工作者的奋斗精神,为创建甘肃省肿瘤医院、甘肃省医学科学研究院奠定了坚实的基础。他们的精神不断激励着新一代医务工作者为卫生事业的发展而努力奋斗。

# 文化

## 世界卫生组织及其徽志

世界卫生组织(World Health Organization 简称 WHO)系 1946 年 7 月 22 日在纽约召开的联合国经济及社会理事会卫生工作会议上,根据世界卫生组织法,经 26 个会员国批准,于 1948 年 4 月 7 日正式成立的国际组织。同年 9 月成为联合国的专门机构,总部设在瑞士日内瓦。为了纪念 WHO 的成立,世界卫生组织将每年的 4 月 7 日(联合国世界卫生组织宪章生

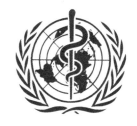

效日)确定为"世界卫生日"。

WHO 的宗旨是"使全世界人民获得最高水平的健康"。其职能是:承担国际卫生防疫工作的指导和协调,促进传染病、地方病及各类疾病的预防工作,同时对流行病控制、检疫措施及药物标准的制定负有责任。其目的是帮助和促进世界各国各民族提高卫生水平。WHO 对当代人健康的定义为"身体、精神及社会生活中的完美状态"。

世界卫生组织会徽是由 1948 年第一届世界卫生大会选定的。该会徽由一条蛇盘绕的权杖所覆盖的联合国标志组成。长期以来,由蛇盘绕的权杖系医学及医学界的标志。它起源于埃斯科拉庇俄斯的故事,古希腊人将其尊崇为医神,并且其崇拜涉及蛇的使用。

希腊是蛇徽的发源地,从古到今,蛇徽遍布希腊各地。到了近代,美国、英国、加拿大、德国以及联合国世界卫生组织都用蛇徽作为自己的医学标志。50 年代前中国中华医学会的会徽上也有蛇徽。1948 年 4 月出版的《中华医学杂志》,封面就是一个赫然醒目的蛇徽。

蛇徽源自基督教的一个著名典故:在《圣经·民数记》21 章,以色列人被毒蛇侵害,上帝便命令摩西"制造一条铜蛇,挂在杆子上,凡被蛇咬的,一望这铜蛇,就活了"。后来耶稣在传道时曾引用这一典故,并预言自己要如这条铜蛇一样被挂在木头上,作为救赎的暗示。于是在基督教兴起之后,"杖上盘蛇"的标记就在西方成为了获得救护的含义了。

## 红十字会与红新月会国际联合会及其徽志

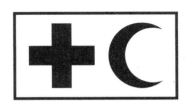

红十字会与红新月会国际联合会(英语:International Federation of Red Cross and Red Crescent Societies,)即为红十字会。是一个遍布全球的志愿救援组织,目的为推动"国际红十字与红新月运动",是全世界组织最庞大,也是最具影响力的类似组织,除了许多国家立法保障其特殊位阶外,于战争时红十字也常与政府、军队紧密合作。

1859 年 6 月 24 日,亨利·杜南途经意大利北部小镇索尔,弗利诺正赶上法国、撒丁国联军与奥地利军之间的一场战役。战场上尸横遍野,死伤者达 4 万多人。杜南立即组织当地居民抢救伤兵,战争结束后,亨利·杜南写下了《索尔弗利诺的回忆》。在书中他描绘了战争的悲惨情景及想对伤员进行救援但又力不从心的遗憾和不安。他在书中提出两项重要建议:一是在各国成立伤兵救护组织;二是召开一次国际会议,研究制定保护伤兵和伤兵救护组织权益的国际公约。杜南用热情和人道精神震憾了人们的心灵,在欧洲赢得了广泛的共鸣。

瑞士的日内瓦公共福利会选出了以亨利·杜南等五人组成筹备组。1863 年 2 月 17 日,委员们在日内瓦召开了首次会议,由此"五人委员会"(即后来的红十字国际委员会的前身)成立了。

杜南把钱和时间都用到了他的事业中,跋山涉水获得大多数欧洲国家政府的赞同。1863 年 10 月 26 日至 29 日在日内瓦召开了有 16 个国家 30 位代表参加的会议,宣布成立"日内瓦委员会",通过了一些决议。1864 年 8 月 8 日至 22 日,在第二次会议上有 12 个国家签署了《1864 年 8 月 22 日关于改善战地陆军伤者境遇之日内瓦公约》(又称《日内瓦第一公约》),同意保证卫生人员中立,加快物资的使用,并通过特殊标志——白底红十字,正式承认国际红十字会。1867 年在巴黎召开了第一届国际红十字大会,1880 年"日内瓦委员会"更名为"红十字国际委员会"。

1965 年在维也纳召开的第 20 届红十字国际会议通过,复于 1986 年在日内瓦召开的第 25 届红十字与国际会议通过修正,并载明与国际红十字与红新月运动章程,其所拟定国际红十字运动的基本原则如下:

## 人道 Humanity

国际红十字会与红新月运动系由于意欲为战场伤患提供无差别待遇之协助而萌生,应依其国际及本国之功能,致力于预防及减轻出现在任何地方之人类苦痛。其目的在于保护生命与健康;确保对人类的尊重,并促进世人相互之了解、友谊、合作和持久的和平。

## 公正 Impartiality

它不因国籍、种族、宗教信仰、阶级或政治意见而有所歧视。它致力于解除个人之痛苦时,全系根据他们的需要行事,并优先考虑特别急迫的苦难个案。

## 中立 Neutrality

为求持续获得各方的信任,红十字与红新月运动于任何敌对情形中,不得采取支持其中一方之立场,亦不得在任何时候涉入具有政治、种族、宗教或意识形态本质之争端。

## 独立 Independence

国际红十字会与红新月运动有其独立性。各国家红十字会虽为其政府人道服务方面之辅佐机构,且需遵守各该国之法律,惟仍应永远保有自主性,俾得在任何时候均能遵循红十字运动之原则行事。

## 志愿服务 Voluntary Service

国际红十字与红新月运动乃志愿救援之运动,并不企求任何利益。

## 统一 Unity

每一国家只能有一个红十字会。它必须对全国公开,并在全部领土内推行人道工作。

## 普遍 Universality

国际红十字与红新月运动遍及全世界,各红十字会地位相等,也共负彼此互助之相同责任与义务。

## 中医徽志——阴阳鱼

在古代,东西方的医药界有不同的志徽。中医药用阴阳鱼,欧洲一些国家则是用蟠曲灵蛇的神杖为帜。

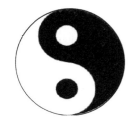

阴阳鱼学名太极图,图案是黑白回互、中间以"S"曲线分割,两侧宛如两条颠倒的小鱼。在中国文化史上,太极图有五层太极图和阴阳鱼太极图两个系列。五层太极图最早见于北宋周敦颐的《太极图说》。阴阳鱼太极图的历史就更为久远。1978在湖北省遂州市擂鼓墩发现了一块刻有太极图样的石器,经鉴定是太极图的原始雏形,是距现在五千多年以前神农时代的遗物。此图现保存在遂州市文物管理处。太极图是古代哲学家、道家、丹家等为解说阴阳理论的模式图。在东汉魏伯阳所著《周易参同契》一书中,就有《水火医廊图》《地承天气图》《月受日光图》《一升一降图》《阴阳交映图》等诸图,这些图在流传中不断精炼抽象,最后升华为有高度概括性的阴阳鱼太极图。它是古人概括阴阳易理和认识世界的宇宙模型。太极图最外层圆圈为太极或无极,示意宇宙万物乃由元气化生,圆内白鱼在左头向上为阳,黑鱼在右头在下为阴,阴阳鱼中又有小圈为鱼眼,展示阳中有阴、阴中有阳、左升右降;阴阳二鱼又以"S"形曲线为隔,寓示在负阴抱阳中,阴阳的平衡不是一刀切成的两半圆式的对称,也非天平式的平衡,而是变化的、此消彼长的阴阳均衡。阴阳鱼太极图是阴阳学说理论的平面模式图,是中华民族智慧的表达。此图在南宋时期即已定型,流传到现在有东西太极图(阴阳鱼左右并峙)与南北太极图(阴阳鱼分居上下)两个模式,以东西太极图为多见。古代道家、丹家、医家乃至儒家都以太极图为志徽,因而镌刻在道观、丹服、经学图书和宋代以后孔庙的殿梁上。1937年,对量子理论的解释早已精细周到的丹麦物理学家玻尔访问中国时,太极图对峙两极的概念使他深感震惊,他认识到他的互补性原理的渊源与中国哲学思想间的平行联系,从此以后他对中国传统文化一直保持着浓厚的兴趣。当玻尔获得诺贝尔物理学奖后被封为爵士需要设计族徽时,他就选中了中国的太极图来表示对立互补关系,在图形上还亲笔签写了铭文。玻尔认为,在古代东方智慧与现代西方科学之间有着深刻的共识和应见。太极图又一次受到科学界的注目。

中医药学以阴阳五行学说为理论基础,自然也就用了太极图为志徽,但在医药行业中多称之为阴阳鱼。在医药书籍上常印有太极图,而在中药铺门两侧的招幌上,则是在一串膏药、丸药或馨下面挂条鱼,既以鱼谐音"愈"(治愈),又左右两鱼合而为一太极。但鱼是不闭眼睛的,这又寓意医生和药商,要像鱼一样,昼夜不闭眼睛,随时行医投药以服务于病人。把阴阳鱼和医德观念联系起来作为医药的志徽,就更富有象征性了。

## 医师誓词

我郑重地保证自己要奉献一切为人类服务;

我将要给我的师长应有的崇敬及感戴;

我将要凭我的良心和尊严从事医业;

病人的健康应为我的首要的顾念;

我将要尊重所寄托给我的秘密;

我将要尽我的力量维护医业的荣誉和高尚的传统;

我的同业应视为我的手足;

将不容许有任何宗教、国籍、种族、政见或地位的考虑介于我的职责和病人间;

我将要尽可能地维护人的生命;

即使在威胁之下,我将不运用我的医学知识违反人道;

我郑重地、自主地并且以我的人格宣誓以上约定。

## 国际护理宣言

我庄严地宣誓：

我将永远忠于护理事业！

我将尽全力为病人提供最佳的服务！

我将遵守诺言保护他人的隐私权，我将成为医生忠实的助手，

为我的病人、家庭与整个社会奉献我的一切！

我将努力地履行公民的权利和义务！

担负起促进社会医疗卫生事业发展的责任！

我将不断地提高自己的业务水平与技能并灵活运用！

不管何时、何地，

我将热情主动地为需要我护理的人服务！

我将为全人类的健康与幸福而努力奋斗！

## 大医精诚

世有愚者，读方三年，便谓天下无病可治；及治病三年，乃知天下无方可用。故学者必须博极医源，精勤不倦，不得道听途说，而言医道已了，深自误哉。

凡大医治病，必当安神定志，无欲无求，先发大慈恻隐之心，誓愿普救含灵之苦。若有疾厄来求救者，不得问其贵贱贫富，长幼妍媸，怨亲善友，华夷愚智，普同一等，皆如至亲之想。亦不得瞻前顾后，自虑吉凶，护惜身命。见彼苦恼，若己有之，深心凄怆。勿避险巇、昼夜寒暑、饥渴疲劳，一心赴救，无作功夫形迹之心。如此可为苍生大医！

## 甘肃省肿瘤医院院徽

设计理念：

图案由"甘肃"的简称"甘"字形成一只吉祥鸟，变形成体现行业特色的"十"字形，以示在医学科学研究领域里开拓进取，腾飞发展，就像这颗闪亮的星，成就辉煌，硕果累累。中间由"研究"英文"Research"的首位字母"R"形成"心"形，充分体现了为人类健康奉献爱心的内涵，表达了该院的宗旨、理念和精神。图案构思巧妙，新颖大气，简洁明快，内涵丰富，色调大方，视觉冲击力强，具有时代感。

**院训:科学　仁爱　敬业　创新**

　　院训是医院历史和文化的积淀,是医院精神和灵魂的象征,是医院办院理念的集中体现,是医院员工共同遵守的行为规范。

　　科学研究是促进医学发展的重要手段,是保证并不断提高医疗质量、培养医学人才、促进医院管理现代化的必要措施。医院科研的进展,科技成果和科技人才的多寡及水平的高低,新业务、新技术的引进与应用,是衡量一个现代医院的医疗水平、学术水平高低的重要标志。

　　仁爱是指宽仁慈爱;爱护、同情的感情。医院是为百姓健康服务的,要以救死扶伤、捍卫健康为己任。全院上下全方位体恤、呵护、尊重、善待患者,面对生命要有敬畏之心。

　　敬业是对甘肃省肿瘤医院职业行为准则的价值评价,要求职员忠于职守,克己奉公,服务人民,服务社会,体现了社会主义职业精神,用自己所学为患者带来福音,是一名医务人员最基本的职业道德和操守。

　　创新指医疗科研技术的创新,包括开发新技术,新的治疗手段或者将已有的技术进行应用创新。

# 甘肃省医科院院歌

1=G 2/4

集体 词
翟平元 曲

激情，高昂地

(0 34 | 5. 3 | 171 | 2. 7 | 567 | 1. 7 | 6513 | 2— | 234 | 5. 3 |

123 | 4. 3 | 676 | 5. 3 | 2567 | 11. 1 | 10) | 15 | 65 |
　　　　　　　　　　　　　　　　　　　　　　　　白塔　山下

3523 | 5— | 22. 2 | 222 22 | 26 7 | 5— | 1. 111 |
黄河岸　边　荟萃　着医学科研的　精　英　防癌抗癌

11 2 | 3. 321 | 6— | 56 | 23 6 | 1— | 1— | 76 | 5635 | 6—
之路　不　断走　出　走出新里　程　　　妙手仁　术

6— | 16 | 2. 316 | 5— | 5— | 2. 123 | 5— | 3. 532 |
剑胆琴　　心　　崇科学弘　医

133 | 2. 22 | 11 | 6561 | 2— | 2— | 32 | 16 | 5. 5 | 61 |
德奉献关　爱生　命的　时代精　神　　笑暖人间营造和谐

22 3 | 523 | 1— | 10 ‖: 55 | 55. 6 | 1. 116 | 50 | 22 |
温暖的大家庭　　科学仁爱　敬业创新　与时

2223 | 5535 | 233 | 2. 1 | 63. 3 | 5. 613 | 223 |
俱进永攀科研高峰牢记攻克癌症的神圣使命我们

55 3 | 2. 235 | 1— | 10 :‖ 55 3 | 6— | 5— | 5— 5— 1 | 50
与黄河奔腾向前进　　奔腾　向　前进.

# 核心价值

## 社会主义核心价值观

党的十八大报告首次以24个字概括了社会主义核心价值观:"倡导富强、民主、文明、和谐,倡导自由、平等、公正、法治,倡导爱国、敬业、诚信、友善,积极培育社会主义核心价值观。"

核心价值观是医院建设与发展过程中所推崇的基本信念,是医院和所有干部职工做人与做事的基本准则,是医院全体员工笃定恪守的价值标准和行为准则。

国家层面:富强　　民主　　文明　　和谐

社会层面:自由　　平等　　公正　　法治

公民层面:爱国　　敬业　　诚信　　友善

富强:富强即国富民强,是社会主义现代化国家经济建设的应然状态,是中华民族梦寐以求的美好夙愿,也是国家繁荣昌盛、人民幸福安康的物质基础。

民主:是人类社会的美好诉求。我们追求的民主是人民民主,其实质和核心是人民当家做主。它是社会主义的生命,也是创造人民美好幸福生活的政治保障。

文明:是社会进步的重要标志,也是社会主义现代化国家的重要特征。它是社会主义现代化国家文化建设的应有状态,是对面向现代化、面向世界、面向未来的,民族的科学的大众的社会主义文化的概括,是实现中华民族伟大复兴的重要支撑。

和谐:是中国传统文化的基本理念,集中体现了学有所教、劳有所得、病有所医、老有所养、住有所居的生动局面。它是社会主义现代化国家在社会建设领域的价值诉求,是经济社会和谐稳定、持续健康发展的重要保证。

自由:是指人的意志自由、存在和发展的自由,是人类社会的美好向往,也是马克思主义追求的社会价值目标。

平等:指的是公民在法律面前的一律平等,其价值取向是不断实现实质平等。它要求尊重和保障人权,人人依法享有平等参与、平等发展的权利。

公正:即社会公平和正义,它以人的解放、人的自由平等权利的获得为前提,是国家、社会自然的根本价值理念。

法治:是治国理政的基本方式,依法治国是社会主义民主政治的基本要求。它通过法制建设来维护和保障公民的根本利益,是实现自由平等、公平正义的制度保证。

爱国：是基于个人对自己祖国依赖关系的深厚情感，也是调节个人与祖国关系的行为准则。它同社会主义紧密结合在一起，要求人们以振兴中华为己任，促进民族团结、维护祖国统一、自觉报效祖国。

敬业：是对公民职业行为准则的价值评价，要求公民忠于职守，克己奉公，服务人民，服务社会，充分体现了社会主义职业精神。

诚信：即诚实守信，是人类社会千百年传承下来的道德传统，也是社会主义道德建设的重点内容，它强调诚实劳动、信守承诺、诚恳待人。

友善：强调公民之间应互相尊重、互相关心、互相帮助，和睦友好，努力形成社会主义的新型人际关系。

# 管理

## 管理理念：民主　科学　务实　高效

民主是人类社会的美好诉求。我们追求的民主是职工民主，其实质和核心是每一位职工当家做主，有权利有义务为医院做贡献，提意见，它是社会主义的生命，也是创造职工美好幸福生活的政治保障。

科学管理是将运筹学、组织学、系统工程学等理论和竞争策略、组织设计、成本核算、人事管理、质量控制、后勤保障、信息资讯、文化建设等功能进行有机整合，通过决策、组织、领导、控制过程，求取医院最佳绩效。

务实就是讲究实际、实事求是。这是中国农耕文化较早形成的一种民族精神，中国文化注重现实、崇尚实干精神的体现。

高效指在相同或更短的时间里完成比其他人更多的任务，而且质量与其他人一样或者更好。

## 经营理念：以人为本　至诚至信

以人为本，是科学发展观的核心。是中国共产党人坚持全心全意为人民服务的党的根本宗旨，具体实践于：1.减少员工对于被解雇的惧怕。2.谨慎的雇佣（先树立医院文化）。3.建立自我管理机制。4.依据表现给予报酬。5.大量的培训。6.建立集体观。　7.树立信任。

至诚至信，以诚待人，以信取人，是甘肃省肿瘤医院弘扬中华民族最为优秀的传统之一；以诚为本，以信为天，做到至诚至信也是医护人员对待患者做事的基本原则。

## 服务理念：一切为了病人

一切为了病人，为了一切病人。努力践行把病人放在首位、把服务放在首位的仁德宽广之路。

## 科研宗旨：严谨　求实　进取

严谨，医学诊治态度上追求严肃谨慎，细致、周全、完善、完美。

求实，做科研学术不可弄虚作假，异想天开，要脚踏实地，实事求是。

进取，专业技术努力上进，有所作为。

## 医院作风：严肃认真　团结进取　精医求真

严肃认真，严肃认真的工作态度。这种严肃认真的工作态度首先应该明确工作责任，增强工作责任感，尽职尽责地去做好领导交办的每项工作。这种严肃认真的工作态度，对于任何一个人来讲都是不可忽视的首要因素。

团结进取，是由多种情感聚集在一起而产生的一种精神。我们每个人的力量都是有限的，只有大家都团结在一起，目标一致，有自我牺牲的精神，才能做好每一件事情。进取也称"上进心"，是一种不断要求上进、立志有所作为的心理状态。

精医求真，精湛的医术、精心的服务和精良的团队，坚持求真务实，真出实，实出真，真实的目的在于敢担当，担当的目的在于忠诚责任。只有担当才能实干，在实干中求真，在求真中务实，循环往复，不断前行，形成敢于担当的政治品格。

## 职工警言警语：自尊　自爱　自信　自强

自尊，顾名思义，就是自己尊重自己。一个有自尊的人是不会去向别人卑躬屈膝，也不会让别人去歧视和侮辱自己。

自爱，就是自己懂得爱护自己和珍惜自己的名誉，树立一个良好的个人信誉。自尊是自爱的目标，自爱是自尊的表现，要自尊必须自爱。自尊自爱是为了建立和维护自己的尊严，自尊自爱是维护个人乃至民族尊严的前提。一个自尊自爱的人应该是有理想，有抱负，有气节，有人格，有个性，有主见，有毅力的人。

自信，是每个人必不可少的重要条件，只有有了自信之后，才可能创造出一个精彩的人生。

自强，少年强，则国强；天地宽，心底无私；身方健，自强不息！

# 人文

## 希波克拉底（前 460~前 370 医学之父）誓言

仰赖医药神阿波罗，阿斯克勒庇俄斯，阿克索及天地诸神为证，鄙人敬谨直誓：

愿以自身能力及判断力所及，遵守此约。

凡授我艺者，敬之如父母，作为终身同业伴侣，彼有急需，我接济之。

视彼儿女，犹我兄弟，如欲受业，当免费并无条件传授之。

凡我所知，无论口授书传，俱传之吾与吾师之子及发誓遵守此约之生徒，此外不传与他人。

我愿尽余之能力与判断力所及，遵守为病家谋利益之信条，并检束一切堕落和害人行为，我不得将危害药品给予他人，并不作该项之指导，虽有人请求亦必不与之。

我愿以此纯洁与神圣之精神，终身执行我职务。

无论至于何处，遇男或女，贵人及奴婢，我之唯一目的，为病家谋幸福，并检点吾身，不作各种害人及恶劣行为，尤不作诱奸之事。

凡我所见所闻，无论有无业务关系，我认为应守秘密者，我愿保守秘密。

尚使我严守上述誓言时，请求神祇让我生命与医术能得无上光荣，我苟违誓，天地鬼神实共殛之。

## 弗洛伦斯·南丁格尔（近代 1820~1910 年护理事业奠基人）誓言

余谨以至诚，于上帝及会众面前宣誓：

终身纯洁，忠贞职守。

勿为有损之事，勿取服或故用有害之药。

尽力提高护理之标准，慎守病人家务及秘密。

竭诚协助医生之诊治，务谋病者之福利。谨誓！

## 玛丽·居里（1867~1934 年）

世称"居里夫人"，全名：玛丽亚·斯克沃多夫斯卡·居里。法国著名波兰裔科学家、物理学家、化学家，1867 年 11 月 7 日生于华沙。

1903 年，居里夫妇和贝克勒尔由于对放射性的研究而共同获得诺贝尔物理奖，1911 年，因发现元素钋和镭再次获得诺贝尔化学奖，成为历史上第一个两获诺贝尔奖的人。居里夫人的成就包括开创了放射性理论、发明分离放射性同位素技术、发现两种新元素钋和镭。在她的指导下,人们第一次将放射性同位素用于治疗癌症。由于长期接触放射性物质,居里夫人于 1934 年 7 月 3 日因恶性白血病逝世。

镭能放射出 α 和 γ 两种射线,并生成放射性气体氡。镭放出的射线能破坏、杀死细胞和细菌。因此,常用来治疗癌症等。此外,镭盐与铍粉的混合制剂,可作中子放射源,用来探测石油资源、岩石组成等。镭是原子弹的材料之一。老式的荧光涂料也含有少量的镭。中子轰击镭–225 可以获取锕。

### 威廉·康拉德·伦琴(1845~1923 年),德国物理学家,X 射线发明者

1895 年 11 月 8 日发现了 X 射线,为开创医疗影像技术铺平了道路,1901 年被授予首次诺贝尔物理学奖。这一发现不仅对医学诊断有重大影响,还直接影响了 20 世纪许多重大科学发现。例如安东尼·亨利·贝克勒尔就因发现天然放射性,与居里夫妇共同获得 1903 年的诺贝尔物理学奖。到今天,为了纪念伦琴的成就,X 射线在许多国家都被称为伦琴射线,另外第 111 号化学元素 Rg 也以伦琴命名。

1895 年 11 月 8 日,伦琴把实验室的门关得紧紧的,一个人在那里进行阴极射线的研究,在出现阴极射线时,旁边涂有氰化铂钡的荧光屏上,似乎也发出点蓝白色的光。阴极射线是不能通过玻璃管壁的,尤其是伦琴自己精心制造的装置,阴极射线漏出来也是不可能的。伦琴把玻璃管用黑纸紧紧地蒙上,通电后阴极射线发出的光被遮住了,氰化铂钡却依然发亮。断电时就不见了,伦琴用 10 张黑纸包着玻璃管或以铝板把玻璃管和荧光屏隔开,荧光屏仍亮着;把厚铅板夹在里面试试,亮光突然消失,铅板一拿开,又重新发亮。伦琴把手插进去一看,在荧光屏上模模糊糊有骨的形象,手的轮廓也隐约可见,由于这是一种性质不明的新射线,就姑且称为"X 线"。为了仔细研究 X 线,伦琴把床也搬进了实验室,整整 7 个星期,伦琴埋首在"X 线"中。圣诞节前夕,夫人别鲁塔来到实验室,他把她的手放到照相底板上用"X 线"照了一张照片,这是人类的第一张 X 线照片,伦琴亲自在照相底板上用钢笔写上 1895.12.22。别鲁塔看到照片惊叹不已,问:"这个圆环是什么?""是我们的结婚戒指!"。这时他们完全沉醉幸福之中了。

1895 年 12 月 28 日伦琴把《关于一种新的射线》为题的论文送交威茨堡物理学会和医学协会会长手里,他以严密的文笔,将 7 个星期的研究结果,写成 16 个专题。这年正是伦琴 50 年华诞。这是他为人类奉献的一份最珍贵的礼物。

次年 1 月 5 日论文副本在《维也纳日报》星期版的头版头条作了详细的报道。这一伟大的发现立即传遍了全世界。1 月 13 日下午 5 时,伦琴应邀在德皇威廉二世和

皇后御前作讲演和表演,德皇与他共进晚餐并授予二级宝冠勋章和勋位,并批准在波茨坦桥旁为他建立塑像的荣誉。1月23日在作了公开演讲后,他的好友柯立卡,一位解剖学教授建议以"伦琴线"命名此新射线作为纪念,大学生也于当晚举行了火炬游行以示庆祝。但伦琴说:"假如没有前人的卓越研究,我发现X线是很难实现的"。谦虚的态度、高尚的品格,伦琴不愧是我们光辉的楷模。

## 血压计的发明与应用

血压计的发明前后经历了200年的时间。血压就是血液在血管中流动时对血管壁产生的压力,具有重要的临床意义,是体检和必查项目之一。测量血压念头的产生还要归功于17世纪医学三大派别之一的物理医学派。物理医学派的学者认为,身体就是机器,血管就是输水管,只要仿照测量输水管中水压的方法,就可以测量出血管里的压力高低。

人们测量血压最初是在马身上进行的。约在18世纪初,英国人哈尔斯(Hales S. 1677~1761)用一根长达9英尺的玻璃管一头连上很尖的铜管,插入马腿的动脉内,血液在垂直的玻璃管内上升了8.3英尺,测得了马的血压。1819年,法国医生、物理学家普瓦瑟伊尔发明了一种用水银压力计测血压的方法。此后,各种各样的血压计陆续问世。1881年,奥地利人冯·巴施发明了一种装置,它可以灵敏地测得动脉搏动的情况。1889年,法国人普当发明了传感式血压描记器。1896年,意大利人里瓦·罗克西发明了不损伤血管的裹臂式血压测定计,它包括橡皮球、橡皮裹臂带以及装有水银的玻璃管三部分。测量时将橡皮囊臂带绕在手臂上,捏压橡皮球,观察玻璃管内水银柱跳动的高度,以推测血压的数值。不过,这套装置只能测动脉的收缩压,而且还不准确。

1905年,俄国人尼古拉·克洛特科夫改进了血压计结构,测量血压时与听诊器配合使用。测量时将橡皮囊带缚于上臂,将听诊器放在肘部(肱动脉体表搏动处),向囊带中打足气,再缓慢放出,压力下降到一定程度时,听诊器内就会传来"咚、咚"动脉搏动音,听到第一个声音所对应的压力就是收缩压,该声音逐渐减弱,直至消失时所对应的压力就是舒张压。这种测量方法简便、准确、一直沿用至今。

## 威廉·哈维(1578~1657年血液循环规律的发现者)

威廉·哈维(William Harvey)于1578年4月1日出生于英国肯特郡福克斯通镇,排行老大,英国17世纪著名的生理学家和医生。他发现了血液循环的规律,奠定了近代生理科学发展的基础。哈维为詹姆士一世父子的上宾，英国资产阶级革命爆发以后，他在政治上一度站在国王一边，但在克伦威尔的政权下，其个人也惨遭不幸。他发现了血液循环和心脏的功能，其贡献是划时代的，他的工作标志着新的生命科学的开始，属于发端于16世纪的科学革命的一个重要组成部分。

在中世纪，古希腊医学家盖仑的理论在解剖学和生理学中占着统治地位。盖仑通过实际观察，发现动脉血管中也是血液，于是提出人体中有两种不同功能的血液。他认为血液从右心室通过心脏的中膈流入左心室，但因心房瓣不够完善，因此有一小部分静脉血从右心室倒流到静脉里，一小部分动脉血从动脉回到左心室里。16世纪中期以后，情况有了变化，萨维留斯证明盖仑关于血液通过中膈的说法不正确，因为隔开左右心室的隔膜是一块硬肌肉，不容血液通过。但他也没能说明血液怎样从静脉流入动脉，西班牙的弥贵尔·塞尔维特最先提出了另一种解释，他认为血液是通过肺从右心室流入左心室的，人体只有一种血液。塞尔维特否定了盖仑的理论。发现了心与肺之间的血液小循环，但他还没有来得及进一步论证血液循环的理论，就被约翰·加尔文作为异端活活地烧死了。又过了几十年，哈维的老师法布里克斯发现静脉血管中有瓣膜，这无疑是个很重要的发现，但他并不理解瓣膜的真正意义，因为他还同意盖仑的意见，认为血液离开心脏后可在静脉往返流动，而瓣膜的作用仅仅是防止血液积聚在身体的肢端并减少血液的流动。上述这些学者的新发现，对哈维后来的发现无疑起了重大作用。如静脉血与动脉血一旦被认为是同一的，发现血液循环的道路就很平坦了。

哈维是通过一个简单的数学运算来最先形成血液循环这一概念的。哈维估计心脏每次跳动的排血量大约是两盎司，由于心脏每分钟跳动72次，所以用简单的乘法运算就可以得出结论：每小时大约有540磅血液从心脏排入主动脉。但是540磅远远超过了一个正常的整个体重，甚至更加远远地超过了血液本身的重量。因此哈维似乎明显地认识到了等量的血液往复不停地通过心脏。提出这一假说后，他花费了九年时间来做实验和仔细观察，掌握了血液循环的详细情况。

哈维的贡献是划时代的，他的工作标志着新的生命科学的开始，属于发端于16世纪的科学革命的一个重要组成部分。哈维因为他的出色的心血系统的研究（以及他的动物生殖的研究），使得他成为与哥白尼、伽利略、牛顿等人齐名的科学革命的巨匠。他的《心血运动论》一书也像《天体运行论》、《关于托勒密和哥白尼两大体系的对话》、《自然哲学之数学原理》等著作一样，成为科学革命时期以及整个科学史上极为重要的文献。

## 安德烈·维萨里（1514~1564 解剖之父）

维萨里是著名的医生和解剖学家，近代人体解剖学的创始人，维萨里与哥白尼齐名，是科学革命的两大代表人物之一。1514 年（甲戌年）12 月 31 日维萨里生于布鲁塞尔的一个医学世家。他的曾祖、祖父、父亲都是宫廷御医，家中收藏了大量有关医学方面的书籍。维萨里幼年时代就喜欢读这些书，从这些书中他受到许多启发，并立下了当一个医生的志向。他曾就教于意大利的帕多瓦大学，精通古罗马医学家盖仑的著作，但他不拘泥于书本知识，认为必须亲自解剖、观察人体构造，创立了当时少见的理论联系实际的生动教学局面，受到学生尊敬和爱戴。维萨里的主要贡献 1543 年发表了《人体机构》一书，该书总结了当时解剖学的成就，哥白尼的《天体运行论》于同一年出版。维萨里与尼古拉·哥白尼一样，为了捍卫科学真理，遭教会迫害。但他建立的解剖学为血液循环的发现开辟了道路，成为人们铭记他的丰碑。

由于他勤奋好学，在自学过程中掌握了一定的解剖学知识，也积累了一些这方面的经验，所以他曾一针见血地指出盖仑解剖学中的错误和教学过程中的弊病，并决心改变这种现象，纠正盖仑解剖学中的错误观点。于是，他就挺身而出，亲自动手做解剖实验。他的行动，得到了同学们的赞扬和支持。当时和他一起做实验的还有他的同学塞尔维特。他们经常用解剖过程中的事实材料针对盖仑的某些错误观点展开争论，并给予纠正。后来维萨里在他的《人体机构》一书的序言追忆这段往事的时候曾这样写道："我在这里并不是无端挑剔盖仑的缺点。相反地，我肯定了盖仑是一位伟大的解剖学家，他解剖过很多动物。限于条件，就是没有解剖过人体，以致造成很多错误，在一门简单的解剖学课程中，我能指出他 200 种错误。"

维萨里的这种唯物主义的治学方法和解剖学的成就，触犯了旧的传统观念，冲击了校方的陈规戒律，引起了守旧派的仇恨和攻击。学校当局不但不批准他考取学位，而且还将他开除了学籍。从那时起，维萨里被迫离开了巴黎。

后来，他有机会在威尼斯共和国帕都瓦大学任教，并于 1537 年 12 月 6 日获得博士学位。在任教期间，维萨里继续利用讲课的机会进行尸体解剖，并进行活体解剖教学，吸引了大批的学生。在那里，他充分利用学校的有利条件，继续进行解剖学研究。

业余时间，维萨里开始写作计划已久的一部人体解剖学专著。经过 5 年的努力，1543 年，年仅 28 岁的维萨里终于完成了按骨骼、肌腱、神经等几大系统描述的巨著《人体机构》。在这部伟大的著作中，维萨里冲破了以盖仑为代表的旧权威们臆测的解剖学理论，以大量、丰富的解剖实践资料，对人体的结构进行了精确的描述。他在书中写道:解剖学应该研究活的、而不是死的结构。人体的所有器官、骨骼、肌肉、血管和神经都是密切相互联系的,每一部分都是有活力的组织单位。这部著作的出版,澄清了盖仑学派主观臆测的种种错误,从而使解剖学步入了正轨。可以说,《人体机构》一书是科学的解剖学建立的重要标志。在这本书里,维萨里也是第一个描述人工呼吸的人。

## 中外医学比较年表

| 年代 | 世界医学史 | 中国医学史 |
|---|---|---|
| 远古 ~ 3000BC | 巴比仑已有医生(前 3500 年)<br>埃及人制作干尸(前 3400 年) | 约 50 万年前,"北京猿人" 钻木取火,熨法与灸法萌芽。<br>龙山文化,酿酒(前 4000 年) |
| ~2000BC | 埃及医神 Imhotep(前 2700 年)<br>巴比仑肝脏占卜(前 2400 年) | 伏羲制九针、神农尝百草(前 5000 ~ 1700 年) |
| ~ 1000BC | Kahun 纸草文医书(前 1850 年)<br>E . Smith 纸草文医书(前 1800 年)<br>G . Ebers 纸草文医书(前 1500 年)<br>印度吠陀医学(前 1550 年) | "伊尹制汤液"传说(前 1700 年)<br>甲骨文记载医药知识(前 1330 年) |
| ~ 500BC | 巴比伦王国图书描述癫痫(前 650 年)<br>印度《寿命吠陀》(前 605 年) | 儒、道、阴阳、杂家产生时代<br>《山海经》载许多药物<br>《周礼》有食、疾、疡、兽医,<br>医和提出"六气致病说"(前 541 年)<br>扁鹊生活时代 |
| 公元前后 | 雅典瘟疫开始(至公元前 427 年)<br>柏拉图诞生(公元前 428 年)<br>希波克拉底(公元前 420 年)<br>苏格拉底逝世(公元前 399 年)<br>罗马法中禁止城市葬人(前 450 )<br>亚里士多德诞生( 384 )<br>罗马建下水道(前 331 )<br>亚历山大博物馆和图书馆建立 | 《五十二病方》<br>《黄帝内经》<br>淳于意(前 215~前 140)始用"诊籍"<br>张骞出使西域(前 138~前 119 年)<br>佛教传入 |
| ~ 1800 | 道格拉斯著比较解剖学(1707 )<br>莫尔干尼《由解剖观察疾病的位置与原因》(1761 )<br>奥恩布鲁格发明叩诊法(1761 )<br>拉瓦锡发现氧(1771 )<br>瓦特改良蒸汽机(1784 )<br>琴纳发明牛痘疫苗(1796 ) | 《古今图书集成》( 1726 年)<br>《医宗金鉴》( 1742 年)<br>赵学敏《本草纲目拾遗》( 1765 年)<br>《四库全书》( 1772 ~ 1781 年)<br>吴鞠通《温病条辨》( 1799 年) |

| 年代 | 世界医学史 | 中国医学史 |
|---|---|---|
| ~1900 | 雷奈克发明听诊器（1809）<br>路易应用统计学（1831）<br>穆勒著《人体生理学》（1831）<br>施旺发现动物细胞（1839）<br>塞梅尔魏斯发现产褥热病因（1847）<br>巴斯德证明乳酸发酵是微生物所致（1857）<br>微尔啸《细胞病理学》出版（1858）<br>巴斯德发明"巴氏消毒法"（1859）<br>国际红十字会成立（1864）<br>利斯特应用石炭酸消毒法（1868）<br>科赫发现结核菌（1882）<br>伦琴发现 X 射线（1895）<br>发现 α、β 射线（1899）<br>巴甫洛夫研究条件反射（1900）<br>弗洛伊德发表《梦的解析》（1900） | 牛痘接种法传入中国（1805）<br>郭雷枢（英）来华（1827）<br>王清任《医林改错》（1830）<br>伯驾到广州开"博济医局"（1834）<br>鸦片战争（1840）<br>帝国主义以教会名义相继在澳门、厦门、宁波、上海、福州等地设医院（1844~1848）<br>太平天国（1850~1863）<br>中西汇通派<br>唐容川（1862~1918）<br>恽铁樵（1875~1935）<br>张锡纯（1860~1933）<br>《博医会报》出版（1887） |

# 医事之最

1.最早的医学分科是在周代,当时宫廷职业医生分为食医、疾医、疡医、兽医四种。

2.最早的国立医院建立于南北朝时期,魏宣武帝于永平三年(510)十月敕命太常立馆收容患者,由医署"分师疗治"。

3.最早的大型医科学校是隋唐时期的太医署,比西方国家最早的意大利萨勒诺医学校建立早 200 多年。

4.最早的医疗体操图是马王堆三号汉墓出土的帛画导引图,它绘于 2200 年前的西汉时期。

5.最早的由医生编创的医疗体操是东汉末年名医华佗模仿虎、鹿、猿、鸟等的动作而编制的"五禽戏"。

6.最早的气功文献是书于战国时代的铭文《行气玉佩铭》。

7.最早的营养学专著是《饮膳正要》,著者是元代的忽思慧,成书于 1330 年。

8.最早的食疗专著是唐代孟诜所著的《食疗本草》。

9.最早的兽医学专著是唐代李石所著的《司牧安骥集》。

10.最早的法医专著是北宋宋慈所著的《洗冤集录》成书于 1247 年。它比 17 世纪初意大利法医学家菲德里的医著作早 350 年,因此也是世界上最早的一部法医学权成著作。

11.最早的法医检验始于战国时代,载于云梦秦简。

12.最早的医案总汇是《名医类案》,著者是明代江瓘(guàn)及其子应元、应宿,成书于 1552 年。

13.最早的医学丛书是明代王肯堂编著的《证治准绳》。

14.最早的尸体解剖实例是西汉天凤三年(公元 16 年)王莽令太医尚方和巧屠对罪犯尸体进行的解剖,比西方文艺复兴时期达·芬奇和维萨里进行的解剖研究早 1500 多年。

15.最早的针灸专著是晋代皇甫谧的《黄帝三部针灸甲乙经》。

16.最早的经络学著作是长沙马王堆汉墓出土的《十一脉灸经》和《阴阳十一脉灸经》,约成书于西汉初年。

17.最早的医学教学模型是宋代两具针灸铜人,由王惟一设计并主持铸造,铸于 1029 年。

## 医理之最

1.现存最早的医学专著是《黄帝内经》,包括《素问》和《灵枢》两大部分,共 162 篇,约成书于春秋战国时期。隋唐时已流传国外,701 年已成为日本医学校的教科书。最早整理和注释《黄帝内经》的是隋代医家全元起。

2.最早的病因症候学专著《诸病源候论》,隋代巢元方著,成书于 610 年。

3.最早的脉学专著是西晋王叔和撰写的《脉经》。

4.最早总结"四诊"并运用于临床实践的是春秋时代的名医扁鹊。

5.最早的脉象图见于宋代施发撰写的《察病指南》,比法国人马端 1860 年制的"脉搏扫计器"早 600 多年。

6.最早的验舌专著是元代杜清碧编著的《敖氏伤寒金镜录》。

7.最早的诊断学专著是清代林之瀚所撰的《四诊抉微》。

8.最早的中医辨证论治专著《伤寒杂病论》是东汉名医张仲景著。

# 医技之最

1.最早的一份比较完整详细的病历格式见于 1522 年明代医家韩懋(mao)所著的《韩氏医通》。

2.最早的病案材料是西汉名医淳于意所记述的诊籍。

3.最早的传染病专著是明代吴又可著的《温疫论》。

4.最早的性病专著是明代医家陈司成所著的《霉疮秘录》,比国外《性病论》等专著的问世要早 150 多年。

5.最早提出用狂犬脑髓敷治狂犬咬伤以防止狂犬病发的医家是晋代葛洪,载入所著《肘后备急方》,比 19 世纪法国人巴德的发现早 1500 年。

6.晋代葛洪最早提出催吐法治疗食物中毒,最早描述恙虫病、脚气病和食道异物治疗术。

7.脏器疗法始于唐代,见于唐代名医孙思邈的《备急千金要方》,而欧美迟至 13 世纪以后始有记载。

8.最早用尿检法诊断糖尿病的记载见于唐代王焘著于 752 年的《外台秘要》,比阿拉伯医生阿维森纳的发现早 300 年。

9.最早的放腹水法载于《黄帝内经》的《灵枢·四时气》篇,这项发明至少已有 2200 多年的历史。

10.最早的人工呼吸法载于汉代张仲景的《伤寒杂病论》。

11.最早的死亡诊断法载入《仪礼·既夕礼》。

12.最早的外科治疗手册是西汉帛书《五十二病方》。

13.最早的外科学专著是南宋龚庆宣编撰的《刘涓子鬼遗方》。

14.最早使用麻醉药物于外科手术的是东汉末年名医华佗,比欧美医家使用麻醉术早 1660 多年。

15.现在最早的伤科专著是唐代蔺道人著的《仙授理伤续断秘方》。

16.最早用于妇科绝育的药物名"暮蓉",载于《山海经·西山经》。

17.最早论述妇科疾病的著作是东汉张仲景著的《金匮要略》。

18.最早提出"人工流产"的名词并详叙适应证及手术著作是隋代巢元方的《诸病源候论》。

19.第一例成功的剖腹手术作于公元 3 世纪,载于《晋·焦者(qi)国传》。

20.最早提出晚婚主张的是南齐褚澄,载于所著的《褚氏遗书》。

21.现存最早的妇科专著是《经效产宝》,唐昝(zǎn)殷著。

22.最早设立产科是在宋代。

23.现存最早儿科专著是托名周穆王时"师巫"所传的《颅囟经》,据考证成书于唐末宋初。

24.最早的种痘书是清人张琰(yàn)著的《种痘新书》。

25.最早记载天花流行的书是晋代葛洪著的《肘后备急方》。

26.最早应用天花接种法的时间在北宋。

27.最早的牙刷是辽驸马卫国王墓葬中出土的象牙刷。比法国的法查特发表植毛牙刷文章早 700 多年。

28.齿病的记载始见于甲骨文,至少已有 3000 年的历史。

# 方药之最

1.最早的药物学专著是成书于秦汉时期的《神农本草经》。

2.最大型的药物学巨著是明代李时珍著的《本草纲目》全书。52 卷、190 多万字,收载方剂 10000 余首,药物 1892 种,有插图 1000 余幅。

3.荦兰的制剂学专著是南宋雷敩著的《雷公炮炙论》。

4.最早的国家药典是《新修本草》,唐苏敬等 20 人编,成书于 659 年。

5.最早的方剂专著是晋代葛洪著的《肘后备急方》。

6.规模最大的方剂学专著是《普济方》,明代朱橚、滕硕、刘淳等人合著,全书 168 卷,收载方剂 61739 余首。

7.世界最早的由国家颁布的药局方是《太平惠民和剂局方》,由南宋裴宗元、陈师文等人编,成书于 1151 年。

## 十问歌

一问寒热二问汗,三问头身四问便,

五问饮食六胸腹,七聋八渴俱当辨,

九因脉色察阴阳,十从气味章神见,

见定虽然事不难,也须明哲毋招怨。

——明·张景岳

## 新编十问歌

问诊首当问一般,一般问清问有关,
一问寒热二问汗,三问头身四问便,
五问饮食六胸腹,七聋八渴俱当辨,
九问旧病十问因,再将诊疗经过参,
个人家族当问遍,妇女经带并胎产,
小儿传染接种史,疹痘惊疳嗜食偏。

——据卫生部中医司《中医病案书写格式与要求》通知精神

## 中医四诊:望、闻、问、切

望而知之为之神,闻而知之为之圣,
问而知之为之工,切而知之为之巧。

——战国·秦越人《难经》

## 中医二十四种脉象

浮、迟、数、滑、涩、虚、实、洪、微、紧、缓、弦、芤、革、弱、散、细、伏、动、促、结、代、洽、软。

——晋·王叔和《脉经》

## 中医治病"八法"

汗、吐、下、和、温、清、消、补。

——清·程钟龄《医学心悟》

## 中药"四气"

四气又称四性,是寒、热、温、凉四种不同的药性,是依据药物作用于机体所发生的反应归纳出来的。例如,石膏、黄连、栀子等能治疗热性病,表明这些药物具有寒凉性质。反之,附子、干姜等能治疗寒性病,也就表明这两种药物具有温热性质。所以,一般说来,寒性、凉性的药物具有清热泻火的作用;温性、热性的药物具有温里散寒的作用。

## 中药"五味"

五味是辛、甘、酸、苦、咸五种不同的味。

辛：有发散、行气、行血的作用。如麻黄、桂枝治风寒表征；木香、红花能行气行血。

甘：有补益、和中的作用。如人参、黄芪能补益元气；甘草、大枣能调和脾胃及调和药性。

酸：有收敛、固涩的作用。如五味子、山茱萸能敛汗涩精；五倍子能涩肠止泻。

苦：有燥湿、泻降的作用。如黄连、黄柏能清热燥湿；大黄能泻下。

咸：有软坚、泻下的作用。如海藻、瓦楞子能软坚散结；芒硝能泻下通便。

## 中药"十八反"

本草明言十八反，半蒌贝蔹及攻乌。

藻戟遂芫俱战草，诸参辛芍叛藜芦。

——金·张子和《儒门事亲》

十八反最早见于张子和《儒门事亲》，列述了三组相反药，分别：甘草反甘遂、京大戟、海藻、芫花；乌头（川乌、附子、草乌）反半夏、瓜蒌（全瓜蒌、瓜蒌皮、瓜蒌仁、天花粉）、贝母（川贝、浙贝）、白蔹、白及；藜芦反人参、沙参（南、北）、丹参、玄参、苦参、细辛、芍药（赤芍、白芍）。

## 食物"十八反"

食物中也有十八反，是吃东西的禁忌，希望大家多多注意，别不小心中了毒！

菱角反猪肉，会引起肚子痛；柿子反白酒，会引起中毒；

栗子反牛肉，会引起呕吐；蜂蜜反洋葱，会伤眼睛；

西瓜反羊肉，会伤元气；萝卜反木耳，会得皮炎；

狗肉反绿豆，会引起中毒；蜂蜜反豆腐，会耳聋；

芹菜反兔肉，会引起脱发；芹菜反鸡肉，会伤元气；

香蕉反马铃薯，面部会生斑；香蕉反芋头，会腹胀；

鸡蛋反鹅肉，会伤元气；花生反黄瓜，会伤身；

苋菜反甲鱼，会中毒；萝卜反水果，可致甲状腺肿大；

鲤鱼反甘草,会引起中毒;对虾(包括某些海鲜)反维生素 C,可致砷中毒。

所以,上述食物不宜同时服用,但可以分开进食,吃完一种后,最好相隔 4h 以上再吃另外一种食物。

## 中药"十九畏"

<blockquote>
硫黄原是火中精,朴硝一见便相争,

水银莫与砒霜见,狼毒最怕密陀僧,

巴豆性烈最为上,偏与牵牛不顺情,

丁香莫与郁金见,牙硝难合京三棱,

川乌草乌不顺犀,人参最怕五灵脂,

官桂善能调冷气,若逢石脂便相欺,

大凡修合看顺逆,炮爁炙煿莫相宜。

——明·刘纯《医经小学》
</blockquote>

硫黄畏朴硝,水银畏砒霜,狼毒畏密陀僧,巴豆畏牵牛,丁香畏郁金,川乌、草乌畏犀角,牙硝畏三棱,官桂畏石脂,人参畏五灵脂。

## 悬壶

《后汉书·费长房传》载,东汉方士费长房见"市中有老翁卖药,悬一壶于座,市罢,跳入壶中"。这位卖药的老人挂一壶作为医门的标志,由此产生了一条成语"悬壶济世",赞颂医生救死扶伤的功德。"悬壶"代指行医,高明的医生尊称为"壶公"。

## 青囊

青囊又代指中医,是中医的别名。

它的来源与东汉末年的名医华佗有关。据说,华佗被杀前,为报一狱吏酒肉侍奉之恩,曾将所用医书装满一青囊送与他。华佗死后,狱吏亦行医,使华佗的部分医术流传下来,据此,后人称中医为青囊。明代沈绎诗云:"白发至亲惟叔婶,青囊传世有儿孙。"即用此典。

## 杏林

三国时期,吴国有一位医生,名叫董奉,家住庐山。他常年为人治病,却不接受别人的报酬。得重病的人,他给治好了,就让病人种植五棵杏树;病情不重的人,他给治好了,就要病人种植一棵杏树。这样十几年以后,杏树就有十多万棵了。春天来临,董奉眺望杏林,仿佛绿色的海洋。他感到十分欣慰,就在林中修了一间草房,住在里面。待到杏子熟了的时候,他对人们说,谁要买杏子,不必告诉我,只要装一盆米倒入我的米仓,便可以装一盆杏子。董奉又把用杏子换来的米,救济贫苦的农民。后来人们便以"杏林"代称医界,医生则尊称为"杏林翁"。

### 扁鹊治病"六不治"

据史书记载,有"神医"之称的扁鹊在治病救人时提出"六不治",一是"骄恣不论于理"者,意思是骄横放纵不讲道理的人;二是"轻身重财"者,就是指那些太看重钱财而不重视自己身体的人;三是"衣食不能适"者,意思是穿衣吃饭不听医生调适安排的人;四是"阴阳并,脏气不定"者,是指那些气血逆乱,五脏六腑功能出现严重失常者;五是"形赢不能服药"者,指身体病弱已经不能服药的人;六是"信巫不信医"者,是指迷信巫术而不信医道的人。扁鹊指出只要有"六不治"中的一种情况,病就很难治了。

——西汉·司马迁《史记·扁鹊仓公列传》

### 金元四大家

朱震亨——滋阴派,在治疗上提倡滋阴降火之法。

李东垣——补土派,治疗上当以升发脾阳为主。

张从正——攻下派,去邪的方法主要有汗、吐、下三法,张氏特别善于应用这三种方法,他扩大了三法的应用范围 。

刘完素——寒凉派,六气皆可从火化,因而大力倡导火热论,治疗上以清热通利为主,善用寒凉药物。

### 明清温病四大家及其代表作

叶天士——《温热论》,叶桂著的《温热论》,为中国温病学说的发展,提供了理论和辨证的基础。他首先提出"温邪上受,首先犯肺,逆传心包"的论点,概括了温病的发展和传变的途径,成为认识外感温病的总纲;还根据温病病变的发展,分为卫、气、营、血四个阶段,作为辨证施治的纲领;在诊断上则发展了察舌、验齿、辨斑疹、辨白疹等方法。

吴有性——《瘟疫论》,吴有性潜心钻研,认真总结,提出了一套新的认识,强调这种病属瘟疫,非风非寒,非暑非湿,非六淫之邪外侵,而是由于天地间存在有一种异气感人而至,与伤寒病绝然不同。不论从病因、病机到诊断、治疗均有区别,使其与伤寒病分开另论,为温病学说的形成与发展作出了贡献。

薛雪——《湿热条辨》,薛雪对湿热病的研究,突出了湿邪与热邪相合为病的特点,抓住了湿热二邪轻重不同的要害,并结合脏腑、三焦、表里等辨证方法,使之融为一体,解决了湿热病的症型辨析,有利于临床应用。在治疗上,虽然有温化、清泻、清热祛湿诸大法,同时又有补阳、益气、养阴、生津诸法的配伍,然其用药时注意到清热不碍湿,祛湿不助热,扶正不碍祛邪,祛邪当注意扶正等方面。治疗不拘泥于固定成方,体现了湿热病治疗的特点,成为后世治疗湿热病的规矩,影响极其深远。

吴瑭——《温病条辨》,吴瑭的重大贡献就是在《温病条辨》当中,为后人留下了许多优秀的实用方剂,像银翘散、桑菊饮、藿香正气散、清营汤、清宫汤、犀角地黄汤等等,都是后世医家极为常用的方剂。现在临床上使用的方子,《温病条辨》方占十之八九。

## 中医四大经典

《黄帝内经》——分《灵枢》、《素问》两部分,是中国最早的医学典籍,《素问》重点论述了脏腑、经络、病因、病机、病证、诊法、治疗原则以及针灸等内容。

《灵枢》是《素问》不可分割的姊妹篇,内容与之大体相同。除了论述脏腑功能、病因、病机之外,还重点阐述了经络腧穴,针具、刺法及治疗原则等。

《黄帝内经》在黄老道家理论上建立了中医学上的"阴阳五行学说""藏象学说""病因学说""养生学说""药物治疗学说""经络治疗学说"等学说。从整体观上来论述医学,呈现了自然——生物——心理——社会"整体医学模式",是中国影响最大的一部医学著作,被称为医之始祖。《黄帝内经》是第一部中医理论经典,是第一部养生宝典,也是第一部关于生命的百科全书。

《难经》——是战国时期出版的图书,原名《黄帝八十一难经》,古代中医学著作之一,传说为战国时期秦越人(扁鹊)所作。本书以问答解释疑难的形式编撰而成,共讨论了81个问题,故又称《八十一难》,全书所述以基础理论为主,还分析了一些病症。其中一至二十二难为脉学,二十三至二十九难为经络,三十至四十七难为脏腑,四十八至六十一难为疾病,六十二至六十八为腧穴,六十九至八十一难为针法。

《黄帝八十一难经》分3卷。原题秦越人撰。"难"是"问难"之义,或作"疑难"解。"经"乃指《内经》,即问难《内经》。作者把自己认为难点和疑点提出,然后逐一解释阐发,部分问题做出了发挥性阐解。全书共分八十一难,对人体腑脏功能形态、诊法脉象、经脉针法等诸多问题逐一论述。但据考证,该书是一部托名之作。约成书于东汉以前(一说在秦汉之际)。该书以问难的形式,亦即假设问答,解释疑难的体例予以编纂,故名为《难经》。内容包括脉诊、经络、脏腑、阴阳、病因、病理、营卫、俞穴,针刺等基础理论,同时也列述了一些病症。该书以基础理论为主,结合部分临床医学,在基础理论中更以脉诊、脏腑、经脉、俞穴为重点。其中1~22难论脉;23~29难论经络;30~47难论脏腑;48~61难论病;62~68难论俞穴;69~81难论针法。书中对命门和三焦的学术见解以及所论七冲门(消化道的7个冲要部位)和八会(脏、腑、筋、髓、血、骨、脉、气等精气会合处)等名目,丰富和发展了中医学的理论体系。该书还明确提出"伤寒有五"(包括中风、伤寒、湿温、热病、温病),并对五脏之积,泄痢等病多有阐发,为后世医家所重视。全书内容简扼,辨析精微,在中医学典籍中常与《内经》并提,被认为是最重要的古典医籍之一。有多种刊本和注释本。

《伤寒杂病论》——《伤寒杂病论》是中国传统医学著作之一,作者是张仲景,至今是中国中医院校开设的主要基础课程之一。2003年"非典"期间,该书和张仲景便再次成为人们关注的焦点。《伤寒杂病论》系统地分析了伤寒的原因、症状、发展阶段和处理方法,创造性地确立了对伤寒病的"六经分类"的辨证施治原则,奠定了理、法、方、药的理论基础。公元3世纪初,张仲景博览群书,广采众方,凝聚毕生心血,写就《伤寒杂病论》一书。中医所说的伤寒实际上是一切外感病的总称,它包括瘟疫这种传染病。该书成书约在公元200~210年左右。在纸张尚未大量使用,印刷术还没有发明的年代,这本书很可能写在竹简上。

在这部著作中,张仲景创造了三个世界第一:首次记载了人工呼吸、药物灌肠和胆道蛔虫治疗方法。《伤寒杂病论》是中国最早的理论联系实际的临床诊疗专书。书中还精选了300多方,这些方剂的药物配伍比较精炼,主治明确。如麻黄汤、桂枝汤、柴胡汤、白虎汤、青龙汤、麻杏石甘汤。这些著名方剂,经过千百年临床实践的检验,都证实有较高的疗效,并为中医方剂学提供了发展的依据。后来不少药方都是从它发展变化而来。名医华佗读了这本书,啧啧赞叹说:"此真活人书也"。喻嘉言高度赞扬张仲景的《伤寒杂病论》,说"为众方之宗、群方之祖"。"如日月之光华,旦而复旦,万古常明"。(《中国医籍考》)历代有关注释、阐发此书的著作很多。特别是注释、阐发《伤寒论》的著作,竟达三四百种之多。《伤寒杂病论》成书近2000年的时间里,一直拥有很强的生命力,它被公认为中国医学方书的鼻祖,并被学术界誉为讲究辨证论治而又自成一家的最有影响的临床经典著作。书中所列药方,大都配伍精当,有不少已经现代科学证实，后世医家按法施用，每能取得很好疗效。历史上曾有四五百位学者对其理论方药进行探索，留下了近千种专著、专论，从而形成了中医学术史上甚为辉煌独特的伤寒学派。据统计，截至 2002 年，光是为研究《伤寒杂病论》而出版的书就近 2000 种。

《神农本草经》——《神农本草经》又称《本草经》或《本经》，中医四大经典著作之一，作为现存最早的中药学著作，约起源于神农氏，代代口耳相传，于东汉时期集结整理成书，成书非一时，作者亦非一人。秦汉时期众多医学家搜集、总结、整理当时药物学经验成果的专著，是对中国中医药的第一次系统总结。其中规定的大部分中药学理论和配伍规则以及提出的"七情合和"原则在几千年的用药实践中发挥了巨大作用，是中医药药物学理论发展的源头。《神农本草经》全书分三卷，载药 365 种，以三品分类法，分上、中、下三品，文字简练古朴，成为中药理论精髓。

《本经》的问世，对中国药学的发展影响很大。历史上具有代表性的几部《本草》，如《本草经集注》《新修本草》《证类本草》《本草纲目》等，都渊源于《本经》而发展起来的。药物之间的相互关系也是药学一大关键，《本经》提出的"七情和合"原则在几千年的用药实践中发挥了巨大作用。药物之间，有的共同使用就能相互辅佐，发挥更大的功效，有的甚至比各自单独使用的效果强上数倍；有的两药相遇则一方会减小另一方的药性，使其难以发挥作用；有的药可以减去另一种药物的毒性，常在炮制毒性药时或者在方中制约一种药的毒性时使用；有的两种药品本身均无毒，但两药相遇则会产生很大的毒性，损害身体等等。这些都是业医者或从事药物学研究的人员必备的基本专业知识，十分重要，甚至操纵着生死之关隘，不可轻忽一分半毫。很长一段历史时期内，《本经》都是医生和药师学习中药学的教科书，或者是作为必读书，被放在了非常重要的位置上。书中对于药物性质的定位和对其功能主治的描述十分准确，其中规定的大部分药物学理论和配伍规则，到今天，也仍是中医药学的重要理论支柱。对于现代的中医临床，《本经》的论述仍旧具有十分稳固的权威性，同时，它也成为了医学工作者案头必备的工具书之一。

## 中医四小经典

《医学三字经》——综合性医书。清·陈念祖(字修园)撰于1840年。全书以三言歌诀写成，附以注释。卷一、卷二医学源流及内科、妇科、儿科常见病的症状、诊断和治疗；卷三、卷四记述临床常用诸方，分析其疗效、方剂配伍；此外，并附录脏腑图说及四诊运用。全书通俗易懂，便于记忆，为医学门径书中流传较广的一种。

血症指出:血之道,化中焦,本冲任,中溉浇,温肌腠,外逍遥,六淫逼,经道摇,宜表散,麻芍条。七情病,溢如潮,引导法,草姜调,温摄法,理中超,凉泻法,令瘀消,赤豆散,下血标。若黄土,实翘翘,一切血,此方饶。

《濒湖脉学》——脉学在中医学中是极受重视的。自晋代王叔和著《脉经》后,五代高阳生著成《脉诀》,以其通俗易懂、便于记诵而广为传播,但因其中谬误也不少。李时珍继承了正统的脉学,博采历代各家之长,对经义大加发挥,如他指出,切脉独取寸口,是以此候五脏之气,而不是切按五脏六腑经脉之体,阐发透辟。他在《脉经》24脉的基础上,又增述了3种脉,使中医脉象增至27种,即浮、沉、迟、数、滑、涩、虚、实、长、短、洪、微、紧、缓、芤、弦、革、牢、濡、弱、散、细、伏、动、促、结、代。他用朗朗上口、易于记诵的七言诗句写成"体状诗",对每一种脉象做了形象的描述,如说浮脉"浮脉唯从肉上行,如循榆荚似毛轻,三秋得命知无恙,久病逢之却可惊",短短四句把浮脉的脉位、脉象、临床意义表述得很清晰。他还用"相类诗""主病诗",把同一类的各种脉加以归纳,对其在诊断病症方面的意图加以阐发。这就是《濒湖脉学》的全部内容,虽然篇幅不多,但在中医脉学发展史上却有重要地位,已经成为学习脉学的必读著作。

《药性歌括》——是一本阐释性读物,是明代医家龚廷贤所著。每味药物下分原文、注释、语译、按语四个部分。全书以现代语言对每味药物的品种、来源、产地、药性、功能主治、临床应用、用法用量、使用注意事项等内容进行了全面的阐释。内容简明扼要,通俗易懂,实用性强,适合于中医药工作者、医药院校广大师生及中医药爱好者阅读、参考。

歌括辑录:诸药之性,各有其功,温凉寒热,补泻宜通。

君臣佐使,运用于衷,相反畏恶,立见吉凶。

《汤头歌诀》——该书为清代著名医家汪昂编著,共选名方205首,分门别类,将组成、功用、主治等,用韵语编成诗歌赋体,言简意赅,读之朗朗上口,便于使用记忆,深受广大中医学春的欢迎。近人严云又在原著基础上增补常用方剂近百首,作为增辑,使其内容更加完整丰富。但由于文体所限,原著使人难以深悟,故人民卫生出版社于20世纪60年代出版了白话解本,一经刊行,深受欢迎。

本次修订后使之更臻完善,对每首方剂均说明出处,然后分歌诀、注释、组成、用法、功能、主治、方析、附方8个部分论述。内容全面、丰富、实用。功用、主治更为规范准确。方义按君臣佐使详加分析,揭示了组方用药规律。适当增补的附方,拓宽了主方的应用范围,使方剂增至445首。

## 甘肃五大医学

**天水伏羲医学**：伏羲（生卒不详），风姓，燧人氏之子。又写作宓羲、庖牺、包牺、伏戏，亦称牺皇、皇羲、太昊，史记中称伏牺。又称青帝，是五天帝之一，生于成纪，所处时代约为旧石器时代中晚期。伏羲是古代传说中中华民族人文始祖，是中国古籍中记载的最早的王，是中国医药鼻祖之一。相传伏羲人首蛇身，与女娲兄妹相婚，生儿育女，他根据天地万物的变化，发明创造了占卜八卦，创造文字结束了"结绳记事"的历史。他又结绳为网，用来捕鸟打猎，并教会了人们渔猎的方法，发明了瑟，创作了曲子。伏羲称王一百一十一年以后去世，留下了大量关于伏羲的神话传说。

"三皇五帝"被尊为中华民族的人文初祖，其世系位序的排列在春秋战国到秦汉时期即已确立。在"三皇五帝"的世系之中，伏羲位居"三皇之首"、"百王之先"。《左传》《管子》《周易》《庄子》《国语》等先秦典籍都有关于伏羲的记述，在正史中，司马迁在《史记·太史公自序》中说："余闻之先人曰：'伏羲至纯厚，作《易》八卦。'"肯定了伏羲的历史地位。近一个世纪以来，随着考古和对远古各部族研究的进展，学界对中华文明的起源有了新的认识。一般认为，中华民族早期血脉来自于华夏、东夷、苗蛮三大族群，到秦汉之际成为中华民族的主体血脉。炎帝和黄帝是华夏族的代表，伏羲是各族共同尊奉的先祖。在当代社会，汉族和许多少数民族仍然保留着伏羲创世神话和祭祀伏羲的习俗。伏羲作为"有大智"的思考者和发明创造者，作为各民族团结协作、寻求生存与发展的历史象征，对中华民族的文明进步和发展起到了不可估量的作用。

**庆阳岐伯医学**：岐伯，中国上古时期最有声望的医学家，后世尊称为"华夏中医始祖"、"医圣"。

《帝王世纪》载："（皇帝）又使岐伯尝味百草。典医疗疾，今经方、本草之书咸出焉"。宋代医学校勘学家林亿等在《重广补注黄帝内经素问·表》中强调："求民之瘼，恤民之隐者，上主之深仁，在昔黄帝之御极也。乃与岐伯上穷天纪，下极地理，远取诸物，近取诸身，更相问难，垂法以福万世，于是雷公之伦，授业传之，而《内经》作矣。"今传《素问》基本上是黄帝询问，岐伯作答，以阐述医学理论，显示了岐伯高深的医学造诣。中国传统医学素称"岐黄"，或谓"岐黄之术"，岐伯当属首要地位。

一、创立中医学基本理论：岐伯之名、生平事迹鲜见史册。且黄帝时代已经有尊卑贵贱的划分，岐伯为黄帝之臣，后世却称"岐黄之术"，将其名列黄帝之前，而这种称法居然能一直沿用数千年，显然不合常规。以此理推论，《内经》基本理论和思想。

方法的最初构建者是岐伯，《难经注疏》《皇汉医学》均言，《内经》乃"昔者岐伯以授黄帝"，肯定岐伯的创立之功。

二、开创中国医学著述先河：《黄帝内经》以《易学》哲学思想统领全书，阐明了阴阳五气六气说和脏腑经络说，包括了人的呼吸、循环、消化、神经系统及其相互关系。它是研究人的生理学、病理学、诊断学、药物学以及治疗原则最经典的医学典籍，其内容涉及天文、历法、气象、地理、生物、农艺、哲学等方面的知识，是中国首部内容丰富，影响深远的中医典籍。

三、创立中医针灸学理论和人体按摩学：现存的历史典籍中托名岐伯的主要著作约有8种，有《汉书·艺文字》载《黄帝岐伯按摩》十卷；《隋书·经籍志》载《岐伯经》十卷；《新唐书·艺文志》载《岐伯灸经》一卷等。内容主要涉及针灸、按摩、藏象等。

四、创立中药学：岐伯尝百草、辨药性总结临床经验，辨证施治创方剂。记载古代药物的制作《神农本草经》，收药物365种，共记载植物、动物、矿物和酿造的饮料食品及少数化学制品等，因以草药居多，故有此称。

五、创立中医养生理论：《黄帝内经》云："不治已病治未病，不治已乱治未乱"，主张治病要从病根着手治"未病"，治乱要从"乱"的源头治起，同时主张养生、摄生、益寿延年等理论。创导饮食有节制，起居有规律，不妄事操劳，起居有常，卫生合理等养生之道。

六、创立生命哲学的国学基础：岐伯以人的生命即生老病死为中心，研究了人的生命与天文、地理、周围环境、心理、历史等方面的辩证关系，集中体现于《黄帝内经》一书中，是人的生命的百科全书。

**平凉灵台皇甫谧针灸学**：(215年—282年)，幼名静，字士安，自号玄晏先生。安定郡朝那县(今甘肃省灵台县)人，后徙居新安(今河南新安县)。三国西晋时期学者、医学家、史学家，东汉名将皇甫嵩曾孙。他一生以著述为业，后得风痹疾，犹手不释卷。晋武帝时累征不就，自表借书，武帝赐书一车。其著作《针灸甲乙经》是中国第一部针灸学的专著。其实，除此之外，他还编撰了《历代帝王世纪》《高士传》《逸士传》《列女传》《元晏先生集》等书。在医学史和文学史上都负有盛名。在针灸学史上，占有很高的学术地位，并被誉为"针灸鼻祖"。

**武威汉代医简**：成书年代约东汉以前，本医简是1972年11月在甘肃武威出土的东汉医学简牍，也是迄今所发现的汉代比较丰富而完整的医药著作的原始文物。共有92枚，其中木简78枚，木牍14枚。内容除有内、外科疗法、药物及其炮制、剂型、用药方法以外，还记述了针灸穴位、刺疗禁忌等。针灸内容较少，大约占9枚汉简，自简19至简21，是记录针灸治疗腹胀病方法。简文中载有"三里""肺俞"的穴名。

自简 22 至 25 则记录针灸禁忌。简文中写着人从 1 岁至 100 岁的各个不同年龄阶段，在针灸治疗时，应注意禁忌的器官部位。据考古研究发现，简 26、27 也似属针灸方面的记录。

**敦煌医学**：目前敦煌文献除北京图书馆藏有一万余卷之外，其余都为当时英、法、俄、日等国探险者所获，收藏于英国国家图书馆、法国国立图书馆，以及德国、俄国、日本、美国、印度等国。据马继兴研究，现存于国内外的敦煌医学卷子约有 93 种，其内容涉及医经、五脏、诊法、伤寒、医方、本草、针灸、养生等方面。这些医学文献的年代多撰成于六朝及其以前，也有部分系隋唐时期的医学文献。这些文献中有许多长期失传的医药古籍，以及一些流传至今的古籍最早的传写本。它们最能反映早期医学文献原貌，因而对研究中国医药发展史，澄清医药文献的部分疑难问题，以及对校勘、补缺和探求宋以后木刻本的源流，都具有非常重要的价值。例如"五脏论"一类的文献在《汉书·艺文志》中就已著录多种，但宋以后已罕见原书。因此，后世对这类以讨论脏腑学说为中心的古代医书原貌知之甚少。敦煌出土的《张仲景五脏论》《明堂五脏论》《耆婆五脏论》等，使古代脏腑理论研究有了新的依据。

医方本草是敦煌医学文献的主要部分。出土的张仲景的《伤寒论》卷子残卷，其文字内容更接近原始原貌，可以用来校正宋代以后通行的各种《伤寒论》刊本之疏误和遗漏。敦煌出土的卷子本草类著作有 9 种之多，其中《本草经集注》残卷保留了将《神农本草经》和《名医别录》用朱、墨分书的原始形态。唐代政府组织编撰的《新修本草》，以及唐代孟诜《食疗本草》的残卷，为现代辑佚复原这些本草名著提供了珍贵材料。此外，20 余种医方残卷记载了丰富的病种和所用药方，可以充分反映唐以前医家宝贵的临床经验。

20 世纪有关敦煌医学文献的研究日益增多并不断深化。最初的研究集中在少数敦煌出土的医药专著。由于当时条件的限制，研究者们在原始资料的复制方面致力尤多。随着世界敦煌学的发展和复制技术的进步，世界各国对敦煌出土文献陆续影印出版，从而促进了敦煌文献的研究。90 年代以来，中国有关敦煌医学文献的系统研究蓬勃开展，出版了《敦煌古医籍考释》等多种学术专著。目前，敦煌医学文献的研究作为敦煌学的重要组成部分，正在向纵深发展。

## 孙思邈(541~682 年,药王)格言

1.天地之间，唯人为贵，人之所贵，莫过于生。

2.识达道理，似不能言，有大功德，勿自矜伐。

3.阳德乃敷,阴功乃积,南宫度名,北斗落籍。

4.仁者守其仁而廉谨也。

5.金之得盈,福之已竭。无义之福,于我如浮云,不足以为富也。

6.丈夫处其厚不处其薄,当去礼去圣守愚以自养,斯乃德之源也。

7.至精至微,至意深心。

8.易则易知,简则易从。

9.世无良医,枉死者半,此言非虚。

10.省病诊疾,至意深心,详察形候,纤毫勿失,判处针药,无得参差。

### 李时珍格言(1518~1593年医药学家)

1.饮食者,人之命脉。少饮则和气行血;痛饮则伤神耗血。

2.缓则治其本,急则治其标。

3.痰有六:湿、热、风、寒、食、气也。饮有五:支、留、伏、溢、悬也。皆生于湿。

4.百病必先治其本,后治其标。

5.怒则气逆,喜则气散,悲则气消,恐则气下,惊则气乱,劳则气耗,思则气结,灵则气泄,寒则气收。

6.饮食不节,杀人顷刻。

7.面曲之酒,少饮和血行气,壮神御寒,消然遗兴,痛饮则伤神耗血,损胃亡精,生痰动火。

8.人之一身,贪心动则津生,哀心动则泪生,魄心动则汗生,欲心动则精生。

9.夫众病积聚,皆起于虚也,虚生百病。

10.人身不过表里,气血不过虚实。

### 名言警句

1.医术乃医者之本,医德乃大医之魂。

2.船靠舵正,医靠德正;术惠病人,德传天下。

3.没有什么比病人的利益更值得医生关注!

4.诊断粗心一时,患者遗憾一世。

5.关爱病人就是关爱自己,善待患者就是善待自己。

6.医者父母心,仁德值千金;医德承载生命,爱心传递真情。

7.妙手勤施,逢病必尽力;仁心广布,医患必和谐。

8.扶伤救死弘人道,济世匡民暖杏林。

9.医道,和为高;医德,仁为尚;医技,巧为重。

10.天道重医道,医道须仁道;精医重道,仁心惠世。

# 理想

发展愿景:稳中求进,服务民生。

坚持围绕服务大局,把握稳中求进的总基调,把握深化医改的总旋律,以规范管理为总抓手,以统筹协调为总路线,继续推动现代化多功能医院建设,努力把医院办成彰显公益性、充满人文关怀、规模与内涵相适应的人民满意的肿瘤医院。坚定不移促医改,公立医院改革重点工作任务实现新突破。改善服务惠民生,毫不放松抓管理,做好医疗服务质量安全工作。持之以恒强内涵,提升科技人才队伍层次水平。围绕巡视抓党建、领导班子建设、党员队伍建设和行风建设。

在当前形势和任务下,面对全国经济持续放缓的新常态,医疗服务市场必将面临深刻的结构调整和资源优化;国家、中共甘肃省委高度重视民生,出台了一系列医保优惠政策的落实,破除以药补医、推动分级诊疗、医保支付制度改革等城市公立医院改革任务带来适应性挑战的同时,也带来广阔发展机遇。全院干部职工必须增强工作紧迫感、责任感和使命感,按照"坚持依法治理,坚持深化改革,坚持大兴人才,坚持强化基层,坚持正风肃纪,坚持服务民生"的工作思路,准确把握医院改革发展的正确方向,凝聚成事创业的广泛力量,牢牢把握创新管理,强化内涵的兴院战略,再鼓干劲,更上层楼,全力开创院所各项工作新局面,继续推动现代化多功能医院建设,团结向前、凝神聚力、奋发进取、务实有为,努力把医院办成彰显公益性、充满人文关怀、规模与内涵相适应的人民满意的省肿瘤医院,共筑广大职工"美好生活梦"和广大肿瘤患者"健康梦"。

## 奋斗目标:铸一流科研院所 创肿瘤专科品牌

牢固树立"一切为了病人"的服务理念,进一步强化科室职业道德和行业作风建设,加强科室文化内涵建设和人员专业素质建设,努力提升科室在广大患者心目中的形象,为群众提供更加优质、便捷、高效满意的医疗服务。

深化科研体制改革,提升科技创新能力与水平。通过资源整合、结构调整、机制创新、优化队伍等措施,形成科技与经济密切结合的新体制及开放、流动、竞争、协作的运行机制。紧紧围绕甘肃省科研项目和科技产业发展的重点,增强自主创新能力和核心竞争力。

(穆轶乾)

# 参考文献

［1］Moss AA,Subnyder P,Thoeni RF,et al.Esophageal carcinoma prethrapy staging by computer tomography［J］. AIR 1981,136:1051.

［2］邱玉梅.肿瘤患者的饮食营养与健康指导［M］.兰州:甘肃科学技术出版社，2006.

［3］李恩孝.恶性肿瘤分子靶向治疗［M］.第 2 版.北京:人民卫生出版社,2011:122-126.

［4］张贺龙,刘文超.临床肿瘤学［M］.西安:第四军医大学出版社,2016:30.

［5］齐海燕,邱玉梅.肿瘤专科护理［M］.兰州:甘肃科学技术出版社,2014:33-103.

［6］迟淑梅,彭悦,李文爽.大剂量化疗患者重度骨髓抑制的护理［J］.中华护理,2007,4(6).

［7］石远凯,孙燕.临床肿瘤内科手册［M］.第 6 版.北京:人民卫生出版社,2015.

［8］邱玉梅.肿瘤专科护士必读［M］.兰州:甘肃科学技术出版社,2012.

［9］邬成霖.毛发的生长和常见脱发的治疗［J］.浙江中西医结合,2003,13:203-204.

［10］赵辩.脱发的治疗［J］.中国麻风皮肤病,2003,19:367-369.

［11］陈净莹,何秀堂.中医护理学［M］.武汉:华中科技大学出版社,2015,11.

［12］殷蔚伯,谷铣之.肿瘤放射治疗学［M］.北京:中国协和医科大学出版社,2002.

［13］黄衍强,杨钧.癌症放疗化疗毒副反应中医特色疗法［M］.北京:人民军医出版社,2015.

［14］单晓梅.常见肿瘤病人放化疗护理及康复指导［M］.兰州:甘肃科学技术出版

社,2010.

[15]张桂琼,高力英,韩鹏炳,等.兰州方加味防治涎腺放射性损伤的临床观察[J].中国医药导报,2016,13(7):91-95.

[16]陈金姣.鼻咽癌放疗致口腔黏膜炎的防护进展[J].全科护理,2010,8(7):1957-1959.

[17]杨常清.中医药综合疗法治疗放射性口腔黏膜炎46例临床观察[J].海南医学,2011,2(6):56-57.

[18]廖英,朱苏雨,肖莲,等.重组人粒细胞集落刺激因子治疗头颈部肿瘤放射性黏膜炎的疗效观察[J].临床研究,2010,48(22):27-28.

[19]魏世鸿,单晓梅,王小虎,等.蜂蜜调和金黄散外敷治疗急性放射性皮肤损伤的疗效观察[J].新中医,2010,42(12):74-75.

[20]张明,陈琳,吴琦,等.三乙醇胺乳膏预防乳腺癌放疗皮肤损伤的临床研究[J].实用医院临床,2010,7(1):65-66.

[21]邢爱民,赵静,刘英,杰.湿润烧伤膏防治鼻咽癌放疗皮肤损伤的效果观察[J].医学信息,2011,24(9):5752-5753.

[22]李利,许梅,钟颖嫦.中医护理干预在减少肺癌患者化疗不良反应中的应用[J].广东医学,2016,37(16):2528-2530.

[23]刘春林.肿瘤病人的中医食疗护理研究[J].光明中医,2016,31(7):1028-1030.

[24]李亚萍.中医全方位护理对恶性肿瘤放疗后体虚及疲劳症状的缓解效果观察[J].四川中医,2015,33(12):190-192.

# 后 记

　　中医护理是护理学的重要组成部分，中医的"整体观"是实施整体护理工作的指导思想，中医的"辨证观"是实施整体护理工作的主要根据和指针，具有丰富的内涵和独特的优势，长期广泛应用于临床护理实践中。肿瘤治疗过程中的毒副作用及不良反应，如皮肤损伤、口干、咽痛、食欲减退、恶心呕吐、疲乏、骨髓抑制等，给患者带来极大的痛苦。预防和减轻治疗毒副反应、提高患者生活质量、促进患者尽早康复，是医护工作者亟待解决的问题。

　　本书编委长期从事肿瘤临床护理工作，积累了丰富的临床经验，经过系统地整理和总结，期望对肿瘤患者在护理方面有所创新与贡献。取长补短，不断总结，加以提高，创造具有中国特色本土化的护理模式，并逐渐走向国际化，为肿瘤的预防调护做出贡献。

　　本书共3篇，第一篇"肿瘤化疗的中医护理"主要由中西医结合科敬战萍护士长完成、第二篇"肿瘤放疗的中医护理"由放疗科张小钰护士长完成编写、第三篇"中西医结合肿瘤适宜护理技术"由护理部赵辉主任、周江红副主任组织护士长们共同完成编写。在丛书编写和出版过程中，得到医院领导的高度重视，给予了诸多的关心和支持。各临床科室的护士长不辞辛苦，在繁忙的临床护理工作之余，以极大的热情投入本书的编写工作，收集资料、组稿、拍摄图片等，反复修改，仔细斟酌，认真编撰；甘肃科学技术出版社的编辑为本书编辑出版付出了大量心血。值图书出版之际，在此一并致谢。

　　尽管做了大量的准备工作，并尽心竭力地想使本书能最大限度地满足临床护理实践者的需要，但是由于编者学识水平所限，本书难免有诸多不足和偏颇之处，诚请各位同行专家、读者批评指正。

编　者

2018 年 4 月